Los diez mandamientos del cavernícola

Los diez mandamientos del cavernícola

Reprograma tus genes para perder peso,
gozar de una salud excepcional
y llenarte de energía

Mark Sisson

Traducción
Ariadna Molinari Tato

Los diez mandamientos del cavernícola
Reprograma tus genes para perder peso,
gozar de una salud excepcional
y llenarte de energía

Título original: *The Primal Blueprint*
Reprogram your genes for effortless weight loss,
vibrant health, and boundless energy

Primera edición: marzo de 2016

Edición original en inglés publicada por Primal Nutrición, Inc.

D. R. © 2009, Mark Sisson

D. R. © 2016, derechos de edición mundiales en lengua castellana:
Penguin Random House Grupo Editorial, S.A. de C.V.
Blvd. Miguel de Cervantes Saavedra núm. 301, 1er piso,
colonia Granada, delegación Miguel Hidalgo, C.P. 11520,
México, D.F.

www.megustaleer.com.mx

D. R. © 2015, Ariadna Molinari Tato, por la traducción

ISBN: 978-607-314-086-7

Impreso en México – *Printed in Mexico*

El papel utilizado para la impresión de este libro ha sido fabricado a partir de madera procedente de bosques y plantaciones gestionadas con los más altos estándares ambientales, garantizando una explotación de los recursos sostenible con el medio ambiente y beneficiosa para las personas.

ÍNDICE

BIENVENIDO, SOY MARK

El médico del futuro no recetará medicamentos,
sino que interesará a sus pacientes en el cuidado
del cuerpo humano, la dieta y qué causa
la enfermedad y cómo prevenirla.

Thomas Edison

Cuando comencé la aventura de crear este libro hace casi cinco años, me sentía como si fuera el regreso de David contra Goliat. Aunque los lectores de mi blog, MarksDailyApple.com,[1] me impulsaban a escribir un manifiesto cavernícola que atacara la Sabiduría Convencional (término que aparecerá mucho en este libro por su semejanza con esos letreros amarillos de PELIGRO), y yo hace años publiqué varios libros sobre salud y ejercicio, esta tarea implicaba enfrentarse al poderoso oponente del *statu quo*, la Sabiduría Convencional, por no mencionar que también confrontaba a la anodina industria editorial. Me cerraron muchas puertas en las narices y me colgaron el teléfono más de una vez mientras yo concluía apresuradamente mi presentación del proyecto.

---

[1] Tómese en cuenta que todos los contenidos del blog MarksDailyApple.com están en inglés. [N. del E.]

"No eres médico, Mark. No tienes credibilidad." "Suena ingenioso, pero si no lo respalda una celebridad no vas a llegar a ningún lado." "¿Dejar los cereales? ¿Comer más grasas? ¿Entrenar más despacio y por menos tiempo? Los lectores nunca aceptarán estas ideas."

Después de literalmente levantar el polvo durante mis caminatas para visitar a los agentes y editores neoyorquinos, me derrumbé en mi habitación de hotel. Me dolían los pies después de usar zapatos reales durante horas (es una de las desventajas de ser dependiente de tus tenis minimalistas), pero tenía una sonrisa de oreja a oreja. Estaba listo para pelear. Si los canales convencionales no se arrodillaban para recibir los nuevos mandamientos del cavernícola, yo estaba más que feliz de volverme mi propio editor, agente y autor.

No me gusta presumir, pero creo que hoy la comunidad cavernícola en su totalidad puede alardear tanto como quiera. Nuestro movimiento pasó de ser una locura marginada a tener aceptación masiva. La primera edición de este libro, publicada por un grupo desconocido originario de Malibú, California (porque no podíamos alejarnos más del epicentro editorial neoyorquino), vendió más de 130 000 copias (con seis reimpresiones), llegó al número dos en ventas en amazon. com en marzo de 2010 y ocupó varias veces el primer sitio en las listas de "Ejercicio y salud" y "Dietas y pérdida de peso" de ese mismo sitio durante casi un año. Además, muchos de mis amigos de la comunidad cavernícola también han publicado otros libros populares en el último par de años. La influencia que la Sabiduría Colectiva tiene en nuestra psique colectiva nunca había sido tan endeble, pues la gente está harta de enfermarse, engordar, estresarse y agotarse. Ha llegado la hora de deshacernos de una vez por todas de la ideología impuesta por décadas de libros de dietas de moda, y de regresar a nuestras raíces genéticas de cazadores-recolectores.

Esta obra representa la culminación de la filosofía cavernícola, la cual ha ido tomando forma durante las últimas dos décadas gracias a una profunda investigación y a muchas experiencias de vida. No soy científico ni médico; soy atleta, entrenador y estudiante en una misión de vida por alcanzar la salud excepcional, la felicidad y el desempeño máximo. Mi curiosidad por lo que se necesita para lograr dichas metas es incansable, y desconfío cada vez más de las respuestas con las que nos bombardean las bases tradicionales de la "Sabiduría" en materia de salud (las farmacéuticas, la industria agrícola, la mercadotecnia, las autoridades sanitarias y otras instancias de gobierno), esos insaciables capos de la salud y el ejercicio que son glorificados por las grandes agencias de publicidad y hasta por los sabiondos vendedores multinivel que van de puerta en puerta.

Los diez mandamientos del cavernícola es mi intento por concentrar la información que he aprendido de los mejores biólogos evolucionistas, paleontólogos, genetistas, antropólogos, médicos, nutriólogos, ingenieros en alimentos, fisiólogos del ejercicio, entrenadores y científicos del mundo en una lista concisa de mandamientos que promueven una óptima expresión de los genes y una mejor supervivencia en el curso de la evolución humana. A pesar de que el libro que tienes en tus manos es producto del nuevo milenio, los mandamientos que contiene son tan viejos como el origen de la humanidad, y no hacen más que recordarnos las bases de la salud que parecemos haber olvidado, o malinterpretado, en estos tiempos modernos.

Los contenidos de este libro llegan a tus manos sin la censura de la pretensión ni del decoro. No le debo nada a ningún empleador, instancia gubernamental, comité regulatorio ni benefactor, ni a ningún otro poder supremo que pudiera intervenir y filtrar mi mensaje. No tengo intenciones ocultas, excepto quizá venderte el libro que cambiará tu vida. Simplemente no confío en los principales elementos de la Sabiduría Convencional que durante décadas hemos aceptado como evangelios.

En mi caso, la desconfianza proviene de haber gastado 35 años de mi vida intentando "hacer lo correcto" (otro tema recurrente) al seguir con diligencia las reglas de la Sabiduría Convencional. Durante varios años corrí hasta 160 km a la semana con la mente puesta sólo en competir en las eliminatorias olímpicas de maratón. En mi mejor momento, muchos me consideraban la encarnación de la buena salud: 6% de grasa corporal, frecuencia cardiaca en reposo de 38 ppm y un tiempo envidiable para correr un maratón de 2'18" que me había llevado al quinto lugar en el campeonato nacional de maratón en Estados Unidos.

Aunque alcancé algunas metas importantes durante mi carrera como deportista de resistencia, también experimenté ciertas caídas devastadoras. Poco después de mi mejor desempeño en un maratón, el estrés físico monumental de mi régimen de entrenamiento y la modernísima dieta "alta en energía" derivaron en una serie de lesiones graves, enfermedades y agotamiento. A pesar de que parecía la encarnación de la buena salud, en realidad era un ejemplo de estrés excesivo e inflamación. De mis amistades era el que estaba en mejor forma, pero aun así padecía ataques recurrentes de fatiga, osteoartritis en ambos pies, tendinitis aguda en la cadera, trastornos gastrointestinales provocados por estrés y al menos seis infecciones de vías respiratorias altas al año.

La mayoría de las personas han elegido un camino mucho menos extremo que el mío, pero aun así casi todos hemos obtenido resultados similares al seguir la Sabiduría Convencional de nuestros tiempos: 96% de los intentos por perder peso están condenados a fracasar a largo plazo, los arduos entrenamientos provocan fatiga e incrementan los antojos de comer azúcar, y los medicamentos exacerban la causa subyacente del dolor al tiempo que apenas si alivian un poco los síntomas (y eso que no he hablado de sus desagradables efectos secundarios).

Celebro tus esfuerzos y tu deseo de hacer lo correcto, y comprendo muy bien tu frustración al intentar tener éxito en medio de un remolino de consejos contradictorios y confusos. A través de los diez mandamientos del cavernícola, mi objetivo es evidenciar a la lucrativa industria de la salud y el ejercicio, la cual está en bancarrota ética y científica, y quitar las capas de publicidad fraudulenta, sabiduría popular y dogmas manipuladores, para remplazarlas por diez simples mandamientos del cavernícola basados en los principios del éxito evolutivo de nuestros ancestros.

Haz una pausa y reflexiona un instante esta simple afirmación, pues es el razonamiento más potente y convincente para vivir según los mandamientos cavernícolas: los humanos prevalecieron a pesar de incontables adversidades al adaptarse durante cientos de generaciones a las presiones selectivas del medio en el que habitaban. Nuestros ancestros eran delgados, fuertes, inteligentes y productivos, lo cual les permitió sobrevivir, reproducirse y someter a otros miembros del reino animal más grandes que ellos, así como explotar casi todos los confines de la tierra. No es una tarea insignificante, pero aun así la Sabiduría Convencional ha descartado en gran medida ese legado de nuestros ancestros para favorecer las soluciones rápidas.

El día de hoy, a los 58 años, me siento más saludable, más en forma, más feliz y más productivo que nunca. Ya no soy campeón de maratones ni triatlones (ni quiero serlo), pero aun así mantengo un peso de 75 kg con 8% de grasa corporal. Como toda la comida deliciosa que quiero, no estoy sujeto a los horarios de comida habituales, me ejercito entre tres y seis horas a la semana (en lugar de las 20 o 30 que solía pasar entrenando), y casi nunca me enfermo. Mis clientes, que van desde triatletas internacionales a ciudadanos comunes y corrientes que intentan perder unos cuantos (o muchos) kilos, así como las decenas de miles de lectores de mi blog, dicen haber obtenido beneficios similares al haber seguido los diez mandamientos del cavernícola. Les ha cambiado la vida, y ahora es tu turno.

Las cosas a tu manera

Mi intención en este libro es mostrarte el inmenso poder personal que tienes para controlar el destino de tu salud y condición física, y darte las herramientas para reprogramar tus genes, reconfigurar tu cuerpo y disfrutar una vida larga, saludable, enérgica y productiva. Los diez mandamientos del cavernícola son increíblemente simples, prácticos y económicos, y, si acaso, requieren un mínimo de sacrificio o privación. A diferencia de muchas dietas de moda y de libros de ejercicio que han retacado los estantes de los más vendidos en las últimas décadas, *Los diez mandamientos del cavernícola* es intuitivo y fácil de seguir, no sólo durante los primeros 21 días o cuatro meses, sino por el resto de tu vida.

Conozco bien y entiendo las preocupaciones de la vida cotidiana, como la falta de tiempo y dinero, los desafíos motivacionales, las circunstancias sociales disfuncionales, los trastornos alimenticios, los malos hábitos duros de roer y otras cuestiones muy poderosas y capaces de sabotear tu plan de dieta ideal avalado por la celebridad más popular del momento. Más de una vez me he decepcionado al intentar con todo mi corazón una nueva dieta o régimen de entrenamiento, pues al final nunca se cumplen las ambiciosas metas que me planteé. Por si eso no basta, también he descubierto con el paso del tiempo que he recibido puros malos consejos por parte del gobierno (gracias a la corrupción y la influencia de "intereses privados"), la publicidad o algún entrenador, compañero o "experto" poco informado. ¡Pocas veces he sentido tanta frustración!

Con los diez mandamientos del cavernícola no necesitarás preocuparte. Éste no es un programa de régimen, no te voy a imponer mis propios intereses ni te obligaré a ir en contra de tu sentido común o de tu búsqueda natural de placer. Mi experiencia con la comunidad del blog MarksDailyApple. com me ha enseñado el valor del enfoque colaborativo hacia la salud y el bienestar. Siempre que planteo una discusión interesante que se contrapone a la Sabiduría Convencional, de inmediato tengo miles de lectores que contribuyen con sus opiniones imparciales. Muchos de ellos son doctores, científicos, investigadores o entrenadores progresistas cuyas aportaciones y sugerencias valiosas yo no habría podido obtener de otro modo con tanta facilidad.

Estas interacciones suelen obligarme a corroborar o incluso reestructurar mi postura. Siempre termino adaptando mi mensaje para que refleje las experiencias reales de la gente de carne y hueso. Por ejemplo, las posturas filosóficas y los lineamientos prácticos que dan forma al mensaje contenido en este libro han sido puestos a prueba, examinados, refinados y aprobados por miles de entusiastas cavernícolas (y también varios escépticos) del blog MarksDailyApple.com.

Como verás, *Los diez mandamientos del cavernícola* es más que un libro; es la médula de una enérgica comunidad de personas conectadas a través de internet y comprometidas con vivir su vida al máximo, aunque eso implique desafiar el *statu quo* y no temer intentar algo viejo. En este libro describo a detalle un marco básico de lineamientos de alimentación, ejercicio y estilo de vida que debes seguir para tener éxito. Sin embargo, nadie es mejor que tú para hacer encajar las piezas en tu propia vida. Apoyo por completo que hagas concesiones, ajustes y variaciones ocasionales de los mandamientos cavernícolas con base en tus inquietudes y limitaciones cotidianas. Finalmente, nuestros ancestros tuvieron que ajustarse con frecuencia a un ambiente impredecible y nos heredaron las herramientas para que ahora podamos hacer lo mismo. Eso es lo que nos hace cavernícolas. Un programa que en su conjunto te permite seguir la corriente te da la oportunidad de escuchar con mayor detenimiento tu propia intuición, la cual es mucho más experta que cualquier recurso externo.

Tener el control será la fuente más potente de motivación que puedas imaginar: recibirás retroalimentación instantánea, directa y constante de que los mandamientos del cavernícola están funcionando. Ya no necesitarás ejercitarte hasta quedar exhausto ni obsesionarte con las arduas restricciones que caracterizan a los programas de dieta más populares. Los diez mandamientos del cavernícola son un estilo de vida posible para cualquiera, no sólo para la alta sociedad ni para los ratones de gimnasio. Es hora de perseguir tus propias metas de desempeño personales y de disfrutar tu vida al máximo llevando contigo las tradiciones humanas de decenas de miles de años. Gracias por aceptar emprender este camino conmigo. ¡Es hora de divertirnos y de ponernos cavernícolas!

MARK SISSON
Malibú, California

INTRODUCCIÓN

¿Qué está pasando aquí?

Sabiduría Convencional versus *Los diez mandamientos del cavernícola*

En *Los diez mandamientos del cavernícola* (DMC) reinterpretamos estos elementos nucleares de la Sabiduría Convencional (SC). Toma en cuenta estas alternativas con la mente abierta, cada una de las cuales discutiremos a profundidad a lo largo del texto.

Cereales: avena, arroz, maíz, cereal, pan, pasta, etcétera

SC: "Fuente de vida", la base de una alimentación saludable. Seis a once porciones diarias, según recomiendan los gobiernos y muchos otros expertos. Principal fuente de energía para el cerebro y el funcionamiento de los músculos. Los cereales enteros aportan mayor nutrición y cantidad de fibra.

DMC: "Peor error en la historia de la humanidad" (Jared Diamond, biólogo evolucionista de la UCLA). Provocan una producción excesiva de insulina, un mayor almacenamiento de grasa y mayor propensión a cardiopatías. Alergénicos, inmunosupresores, valor nutrimental inferior al de plantas y animales. Los cereales enteros quizá son peores debido a los "antinutrientes" que ponen en jaque la función inmunológica y digestiva, y promueven la inflamación sistémica.

Grasas saturadas de origen animal

SC: "Comer grasas hace que tengas más grasa corporal". Son un factor de riesgo para cardiopatías. Se deben remplazar las grasas saturadas (carne, lácteos) por aceites poliinsaturados de origen vegetal.

DMC: Son la principal fuente de calorías alimenticias (de origen animal). No existe 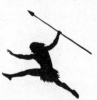 correlación directa con el riesgo de padecer cardiopatías. Permitieron la evolución humana y de la función cerebral durante dos millones de años. Promueven una eficiente metabolización de las grasas, el control del peso y la estabilidad de los niveles de energía.

Colesterol

SC: Limitar su ingesta de forma estricta. Niveles elevados = mayor riesgo de cardiopatías. Consumir estatinas y eliminar los alimentos de origen animal (en especial el huevo) si el total de colesterol es de 200 o más, o si hay historial familiar de cardiopatías.

DMC: Nutriente metabólico esencial, sin correlación directa con 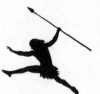 el riesgo de padecer cardiopatías. Sólo es peligroso cuando hay oxidación e inflamación (causadas por una mala alimentación y malos hábitos de ejercicio). Las estatinas tienen efectos secundarios indeseables y beneficios mínimos, en el mejor de los casos.

Huevo

SC: Minimizar su consumo debido al alto nivel de colesterol que contiene la yema.

DMC: No hay correlación directa entre la ingesta de huevo y los niveles de colesterol en la sangre. La yema está entre los alimentos más nutritivos del planeta.

Fibra

sc: Meta alimenticia importante, proveniente sobre todo de los cereales. Mejora la función gastrointestinal, disminuye el colesterol, acelera la digestión y ayuda a controlar el peso al disminuir la ingesta calórica.

DMC: El consumo incidental de fibra proveniente de frutas y verduras es óptimo. Una dieta basada en cereales contiene exceso de fibra, la cual inhibe la absorción de nutrientes, dificulta la función gastrointestinal y la digestión.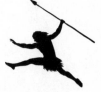

Hábitos alimenticios

sc: Hacer tres comidas abundantes (o seis pequeñas) durante el día para "mantener la llama encendida". Saltarse comidas = metabolismo lento, menores niveles de energía, deterioro muscular, antojos de azúcar y riesgo de darse atracones en el futuro.

DMC: No se necesita tener horarios regulares de comida si se modera la producción de insulina y se reprograman los genes para convertirse en una bestia quema grasa. El ayuno intermitente es una herramienta efectiva para el control del peso.

Entrenamiento de fuerza

sc: Enfocarse en la forma y en el ritmo deliberado de ejercicio/reposo. Secuencia de levantamiento de pesas en distintas estaciones (un entrenamiento completo lleva alrededor de una hora). Aislar partes del cuerpo para obtener la talla, tonificación y musculatura deseada.

DMC: Preferir los movimientos intensos por encima de un ritmo deliberado. Incorporar el cuerpo entero, ejercicios funcionales para desarrollar una amplia capacidad atlética y una excelente proporción fuerza-peso. Entrenamientos de 30 minutos o menos.

Entrenamientos cardiovasculares

sc: "Sesenta minutos de intensidad moderada a alta casi todos los días de la semana" (recomendación del gobierno estadounidense). Un programa consistente en entrenamientos vigorosos ayuda a controlar el peso al quemar montones de calorías.

dmc: La recomendación del gobierno estadounidense da como resultado lo que se conoce como "cardio crónico", el cual deriva en estrés excesivo, fatiga, agotamiento, lesiones, envejecimiento precoz y un mayor riesgo de padecer enfermedades. Las calorías quemadas durante los entrenamientos crónicos no hacen más que aumentar el apetito (sobre todo el ansia de azúcar), lo cual no es efectivo para la pérdida de peso. Bájale a la velocidad para tener una mejor salud y un desempeño óptimo.

Pérdida de peso

sc: Dieta alta en carbohidratos complejos y baja en grasas, régimen alimenticio, control de porciones y ejercicio cardiovascular (del crónico). Se trata de "menos calorías/ menos kilos" y de genes afortunados.

dmc: Dieta alta en grasas, moderada en proteína y baja en carbohidratos; comidas esporádicas e intuitivas, y una mezcla estratégica de entrenamientos cavernícolas. No te preocupes por el control de porciones, los regímenes alimenticios, los entrenamientos exhaustivos ni las predisposiciones genéticas. Come alimentos cavernícolas, deshazte de los alimentos de la dieta estándar y reprograma tus genes para disfrutar de un control de peso sencillo y permanente.

Diversión	
sc: Suena a algo que hacía de niño. Pero ¿quién tiene tiempo para eso hoy en día?	dmc: Componente integral de un estilo de vida balanceado y de una buena salud en general. La diversión en exteriores, activa y espontánea es apropiada para todas las edades. Está comprobado científicamente que incrementa la productividad laboral y ayuda a modular el estrés de la agitada vida moderna.
Exposición al sol	
sc: Evita el sol para prevenir el cáncer de piel. Úntate bloqueadores solares con fps 20, 30, 40, 50... todo lo que encuentres.	dmc: ¡Toma mucho sol para evitar el cáncer de piel! La síntesis de vitamina D promueve la función celular saludable y previene todos los tipos de cáncer, incluyendo el melanoma. Expón al sol grandes extensiones de piel para mantenerte un poco bronceado, pero evita quemarte con la ayuda de ropa, sombra y bloqueador solar.

Zapatos

sc: Los zapatos gruesos y acolchados disminuyen las lesiones y son más cómodos. Las plantillas ortopédicas pueden ofrecer apoyo y protección extra.

DMC: ¡Sé cavernícola! Camina descalzo (o con zapatos minimalistas). El uso perpetuo de zapatos "grandes" intensifica el impacto de la caminata, debilita los músculos de los pies, e incrementa el dolor y el riesgo de lesiones en las extremidades inferiores.

Medicamentos

sc: Alivian el dolor, aceleran la curación, previenen o curan las enfermedades, y se concentran en las vulnerabilidades genéticas. Su uso cotidiano puede mejorar la calidad de vida (como el Viagra, etcétera).

DMC: Los medicamentos enmascaran o exacerban las causas subyacentes, ponen en riesgo la homeostasis y la salud general, y tienen efectos secundarios desastrosos. Hacer simples cambios al estilo de vida puede remplazar el uso de la gran mayoría de los fármacos. ¡Maravillosos en caso de emergencia!

Metas	
sc: Plantearse metas específicas y medibles para seguir motivado y concentrado. "La regularidad es la clave." Dejar de entrenar un día = culpabilidad, aumento de peso y pérdida de condición física.	dmc: Dejar de poner el énfasis en metas específicas y orientadas a resultados (las cuales desmoralizan, como la "depresión posmaratón" o la frustración por no perder peso). Para mantenerte motivado, enfócate en la diversión y libérate de la obsesión con el resultado. Regularidad = estrés excesivo. Varía la rutina para disminuir el estrés y mejora la respuesta adaptativa de los genes. Dejar de entrenar un día fomenta la recuperación, la mejoría y la frescura.

Los estadounidenses siempre harán lo correcto, sólo después de haber agotado las demás alternativas.

WINSTON CHURCHILL

Voy a pedirte que olvides casi todo lo que creías saber sobre alimentación, ejercicio y salud. Hay una cantidad monstruosa de Sabiduría Convencional errónea que confunde, engaña, manipula y complica hasta los impulsos más comprometidos de hacer lo correcto: comer sanamente, ejercitarse de forma efectiva, controlar el peso y evitar padecimientos comunes como obesidad, artritis, indigestión, insomnio, diabetes, cardiopatías y cáncer.

En *Los diez mandamientos del cavernícola* aprenderás por qué llevar una dieta baja en grasas y alta en granos enteros integrales como pan, arroz, pasta y cereal puede hacerte engordar con facilidad, además de desnutrirte. Comprenderás por qué millones de corredores y adictos al gimnasio le dedican tanto tiempo y esfuerzo a perder peso, con frecuencia poniendo en riesgo su salud y acelerando el envejecimiento como resultado directo de su devoción por el ejercicio. Aprenderás por qué tus niveles de colesterol y tu ingesta de grasas saturadas no son los principales factores de riesgo para padecer cardiopatías, como nos han hecho creer, y por qué una dieta relativamente alta en grasas promueve la buena salud y la longevidad. Te mostraré por qué la pérdida de peso no tiene que implicar el sufrimiento, el sacrificio ni la privación que nos han condicionado a aceptar, sino que más bien es cuestión de consumir los alimentos correctos (plantas y animales), evitar los alimentos incorrectos (grasas y carbohidratos procesados, incluyendo cereales) y ejercitarse de manera estratégica por muchas menos horas de las que creerías para alcanzar tus metas de acondicionamiento físico deseadas.

Todas las respuestas se encuentran en un conjunto de diez comportamientos cavernícolas sencillos y lógicos sobre alimentación, ejercicio y estilo de vida. Modelar tu estilo de vida en el siglo XXI a la imagen de nuestros ancestros cazadores-recolectores te ayudará a disminuir en gran medida o incluso eliminar casi todos los factores de riesgo de padecer enfermedades que por falsas creencias les adjudicas a los genes que te heredaron tus padres. Por desgracia, muchos de nosotros definimos de manera burda los genes como características heredadas inamovibles, como altura, complexión, color de ojos, capacidades físicas o intelectuales e historial familiar de enfermedades o trastornos. Aunque es cierto que algunos genes son responsables de los rasgos que no suelen verse afectados por nuestro estilo de vida, muchos más de los que te imaginas tienen repercusiones en tu salud. Como se explicará a detalle en los siguientes capítulos, tus genes (guiados por tu alimentación, tus movimientos y hasta tu forma de pensar) son los oficiales de tránsito que dirigen el funcionamiento de todas las células de tu cuerpo a cada instante del día.

Sea lo que sea que hagas a diario, tus genes reaccionarán con la intención de promover la supervivencia y, sobre todo, la homeostasis (el funcionamiento equilibrado y sincrónico de todos los sistemas corporales). Finalmente, ésa es la esencia de la evolución humana. No obstante, también debes saber que cuando estás tirado en el sillón por las noches masticando papitas y bebiendo refresco tu cuerpo sigue buscando con valentía mantener la homeostasis (y lo hace liberando insulina y hormonas de estrés en la sangre), sin importar que hacerlo perjudica tu salud a largo plazo. No estoy haciendo más que presentarte los pasos que puedes tomar para reprogramar tu genética y lograr (como dice la portada del libro) perder peso sin esfuerzo, tener una salud excepcional y ser más enérgico... claro, si te interesa.

La idea de que es posible reprogramar tus genes a través de cambios en tu estilo de vida es la premisa central de este libro. Aquí nos diferenciamos de la Sabiduría Convencional fatalista, la cual sugiere que los genes, para bien o para mal, determinan nuestro destino, y nosotros no tenemos voz ni voto al respecto... a menos de que vengan al rescate los medicamentos y los descubrimientos genómicos más recientes. Es verdad que puedes tener una tendencia genética a acumular grasa corporal en exceso o antecedentes familiares de diabetes tipo 2, pero es más probable que estos rasgos se expresen si tomas malas decisiones de vida y les envías las señales erróneas a tus genes. En lugar de ser víctima de tus vulnerabilidades genéticas, tienes la capacidad de controlar la expresión de tus genes al reconstruir, reparar y renovar tus células con frecuencia. He aquí, en pocas palabras, los elementos fundamentales y transformadores de los mandamientos del cavernícola.

Conviértete en una *bestia quema grasa* al eliminar de tu dieta los carbohidratos procesados para disminuir al mínimo la producción de insulina. Esto implica eliminar no sólo los azúcares y dulces, sino también los productos derivados de cereales, incluyendo la avena, el arroz, la pasta, el cereal de desayuno y el maíz e incluso las leguminosas (frijoles, soya, chícharo, cacahuate). Una dieta enfocada en el consumo de carne, pescado, aves, huevo, nueces, semillas y carbohidratos naturales, como los provenientes de frutas y verduras coloridas, es la forma primordial de mejorar tu salud en general, controlar tu peso y reducir el riesgo de cardiopatías, cáncer, diabetes, artritis y otros padecimientos en los que influye la alimentación.

Si tienes más grasa corporal de la que deberías, la harás desaparecer casi sin esfuerzo si te concentras en consumir los deliciosos alimentos nutritivos y llenadores que han fortalecido a la humanidad a lo largo de su evolución durante los últimos dos millones de años. En serio: moderar la producción de insulina es muy fácil si eliges los alimentos correctos. No tendrás que esforzarte ni sufrir para deshacerte de la grasa sobrante.

Optimiza tu programa de ejercicios realizando una combinación de movimientos energizantes de baja intensidad y frecuentes (caminatas, excursionismo, cardio sencillo); sesiones de entrenamiento de fuerza intensas, breves y regulares (las cuales detallaré en los "Movimientos esenciales del cavernícola" en el material adicional al final del libro), y *sprints* exhaustivos ocasionales que ayudarán a mejorar la composición de tu cuerpo y a retrasar el envejecimiento.

Esta estrategia es muy superior a la postura de la Sabiduría Convencional de seguir un esquema consistente de entrenamientos prolongados y frecuentes de intensidad media a alta, como trotar, correr o andar en bicicleta, aparatos de cardio o clases grupales. Esta estrategia de entrenamiento, a la cual le llamo "cardio crónico", estresa tu cuerpo en exceso y durante demasiado tiempo, provocando fatiga, lesiones, fallas en la función inmunológica y agotamiento. A veces, como bien dicen, no siempre más es mejor.

Controla tus niveles de estrés con suficiente sueño, diversión, luz del sol, aire fresco y distracciones creativas, así como evitando los traumas que derivan de las malas decisiones. Rebélate contra la tremenda inercia cultural hacia una vida sedentaria, estímulos digitales excesivos y falta de descanso. Honra tus genes cavernícolas yendo más despacio y simplificando tu vida. Nuestros ancestros se esforzaban mucho por sobrevivir, y los descansos regulares para liberarse del estrés les daban la paz mental y corporal que hoy en día tanto anhelamos.

¿Morir de viejo es igual que envejecer? ¿O cómo?

Como verás en las siguientes páginas, nuestros genes no sólo han sido diseñados evolutivamente para mantenernos sanos, sino que quieren y esperan mantenernos sanos a toda costa. Hoy en día, con el caótico ritmo de vida del tecnificado mundo moderno, nos cuesta trabajo hacer lo correcto para nuestros genes. El fracaso resultante genera un nivel de confusión y frustración que hace que muchos de nosotros, consciente o inconscientemente, nos demos por vencidos. La experiencia nos enseña lo difícil, o imposible, que es estar delgado, en forma, lleno de energía y saludable según lo que dicta la Sabiduría Convencional. En vez de eso, sucumbimos a las fuerzas del consumismo, el cual está diseñado para aplacar nuestro dolor con atajos ridículos, comodidades, conveniencias e indulgencias. Por consiguiente, el popular dicho de que "la vida es breve" termina por convertirse en una profecía.

Las consecuencias de comer alimentos procesados, ejercitarse en exceso (o, por el contrario, ser inactivo) y tomar malas decisiones de vida en conjunto conspiran contra tu mandato genético de buena salud. Como mínimo, experimentarás exceso de grasa corporal, resultados deficientes en el entrenamiento, dolor articular, problemas gástricos, enfermedades menores pero frecuentes, antojos de azúcar, alteraciones de los niveles de energía y fatiga recurrente. Esto por sí solo suena fatal, pero si sigues llevando tus genes por el mal camino de años o décadas de malas decisiones, es probable que padezcas obesidad, diabetes, cardiopatías, cáncer o alguno de los múltiples trastornos degenerativos que requieren cuidados médicos o medicamentos. En nuestros tiempos gran porcentaje de todas las consultas médicas son consecuencia directa de un estilo de vida desfasado con las condiciones ambientales y de supervivencia que configuraron nuestra composición genética primitiva.

Estas consecuencias son demasiado evidentes para casi cualquiera, por lo que el interés colectivo de hacer lo correcto ha fomentado el crecimiento de la industria del acondicionamiento físico, increíbles avances médicos, una mayor conciencia de cuáles son los alimentos y el estilo de vida saludables, una disminución considerable del tabaquismo y un aumento notable de la oferta de ensaladas y licuados en los restaurantes. Irónicamente, la salud colectiva en Estados Unidos (y otros países occidentales que han adoptado su ritmo de vida acelerado) está peor que nunca. Un estudio publicado en 2008 por la Universidad Johns Hopkins sugiere que, para 2030, 86% de todos los adultos estadounidenses tendrán sobrepeso u obesidad (que es más que el estimado actual de 65%). Además, un informe del encuentro de los Institutos Nacionales de Salud de Estados Unidos afirma que "nuestras tendencias predicen que *todos* los estadounidenses serán obesos ¡en 2230!"

Con dificultad aceptamos el hecho de que la vida humana normal consiste en crecer hasta llegar a una cima física cuando tenemos poco más de 20 años, seguido de un inevitable declive constante provocado por el envejecimiento. Bajo esta suposición errónea, nos permitimos subir un promedio de ⅔ de kilo de grasa corporal al año desde los 25 y hasta los 55[1] (mientras perdemos 200 gramos de músculo al año, lo que deriva en que, conforme envejecemos, nos agregamos medio kilo de peso en lugares equivocados). Los últimos 10 o 20 años de vida (hasta que alcanzamos el promedio de vida humana de alrededor de 78 años)[2] suelen caracterizarse por la inactividad, la falta de masa muscular y el exceso de grasa corporal, diversos padecimientos médicos y una serie de medicamentos para aliviar el dolor y los síntomas de enfermedades crónicas. Veintisiete por ciento de nosotros moriremos de cardiopatías, mientras que el restante 23% fallecerá de cáncer.[3]

Sé que 100% de nosotros moriremos de algo, pero en lo personal prefiero defender la consigna que acuñé en honor a nuestros ancestros cazadores-recolectores: *Vive mucho, hasta caer muerto.* Es verdad que muchos cavernícolas sucumbieron a los peligros primitivos (depredadores o infecciones en heridas profundas) antes de llegar a la que en la actualidad es la mayoría de edad, pero muchos de quienes escaparon a los infortunios vivían hasta seis o siete décadas con salud y condición física excepcionales. En casi todos los casos, los humanos primitivos tenían salud y fuerza durante toda su vida, hasta que les llegaba la muerte repentina. A fin de cuentas, el clan no podía arrastrar cargas inútiles en su batalla diaria por la supervivencia. Mientras que las estadísticas de longevidad en el siglo XXI son mucho mayores que en cualquier otro momento de la historia de la humanidad, han aumentado en gran medida gracias a la ciencia, no a cambios saludables en el estilo de vida. Asimismo, la longevidad contemporánea suele estar inflada por cosas que nos mantienen vivos sin mejorar nuestra calidad de vida: maquinaria de hospital, medicamentos y la capacidad humana de pasar años y años sin hacer otra cosa que llevar el tenedor a la boca y el pulgar a los botones del control remoto.

De los 2.5 billones de dólares que se gastan cada año en Estados Unidos en salud, los Centros de Control y Prevención de Enfermedades (CDC) estiman que 70% se destina a enfermedades crónicas relacionadas con el estilo de vida, como obesidad, diabetes y cardiopatías. Una cantidad sorprendente de personas aceptan esto como parte natural de la vida, bajo la creencia de que algunos somos afortunados de tener "buenos genes" y que los demás deben cruzar los dedos para salvarse de su mala suerte.

Es evidente que los millones de ciudadanos modernos que contribuyen a mantener estas catastróficas estadísticas están desconectados por completo de lo que se necesita para tener buena salud. Pero quizá a ti te sea difícil identificarte con este segmento de la población mundial que no tiene idea de nada ni le importan estas cosas. Sin embargo, hasta quienes somos más conscientes de nuestra salud la tenemos difícil. A pesar de comprometernos en serio con hacer lo que según la Sabiduría Convencional es correcto, todos fracasamos al momento de perder esos últimos tres, cinco o 20 kilos. Las lesiones, la fatiga y el agotamiento son la plaga tanto de los deportistas ocasionales como de los atletas profesionales. La ideología del sistema de salud dominante nos ha programado para buscar medicamentos que traten los síntomas que nos agobian, a pesar de que la mayoría de los padecimientos son menores y se corrigen con facilidad si se hacen cambios sencillos en la dieta y el estilo de vida. En ese proceso, interferimos con los procesos metabólicos normales y frustramos nuestra capacidad innata para sanar de manera natural, pavimentando así nuestro camino para unirnos a las masas del lado erróneo de las estadísticas.

Es una historia triste, pero la buena noticia es que casi todo tu destino está en tus manos. Para cuando termines este libro entenderás bien el panorama y los detalles necesarios sobre cómo comer, ejercitarte y vivir para reprogramar muchos de tus genes y tener buena salud por mucho tiempo. En el proceso, recobrarás el control de tu cuerpo y de tu vida. Éste es en realidad el único camino sensato para contrarrestar la tremenda inercia que nos aleja de la salud, el equilibrio y el bienestar en este caótico mundo moderno.

CAPÍTULO 1

Los diez mandamientos del cavernícola

(Porque decir "leyes" no era lo suficientemente formal)

Nada en la biología tiene sentido, excepto a la luz de la evolución.

THEODOSIUS DOBZHANSKY

Esta cita de Dobzhansky también fue el título de su famoso ensayo de 1973, en el cual el afamado biólogo evolucionista y cristiano ortodoxo devoto reconoce que, creamos o no en la existencia de un poder divino, es imposible empezar a entender hasta los conceptos biológicos más sencillos si no comprendemos cómo la evolución ha ido moldeando y diferenciando los genes de todas y cada una de las millones de especies que viven en el planeta.

En el último siglo decenas de miles de antropólogos, biólogos evolucionistas, paleontólogos, epigenetistas y otros científicos han trabajado con diligencia para ir completando una interpretación bastante detallada de los factores ambientales y conductuales que influyeron directamente en nuestro desarrollo como especie. Gracias a ellos, hoy en día contamos con una idea bastante clara de las condiciones bajo las cuales llegamos a ser *Homo sapiens*.

Hace unos siete millones de años los homínidos (nuestros ancestros prehumanos) se diferenciaron de los monos y se dividieron en varias nuevas especies y subespecies. Después, hace un par de millones de años, una especie parecida a la humana, el *Homo erectus*, comenzó a dominar la cadena alimenticia gracias a su gran cerebro, postura erecta, capacidad de uso de herramientas y fuego, y organización en sociedades de cazadores-recolectores. Con el tiempo, el *Homo erectus* se dividió en otras especies y subespecies (*Homo neanderthalensis*, *Homo habilis*, *Homo sapiens* y otras más). La mayoría de los investigadores cree que el *Homo sapiens* moderno evolucionó en África hace 100 000 a 200 000 años, y predominó por sobre toda la familia *Homo erectus*. Luego, hace unos 60 000 años, unos cuantos humanos modernos salieron de África y comenzaron a migrar por el planeta. Descubrimientos arqueológicos recientes sustentan esta teoría de la "salida de África",[1] según la cual los orígenes de toda la población humana del planeta pueden rastrearse hasta llegar a una pequeña fuente de intrépidos *Homo sapiens* provenientes de África. Se estima que entonces no había más de 2 000 o 5 000 humanos africanos, y algunos científicos creen que fueron apenas unos 150 los que cruzaron el mar Rojo para empezar la migración. ¡Y nosotros hablando de seis grados de separación!

¿Somos hombres o ratones?

Espero que estés sentado, pues estás a punto de aprender uno de los principios centrales (y más alucinantes) de los mandamientos del cavernícola:

Es probable que nuestros ancestros primitivos fueran más fuertes y sanos que nosotros.

"¿Cómo es posible?", te estarás preguntando. Todo se reduce a la supervivencia del más fuerte. El cuerpo humano es el resultado milagroso de millones de años de diseño evolutivo minucioso. A través de la selección natural, la cual implica incontables mutaciones genéticas diminutas y adaptaciones al medio ambiente hostil, nuestros ancestros lograron prevalecer a pesar de las condiciones inimaginablemente difíciles y los enemigos naturales, y poblaron hasta los lugares más recónditos de la tierra.

Muchos antropólogos sugieren que la especie humana alcanzó su pináculo evolutivo (en términos de musculatura, densidad ósea y tamaño del cerebro) hace unos 10 000 años. Después de eso, empezamos a irnos por el camino fácil y nos hicimos débiles. Nuestro deterioro físico fue consecuencia natural de un par de cosas. En primer lugar, ya habíamos pasado varios miles de generaciones perfeccionando nuestra función cerebral para manipular y dominar el medio ambiente (por medio de herramientas, armas, fuego y refugio). El segundo factor fue quizá el cambio de estilo de vida más significativo en la historia de la humanidad: el advenimiento gradual de la agricultura. Una vez que los humanos comenzaron a domesticar el ganado y a cosechar trigo, arroz, maíz y otros cultivos (esto ocurrió en episodios independientes en todo el mundo y se hizo prominente hace unos 7 000 años en lo que hoy es Egipto; Norteamérica, en cambio, fue una de las últimas zonas en implementar la agricultura, hace unos 4 500 años);[2] desarrollaron la capacidad de almacenar alimentos; dividieron el trabajo en labores especializadas, y empezaron a vivir en estancias cerradas y civilizadas, se eliminaron las principales presiones selectivas que habían determinado la evolución humana durante dos millones de años: la amenaza de inanición y el peligro de los depredadores.

Cuando los humanos dejaron de enfrentar estas constantes presiones selectivas, básicamente se frenó la evolución y floreció la civilización. Por lo mismo, muchos investigadores afirman que hoy en día somos idénticos en términos genéticos a nuestros ancestros cavernícolas, al menos en cuanto a los comportamientos que intervienen en nuestra salud. Hay quienes cuestionan esta afirmación señalando ejemplos muy específicos de variaciones genéticas recientes, como mayores índices de tolerancia a la lactosa entre quienes provienen de familias ganaderas. Pero por ahora concentrémonos en el panorama completo: descubrir los comportamientos evolutivos más importantes que promueven la expresión óptima de los genes, los cuales no han cambiado en 10 000 años.

La idea de que el ADN humano (la "receta" genética para un humano próspero, delgado y saludable que se encuentra en cada una de nuestras 60 mil billones de células) es casi exactamente igual hoy en día que hace 10 000 años, ha sido promovida con entusiasmo por el doctor Boyd Eaton, antropólogo de la Universidad Emory, en Atlanta, autor del libro *The Paleolithic Prescription*, y por el difunto James V. Neel, fundador del departamento de genética de la Universidad de Michigan, además de ser apoyada por cientos de otros importantes antropólogos, biólogos evolucionistas y genetistas.

Mientras que nuestros ancestros cavernícolas sacaban lo mejor de sus genes (recordemos que no tenían de otra; la alternativa era morir de hambre o ser la cena de otra criatura), nosotros nos hemos quedado muy atrás. El desarrollo de la agricultura y de la civilización provocó que los humanos se hicieran más pequeños (hasta en términos del tamaño del cerebro) y enfermizos (en principio a causa de enfermedades contagiosas, pero hoy en día más bien por una mala alimentación, falta de ejercicio y hábitos de vida deficientes).

La esperanza de vida humana hace 10 000 años era de 33 años. Aunque no es nada impresionante según nuestros estándares actuales, ¡los cavernícolas vivían más que todos sus sucesores civilizados hasta principios del siglo pasado! La esperanza de vida promedio alcanzó su punto más bajo (18 años) en la Edad de Bronce (3300-1200 a.C., el Antiguo

Egipto, etc.); subió apenas a un rango de entre 20 y 30 en la Grecia clásica (500-300 a.C.), el Imperio Romano (0-500 d.C.) y la Edad Media (700-1500 d.C.), y a principios del siglo xx apenas si estaba entre 30 y 40 años. Alrededor de esa época los avances médicos (antibióticos, salubridad hospitalaria y comunitaria, disminución de las tasas de mortandad infantil) ayudaron a que la esperanza de vida se disparara.

Los registros fósiles demuestran que los humanos primitivos que lograban salvarse de las fatalidades rutinarias vivían seis o siete décadas con excelente salud, y tenían un "rango de vida máximo observado" de... ¡94 años![3] Entre los grupos de cazadores-recolectores de nuestros tiempos (como aché, hadza, hiwi o !kung, los cuales subsisten casi sin herramientas modernas ni cuidados médicos) no es raro ver gente fuerte y sana que vive más de 80 años. Más de un cuarto de los aché, en Paraguay, vive hasta los 70. Además, 73% de los adultos aché mueren a causa de accidentes, y sólo 17% a causa de enfermedades. Pensemos en las extraordinarias implicaciones de la longevidad de los cazadores-recolectores: sin medicamentos ni cuidado médico de ningún tipo, tras una lucha eterna por conseguir alimentos, sin comodidades modernas como ropa o utensilios del hogar, los humanos primitivos (y los humanos modernos que llevan un estilo de vida primitivo) logran vivir hasta la que nosotros los debiluchos consideramos la tercera edad.

Es cierto que la disminución de la esperanza de vida causada por la civilización no importaba en un contexto meramente evolutivo. Siempre y cuando los humanos civilizados llegaran a la edad reproductiva y tuvieran hijos, podían pasarle sus genes a la siguiente generación sin penalización alguna. Y aunque sobreponernos a aquello de la supervivencia del más fuerte sin duda es positivo, la cruda realidad es que la alta tecnología de nuestros tiempos es gozada por los humanos más gordos y perezosos que han existido en toda la historia de la humanidad. Por lo tanto, el premio al Máximo

Humano es para Grok,[4] el apodo que le doy al ser humano preagrícola prototípico. Grok es el personaje central de este libro. Es delgado, inteligente y saludable, y va a simpatizarte mucho.

A diferencia de Grok, quien dominaba el planeta con poco más que una lanza y una choza de paja, hasta los humanos más pobres de los últimos miles de años y los habitantes actuales del tercer mundo en realidad no han "competido" genéticamente con él. La presencia de las influencias modernas más rudimentarias, como el consumo de cereales, el almacenaje de alimentos, la construcción de refugios permanentes y la creación de armas básicas para aniquilar a los potenciales depredadores ha suprimido la auténtica supervivencia darwiniana del más fuerte que le permitía a Grok prosperar.

Sin duda ser un genio matemático o un atleta nato puede influir significativamente en tu camino de vida y darte una ventaja competitiva en las áreas hacia las que te inclinas, pero, en términos genéticos, estos atributos genéticos ya no te dan una ventaja para sobrevivir. Lance Armstrong, leyenda del Tour de France, tiene un sistema cardiovascular genéticamente superior, pero podría haber pasado la vida comiendo caramelos y jugando videojuegos, e igual se hubiera reproducido con éxito debido a que el mundo moderno carece de una presión selectiva de la resistencia humana.

De hecho, si tomamos en cuenta todas las comodidades y avances médicos de la vida moderna, con facilidad podemos argumentar que en la actualidad nos encontramos en un estado de descentralización. En general es algo bueno, pues muchos hemos sufrido enfermedades o lesiones a lo largo de la vida que hace un siglo nos habrían matado (por no imaginar lo que nos hubieran hecho hace 1 000 o 10 000 años). No obstante, debemos estar al pendiente de no dejar que las ventajas de la vida moderna pongan en riesgo nuestra salud (por ejemplo, al dirigirnos a la farmacia y no al gimnasio para combatir el dolor de espalda).

El desafío está en poner en práctica los mandamientos cavernícolas en la vida moderna. ¿Cómo equilibramos las lecciones y los beneficios de la selección natural con las presiones de la sociedad moderna compleja que se inclina hacia el consumismo y las salidas fáciles en lugar de hacia la búsqueda de la salud? ¿Cómo reprogramamos nuestros genes ancestrales para recobrar una excelente salud? Basta con que nos preguntemos: "¿Qué haría Grok?"

Poner en forma a los genes para darle forma al cuerpo

Para empezar a entender el concepto de *reprogramación* de los genes será útil comprender qué son los genes y cómo funcionan. Cada una de tus 50 o 60 mil billones de células contiene un núcleo con un paquete completo de instrucciones de ADN dividido en subconjuntos prácticos llamados genes. Hay aproximadamente 20 000 genes distintos ubicados en las largas cadenas de ADN contenidas dentro de cada célula. Estas cadenas de ADN a su vez están organizadas en 23 pares de cromosomas con los que estamos familiarizados. En cualquier célula, sólo una pequeña fracción del número total de genes está implicado activamente en el desarrollo de la principal función de ese tipo específico de célula. Dependiendo de las señales ambientales, los genes desencadenan la producción de ciertas proteínas y enzimas para llevar a cabo las tareas que se les piden. Por ejemplo, las células beta del páncreas producen insulina, pero no se hacen más grandes cuando levantas pesas. Las células hepáticas son capaces de sintetizar nutrientes, pero no pueden regenerar el tejido óseo. Y aun así, todas las células del cuerpo contienen en el ADN la "receta" completa para hacer un humano.

Lo más importante de entender es que la mayoría de los genes no son autodeterminantes. No se activan o desactivan por sí solos, sino que responden a estímulos que reciben del medio ambiente inmediato. Eso significa que tenemos el poder de activar o desactivar ciertos genes que influyen en nuestra salud. Quizá no podamos reprogramar nuestros ojos para que sean azules en lugar de cafés, pero sin duda podemos evitar desarrollar la típica panza cervecera, aun si nuestro padre, abuelo y hermanos muestran una fuerte predisposición genética a tener dicho atributo.

Los genes controlan de manera activa y permanente la función celular, por lo que la salud general y la supervivencia del cuerpo dependen sobre todo de qué genes se activan o desactivan en respuesta al medio ambiente inmediato. Los genes no saben (ni les importa) si las señales ambientales favorecen o perjudican la salud a largo plazo; ellos sólo reaccionan a los estímulos en un intento por promover la supervivencia a corto plazo, como lo ha dictado su evolución y como lo determinó el comportamiento específico de nuestros ancestros.

Si corres o levantas pesas, los "productos" bioquímicos derivados de esa actividad específica activan ciertos genes que reparan y fortalecen el músculo ejercitado. Ahora bien, si haces demasiado ejercicio, otros genes promueven la producción excesiva de hormonas catabólicas, lo que deriva en inflamación prolongada y una lenta recuperación. Las reacciones alérgicas representan la respuesta genética (mal encaminada) ante la presencia de una amenaza aérea o ingerida. Las enfermedades autoinmunes, por su parte, suelen ser una reacción genética excesiva a ese mismo sistema, provocada por alimentos desconocidos (véase el capítulo 5). La diabetes tipo 2, por otro lado, suele desarrollarse después de periodos prolongados en los que los genes han estado intentando protegerte de los peligros de comer demasiados carbohidratos.

Como excelente ejemplo de la capacidad de nuestros genes para activarse y desactivarse, los investigadores que estudian la relación entre el tabaquismo y el cáncer de pulmón han descubierto que fumar tabaco provoca hipermetilación (desactivación total o parcial) de un solo gen conocido como

MTHFR. Desactivar el gen MTHFR desencadena el efecto opuesto, la hipometilación (disfunción sistémica) en muchos otros genes, sentando las bases para el desarrollo futuro de cáncer.

La idea de que el medio ambiente influye en la activación o desactivación de genes no es novedosa. En 1942 el genetista y biólogo evolucionista C. H. Waddington acuñó el término *epigenética* para describir cómo interactúan los genes con su entorno para crear un individuo único. Hoy en día el estudio de la epigenética es una de las subespecialidades de la genética que avanza a mayor velocidad, mientras que el creciente campo de la nutrigenómica ha identificado cientos de formas en las que los nutrientes (provenientes de alimentos o de suplementos) determinan la expresión genética. Quizá estés familiarizado con la influencia directa que tiene el ácido fólico en la reducción de defectos del tubo neural en el feto, razón por la cual a todas las embarazadas se les recomienda tomar un suplemento de ácido fólico. Éste no es más que un pequeño ejemplo del poder que llega a tener la alimentación en la reprogramación de los genes.

Un estudio realizado en Australia sugiere que el consumo de azúcar durante dos semanas tiene efectos adversos en los genes humanos (los controles genéticos diseñados para proteger el cuerpo contra la diabetes y las cardiopatías se desactivan como reacción aguda al consumo de azúcar), y mantener esa mala alimentación por tiempo prolongado puede causar daños genéticos que potencialmente heredamos a nuestros hijos. A mayor escala, las investigaciones en personas adultas muestran que ciertas células del cuerpo llamadas células madre mesenquimatosas pueden diferenciarse en células óseas, células adiposas, células musculares e incluso células cancerígenas, dependiendo de las señales ambientales que reciban.

Es claro que los comportamientos y el estilo de vida pueden perjudicar o beneficiar nuestra salud, y en ocasiones resultan ser más relevantes que la predisposición genética a alergias, diabetes o padecimientos más graves. No pretendo restarle importancia a los padecimientos de origen genético que muchas personas enfrentan en su vida, pero sí creo que todos tenemos predisposición a padecer cardiopatías, cáncer, artritis y otros problemas de salud modernos provocados por el estilo de vida si programamos nuestros genes con una mala alimentación y malos hábitos (y hasta malos pensamientos).

Yo sé que es imposible lograr que tus hijos crezcan dos metros sólo con una buena alimentación y buenos hábitos de sueño, pues todos tenemos considerables limitaciones en cuanto al potencial único e individual de expresión de nuestros genes. Basta con ver las maravillas humanas que son los atletas olímpicos o los jugadores profesionales de basquetbol o futbol americano; son los atletas más físicamente privilegiados del mundo. Quizá sean uno en un millón en términos genéticos, pero siguen siendo un gran ejemplo de la óptima expresión de los genes. Las elecciones que han hecho (los alimentos que consumen, el tipo de entrenamiento y hasta la calidad de sus pensamientos) les han ayudado a sacarle el mayor provecho a sus talentos natos para subir a la cima de sus campos de competencia. Esto es lo único que debe importarte: sacar el mayor provecho de tu receta genética para disfrutar una larga vida de excelente salud y máximo desempeño por medio de los diez mandamientos del cavernícola.

Los siguientes capítulos explorarán las bases científicas, los beneficios y hasta sugerencias prácticas de vida de estos simples diez mandamientos del cavernícola. Estas leyes representan los comportamientos específicos que gracias a dos millones de años de evolución derivaron directamente en la receta genética para un ser humano saludable, delgado, en forma y feliz. Casi nada de esa receta ha cambiado desde tiempos preagrícolas, excepto las interminables formas que han ido descubriendo los humanos para maltratar sus genes y poner en riesgo su salud.

Al entender cómo estas leyes "conductuales" configuraron nuestro genoma, podremos reprogramar nuestros genes para que se expresen a favor de la salud. Cuando digo que son "simples", lo digo en serio. Si sólo leyeras este capítulo y no volvieras a abrir el libro jamás, tendrías toda la información que necesitas para llevar una vida larga, saludable y libre de enfermedades, pues he aquí una breve descripción de los mandamientos de vida de hace 10 000 años y una breve introducción a cómo adaptarlos a un estilo de vida saludable en el siglo XXI.

Primer mandamiento del cavernícola: Come plantas y animales

Las plantas y los animales enmarcan todo lo que nuestros ancestros comían (de una lista enorme de alimentos específicos) para obtener proteínas, grasas, carbohidratos, vitaminas, minerales, antioxidantes, fenoles, fibra, agua y otros nutrientes necesarios para sustentar la vida, aumentar el tamaño del cerebro, mejorar el acondicionamiento físico y ayudar a la función inmunológica. Irónicamente, la alimentación humana a lo largo de nuestra evolución difiere en gran medida de lo que hoy en día recomienda la Sabiduría Convencional. Puesto que las diversas tendencias de dietas defienden posturas contradictorias que confunden al público, es esencial que reflexionemos sobre qué tan fundamental y lógico es modelar nuestra alimentación según la dieta de nuestros ancestros, cuyo cuerpo evolucionó para sobrevivir, reproducirse y prosperar con estos alimentos. ¡Qué mejor protocolo de estudio que uno tan extenso y minucioso (de "vida o muerte")!

En primer lugar, los humanos primitivos en todo el mundo llevaban dietas muy variadas por distintas circunstancias ambientales, como el clima, la geografía, las estaciones del año y sus niveles de actividad. No hay un solo régimen alimenticio bien definido que supere a los demás. Por el contrario, una vez que te adscribas a los amplios lineamientos de los mandamientos del cavernícola (comer plantas y animales, evitar alimentos modernos no compatibles con nuestros genes), las preferencias personales serán el motor detrás de tus elecciones alimenticias cotidianas.

Otro aspecto notable de las dietas de nuestros ancestros era que comían esporádicamente, sobre todo porque no había comida disponible todo el tiempo (el cual no es un gran problema en el mundo desarrollado de nuestros tiempos, ¿verdad?). Como consecuencia, nos adaptamos bien a almacenar energía calórica (en forma de grasa corporal, junto con un poco de músculo y glucógeno hepático) para quemarla cuando hubiera escasez de calorías alimenticias. Quizá te resulte perturbador saber que poseemos la cualidad genética de almacenar con eficiencia las calorías extra en forma de grasa; sin embargo, si comemos los alimentos correctos, podemos equilibrar los "retiros y depósitos" de esta cuenta bancaria corporal a nuestro favor, y así mantener niveles ideales de grasa corporal, y estabilizar el apetito diario y los niveles de energía. Una pista: se trata sobre todo de moderar la producción excesiva e incontrolada de insulina que ocurre cuando consumimos una dieta estándar.

Hoy en día siguen vigentes principios similares de alimentación saludable. Enfócate en fuentes de proteína de buena calidad (locales, alimentadas con pasto o fuentes orgánicas de carne, pollo, pescado y huevos), una variedad de verduras y frutas frescas y coloridas, y fuentes saludables de grasa (grasas de origen animal, aguacate, mantequilla, productos de coco, nueces y semillas, aceitunas y aceite de oliva). Date cuenta de que buena parte de la Sabiduría Convencional sobre la alimentación saludable es mero parloteo mercantil que distorsiona la verdad fundamental de que los humanos prosperamos con puros alimentos naturales de origen vegetal y animal, o que depende de engaños para convencernos del dogma de las supuestas "investigaciones". Por ejemplo, comer a horas específicas (tres comidas sustanciosas o seis pequeñas comidas al día), combinar o rotar distintos tipos de alimentos en cada comida, estructurar las comidas según fases o etapas preestablecidas, comer alimentos que supuestamente son compatibles con tu tipo de sangre, procurar ciertas proporciones específicas de macronutrientes o mantener registro de las porciones y pecadillos semanales son meros trucos sin credibilidad en el contexto de la biología evolucionista.

Además, los programas regimentados son casi imposibles de disfrutar y de mantener a largo plazo, pues van en contra de la naturaleza humana. Las personas prosperamos sólo si comemos una gran variedad de alimentos naturales que nos satisfacen y nutren, en horarios, cantidades y variedades que fluctúan según las preferencias personales, las circunstancias ambientales, los niveles de actividad y de estrés, y muchos otros factores. Sugiero que disfrutes la comida, pues es uno de los grandes placeres de la vida, y que rechaces casi todo lo que has oído sobre cuánto y a qué hora debes comer. En vez de eso, hazlo cuando estés hambriento y deja de comer cuando te sientas satisfecho. Recuerda que los alimentos cavernícolas son intrínsecamente más deliciosos, pues satisfacen tus antojos y gustos particulares, estabilizan tu estado de ánimo y niveles de energía, y favorecen la salud y el bienestar.

Segundo mandamiento del cavernícola: Evita cosas venenosas

La capacidad humana para explotar casi cada rincón de la tierra se ha puesto parcialmente en práctica en el consumo de muy distintos tipos de plantas y animales. Los humanos primitivos desarrollaron un sentido del olfato y del gusto muy agudo, junto con una buena función hepática, renal y estomacal para adaptarse a nuevas fuentes alimenticias y evitar sucumbir ante plantas venenosas que con frecuencia se encontraban al examinar y asentarse en nuevas regiones. Por ejemplo, la razón por la cual hoy en día tenemos preferencia por lo dulce se debe probablemente a la respuesta evolutiva a la verdad casi universal del mundo vegetal de que cualquier cosa dulce es un alimento seguro.

Aunque en la actualidad es muy bajo el riesgo de ingerir plantas venenosas, la cantidad de agentes tóxicos en nuestros alimentos es más alta que nunca. Al decir tóxicos me refiero a los productos manufacturados que son incompatibles con los genes y alteran la función normal y saludable del cuerpo cuando los ingerimos. Los peores maleantes, como el azúcar, los refrescos, las grasas procesadas y alteradas químicamente, y los alimentos empacados, fritos y preservados son los más obvios. No es tan descabellado entonces comparar las moras venenosas de los tiempos de Grok con muchos de los productos de los anaqueles de tu supermercado local.

Sin embargo, los "venenos" alimenticios más insidiosos son los alimentos de cereales cultivados (trigo, arroz, maíz, pasta, cereales y productos derivados como pan, papas fritas, galletas, pan dulce, tortillas, waffles, etc.); los cereales para cocinar como cebada, mijo, centeno y amaranto, y en un grado un poco menor las leguminosas (frijoles, lentejas, maní, guisantes y productos de soya). Estos supuestos alimentos de primera necesidad en todo el mundo suelen ser inapropiados para el consumo humano porque nuestro sistema digestivo (y nuestros genes) no ha tenido suficiente tiempo para adaptarse tanto a la estructura proteínica extraña de los granos como a la carga excesiva de carbohidratos contenida en todo tipo de granos y leguminosas cultivados. El advenimiento de los granos y de la civilización eliminó el aspecto principal que determina la salud humana: la presión selectiva de llegar a la edad reproductiva, y de cuidarnos y cuidar a otros también.

Ingerir cereales (sí, hasta los integrales, lo cual discutiremos en el capítulo 5), leguminosas y otros carbohidratos procesados provoca picos en los niveles de glucosa en la sangre (tanto los carbohidratos simples como los complejos se convierten en glucosa —a distintas velocidades— una vez que entran al cuerpo; hablaremos aquí de glucosa en la sangre, que es el término adecuado para lo que se conoce como azúcar en la sangre). Estos picos son una conmoción para tus genes primitivos, los cuales están acostumbrados a alimentos naturales que se digieren más despacio. El páncreas compensa entonces este exceso de glucosa en la sangre (situación que es tóxica y con facilidad puede amenazar la vida, como bien lo saben los diabéticos) secretando niveles excesivos de insulina. Aunque la insulina es una hormona importante que transporta nutrientes a los músculos, el hígado y las células adiposas para su almacenamiento, el exceso de insulina liberada en el torrente sanguíneo hace que la glucosa sea extraída tan rápido y con tanta eficiencia que en ocasiones se produce un "bajón de azúcar": aletargamiento físico y mental y deseo intenso de un rápido remplazo de energía en forma de más carbohidratos (pues el cerebro depende en gran medida de la glucosa como combustible). Esto deriva en un círculo vicioso de más comida poco saludable, otra liberación excesiva de insulina y el declive correspondiente de glucosa en la sangre.

Puesto que le corresponde a la insulina extraer los nutrientes del torrente sanguíneo para llevarlos a los músculos, el hígado y las células adiposas, su presencia excesiva en la sangre inhibe la liberación de la grasa corporal almacenada que suele usarse como energía. La hormona regulatoria de la insulina, el glucagón, tiene acceso a los carbohidratos, las proteínas y la grasa que están en los almacenes del cuerpo (músculo, hígado, células adiposas) y los lleva al torrente sanguíneo para que se usen como fuente de energía. Cuando los niveles de insulina son altos, el glucagón suele ser bajo. Por lo tanto, no hay energía en el torrente sanguíneo y el cerebro se queja: "¡Come ahora! ¡Y que sea algo dulce que podamos quemar de inmediato!" La movilización de la grasa corporal almacenada ha sido la fuente de energía predilecta de los humanos (además de ser un mecanismo de control de peso) durante al menos un par de millones de años, pero nos hemos encargado de evadir ese proceso. Es así de sencillo: no puedes reducir la grasa corporal con una dieta que estimula la producción de altos niveles de insulina.

Más allá de las frustraciones que surgen al no poder perder peso, hacer que el sistema de respuesta de la insulina trabaje de más durante años o décadas puede derivar en un devastador fallo sistémico general, en forma de diabetes tipo 2, obesidad, cardiopatías (debido a la inflamación vascular, el daño oxidativo periférico y otros problemas relacionados con la insulina que abordaremos más adelante) y cánceres relacionados con la alimentación. En el capítulo 5 explicaré a detalle que hasta los cereales integrales (el arroz integral, el pan de trigo integral, etc.) no son precisamente saludables, pues también desencadenan la producción excesiva de insulina, contienen antinutrientes que promueven la inflamación y afectan la digestión y la función inmune, y (aunque tienen un mayor valor nutricional que los productos de cereales "refinados") han desplazado a las plantas y los animales nutritivos como las fuentes calóricas centrales de tu alimentación.

Tercer mandamiento del cavernícola: Muévete con frecuencia, pero despacio

Grok pasaba varias horas del día moviéndose a lo que hoy en día los fisiólogos del ejercicio describen como un ritmo aeróbico bajo. Cazaba, recolectaba, buscaba comida, vagaba, exploraba, migraba, escalaba y se arrastraba. Este tipo de actividad de baja intensidad provocó que sus genes desarrollaran una red con mayor capilaridad (mayor cantidad de vasos sanguíneos) para proporcionarles oxígeno y combustible a las células musculares y convertir la grasa almacenada en energía (pues la grasa es el principal combustible que se quema en actividades aeróbicas de baja intensidad). Sus movimientos diarios también le ayudaban a mejorar la fuerza de sus huesos, articulaciones y tejido conectivo.

Lo que no hacía Grok era agotar su suministro de glucógeno muscular con ejercicios regulares de intensidad moderada a alta. Este comportamiento contrario a su intuición lo habría vuelto vulnerable a los depredadores, la inanición y otras desgracias. Quizá has oído esa frase que se ha popularizado mucho en los últimos tiempos de que los humanos "nacimos para correr". Más bien nacimos para caminar largas distancias y correr (distancias cortas o *sprints*) de vez en vez, para perseguir o huir de algo si nuestra vida depende de ello.

Hoy en día la mayoría de las personas somos demasiado sedentarias o realizamos entrenamientos que son demasiado estresantes y que no son compatibles con nuestros requisitos genéticos primitivos. La creencia durante décadas ha sido realizar una rutina consistente de ejercicios aeróbicos (trotar, ciclismo, máquinas de cardio, clases grupales u otros ejercicios sostenidos), los cuales se supone que dan como resultado más energía, mejor salud y control del peso. No obstante, entrenamientos demasiado prolongados con frecuencias cardiacas elevadas (por encima de 75% de la frecuencia cardiaca máxima) pueden ponerte en riesgo de padecer fatiga, agotamiento, lesiones y enfermedades. La alimentación alta en carbohidratos que se requiere para realizar estos entrenamientos a diario sólo incrementa el problema. En el caso extremo (como en el de un maratonista o un triatleta *ironman* que han entrenado en exceso) el compromiso con el acondicionamiento físico puede acelerar el envejecimiento y aumentar el riesgo de cardiopatías.

Ejercitarse de más es un escenario común cuando pensamos en que la población más activa invierte toda su concentración, dedicación y fuerza de voluntad para sobreponerse a las señales de fatiga. Nuestro cuerpo no está adaptado para beneficiarse del ejercicio aeróbico crónico realizado con frecuencias cardiacas moderadas a elevadas ni para partirnos el lomo con agotadores circuitos de máquinas de resistencia varias veces a la semana. La dificultad leve a alta de estos ejercicios de cardio crónico o de los entrenamientos de fuerza sobrecargan la reacción del cuerpo al estrés (comúnmente conocida como reacción de lucha o huida). Ésta consiste en que la glándula pituitaria les dice a las suprarrenales que liberen cortisol al torrente sanguíneo, el cual es una poderosa hormona del estrés que es fundamental para la realización de varias funciones físicas y para la producción de energía. El pico de cortisol en la sangre provocado por un evento estresante aumenta el ritmo respiratorio, el ritmo cardiaco, la circulación sanguínea y la concentración mental, e incluso convierte el músculo en glucosa para obtener energía rápida.

Éste es un excelente ejemplo de cómo abusamos de un sistema que está diseñado genéticamente para reaccionar a las emergencias, como cuando Grok enfrentaba a un depredador. Hoy en día esta reacción de lucha o huida es muy deseable y efectiva cuando nos enfrentamos a un peligro real o a un estímulo de máximo desempeño, como un corredor olímpico que está en posición de salida o un trabajador de servicios de emergencia que de pronto tiene fuerza sobrehumana para rescatar a alguien. Desafortunadamente, cuando esta misma reacción de estrés se desencadena en repetidas ocasiones (por el constante ritmo acelerado de la vida moderna o por entrenamientos físicos demasiado fatigantes), las glándulas suprarrenales producen tanto cortisol que a la larga se cansan y liberan niveles muy inferiores de cortisol y de otras hormonas fundamentales para la salud. Las hormonas tiroideas y la testosterona también disminuyen después del estrés prolongado, lo que deriva en la disminución de los niveles de energía, la pérdida de masa muscular, la supresión del sistema inmune y una condición general de agotamiento.

Lo que nuestros genes de verdad anhelan son movimientos frecuentes a un ritmo lento y cómodo: caminar, hacer senderismo, andar en bicicleta a baja velocidad y otras actividades aeróbicas leves a una frecuencia cardiaca de entre 55 y 75% del máximo. Este tipo de esfuerzos son menos desgastantes que el típico levantamiento de pesas fatigante y el nivel de cardio exhaustivo que nos han hecho creer que nos dará condición física. Encuentra formas de moverte con más frecuencia: camina (aunque sea por estacionamientos, en lugar de buscar el lugar más cercano, y sube las escaleras en lugar del elevador; al final, todo se suma), haz senderismo, nada, anda en bicicleta o cualquier otra cosa que eleve moderadamente tu frecuencia cardiaca. Busca acumular entre dos y cinco horas a la semana de ejercicio de baja intensidad. Más es mejor, siempre y cuando tengas el tiempo y puedas resistir la tentación de "excederte". Si es posible, haz el esfuerzo de ir descalzo tanto como puedas para desarrollar tu equilibrio natural, tu flexibilidad y la fuerza de tus extremidades inferiores.

Cuarto mandamiento del cavernícola: Levanta cosas pesadas

La vida de Grok implicaba frecuentes esfuerzos físicos intensos, como trasladar los artículos recolectados (leña, suministros para el refugio, materiales para herramientas y cadáveres de animales), acampar, trepar rocas y árboles para examinar el terreno y buscar comida, y acomodar rocas y troncos para construir su refugio. Las señales bioquímicas desencadenadas por estas contracciones musculares breves e intensas fomentaron mejorías y adaptaciones del tono, tamaño y capacidad musculares.

Hoy en día seguir un programa de entrenamiento de fuerza que incluye movimientos naturales de todo el cuerpo (sentadillas, lagartijas, flexiones, etc.) ayuda a desarrollar y mantener la masa muscular magra, acelerar el metabolismo para mantener niveles bajos de grasa corporal, aumentar la densidad ósea, prevenir lesiones y disfrutar de niveles balanceados de glucosa en la sangre y de hormonas. Hacer entrenamientos de corta duración y alta intensidad (con cierta frecuencia pero sin un régimen excesivo, y siempre en sintonía con tus niveles de energía) te dará resultados superiores a una rutina de gimnasio estricta con entrenamientos demasiado largos. Esta última es la receta perfecta para la fatiga y una mala expresión de los genes. Podrás obtener beneficios extraordinarios con tan sólo hacer dos sesiones intensas de 25 minutos a la semana, con un riesgo mínimo de entrenar en exceso o de fatigarte mentalmente.

Quinto mandamiento del cavernícola:
Haz *sprints* de cuando en cuando

En un mundo primitivo en el que el peligro acechaba en los lugares más recónditos, la habilidad de Grok para correr era un fuerte indicativo de si podía vivir lo suficiente como para heredar sus genes superiores a la siguiente generación. Ya fuera que huyera de una horda de mastodontes o persiguiera a una presa pequeña para la cena, los *sprints* de Grok provocaban cierta expresión de los genes a través de las rápidas contracciones musculares que le permitían ir cada vez un poco más rápido.

 Hoy en día los *sprints* ocasionales con un máximo de esfuerzo ayudan a aumentar los niveles de energía, mejorar el desempeño atlético y disminuir los efectos del envejecimiento al promover la liberación de testosterona y de hormona del crecimiento humano (las cuales son benéficas tanto para las mujeres como para los hombres). Una vez cada siete o 10 días, cuando tus niveles de energía y motivación sean elevados, elige un entrenamiento de *sprint* breve y ¡dalo todo! Los novatos pueden elegir opciones de bajo impacto (como bicicleta fija) e ir avanzando hasta poder correr *sprints* intensos.

Sexto mandamiento del cavernícola: Duerme lo suficiente

Los patrones de actividad y sueño de nuestros ancestros estaban determinados por el amanecer y el anochecer. Los días empezaban temprano (eran madrugadores), y cuando anochecía era más seguro acurrucarse juntos y descansar. Además, los cazadores-recolectores requerían mucho tiempo de descanso para reactivarse y rejuvenecer, dado su estilo de vida muy activo. Los investigadores del sueño creen que la evolución nos acondicionó para tener patrones bifásicos de sueño: un periodo largo durante la noche (que posiblemente se veía interrumpido en tiempos primitivos por cuestiones de seguridad o familiares) y una siesta durante el día, coordinada para corresponder con el bajón del ritmo circadiano natural que todos experimentamos en las tardes.

Hoy en día, en tiempos más caóticos y estresantes que nunca, el sueño adecuado y el descanso suelen ser muy ignorados. Parte de la culpa la tienen la luz artificial y los estímulos digitales después del atardecer, junto con las toxinas que ingerimos (como azúcar, alcohol y medicamentos regulados y de venta libre), y, por supuesto, la maldita alarma del despertador. Es fundamental minimizar la exposición a luz artificial después del anochecer, generar transiciones calmantes y relajantes a la hora de dormir, y luego obtener suficientes horas de sueño de tal forma que te despiertes naturalmente (sin alarmas) sintiéndote descansado y lleno de energía.

Dormir bien ayuda a que el sistema inmune tenga un funcionamiento óptimo, promueve la liberación de hormonas clave que mejoran la función cerebral y endócrina, y desempeña un papel central en la regulación del apetito y la óptima metabolización de la grasa. Vete a la cama a la misma hora todas las noches después de una relajación tranquila y deliberada; es decir, nada de televisión, ejercicio pesado, comidas fuertes ni otros estímulos importantes antes de dormir. Tus necesidades de sueño variarán dependiendo de tu estilo de vida (si debes tomar un vuelo en la madrugada, etc.), pero es esencial establecer bases sólidas de buenos hábitos.

No temas tomar siestas cuando tus niveles de energía decaigan durante la tarde. El mundo no te extrañará mientras parpadeas, y tú restablecerás el equilibrio óptimo de las sustancias químicas en el cerebro para aumentar tu productividad cuando te reintegres a tus actividades. Hasta una breve siesta de 20 minutos puede aportarte beneficios sorprendentes cuando te falta un descanso.

Séptimo mandamiento del cavernícola:
Juega

Nuestros ancestros pasaban varias horas del día implicados en distintas formas de interacción social no relacionadas con sus "responsabilidades" diarias de garantizar alimento y refugio, y cuidar a los más jóvenes. Los estudios sobre grupos cazadores-recolectores modernos, como los bosquimanos !kung del desierto Kalahari, en África, revelan que estos grupos suelen trabajar menos horas que nosotros y tienen más tiempo de distracción que el empleado moderno promedio. La popular teoría del antropólogo Marshall Sahlins de la "sociedad afluente original" sostiene que los cazadores-recolectores eran capaces de lograr la abundancia (en términos más literales que el concepto consumista con el que estamos familiarizados) al *desear poco y cumplir esos deseos en su vida diaria normal.*

Una vez que habían cazado la comida del día o habían recolectado las raíces, los brotes, las nueces o las moras, era tiempo de jugar. Los jóvenes se perseguían entre sí y luchaban para intentar alcanzar un lugar superior en el estrato social de la tribu. Los hombres primitivos también practicaban su puntería aventando rocas o lanzas, perseguían animales pequeños por diversión o pasaban tiempo acicalándose entre sí y acompañándose. En general, sus juegos fortalecían las relaciones familiares e intergeneracionales, y les permitían relajarse del constante estrés provocado por las amenazas y mantenerse en forma para enfrentar los desafíos físicos de la vida cotidiana.

Hoy en día jugar es cosa de niños. Seguimos recolectando moras en nuestro tiempo libre, pero ahora en un sitio web en el que jugamos a una granja virtual. Los estímulos permanentes de la vida moderna, en combinación con la mentalidad consumista de la economía de mercado, hacen que jugar sea más importante que nunca, aunque más difícil de encajar en nuestras agendas. Date algo de tiempo a diario para desconectarte de la oficina y de tus tareas diarias, y diviértete sin un plan preestablecido. Si tienes hijos, ponles el ejemplo de que jugar es para toda la vida, y mientras tanto puedes aprender algunas cosas de ellos. Además de ser divertido y de promover la integración social, jugar tiene beneficios bioquímicos, como la liberación de endorfinas en el torrente sanguíneo, y aporta un equilibrio cognitivo saludable al exceso de estímulos que recibimos en la era digital.

Octavo mandamiento del cavernícola: Toma suficiente sol

Los y las cavernícolas no pasaban todo el día dentro de las cavernas; salían al exterior para llevar a cabo sus distintas tareas de supervivencia y esparcimiento. La exposición frecuente al sol le permitía a Grok producir bastante vitamina D, la cual es fundamental para el sano funcionamiento de las células. Es casi imposible obtener suficiente vitamina D de la comida, así que debemos producir este agente a nivel interno (que en realidad es una hormona precursora, más que una vitamina) a través de la exposición a largo plazo de áreas extensas de piel a suficiente luz del sol (la vitamina D puede almacenarse en verano y aprovecharse durante el invierno).

Hoy en día recibir suficiente luz del sol (y, en consecuencia, sintetizar suficiente vitamina D) es poco frecuente, dada nuestra inclinación a pasar mucho tiempo en espacios cerrados —como vehículos, oficinas y casas— y a obsesionarnos con el bloqueador cuando se nos ocurre exponernos al "maligno" sol. Los expertos creen que una serie de problemas de salud graves son resultado de este cambio bastante abrupto en los hábitos humanos (¿te recuerda a nuestra discusión sobre el advenimiento de la agricultura?). Además de nuestra necesidad de vitamina D, la luz del sol tiene efectos poderosos en el estado de ánimo, por lo que es capaz de mejorar nuestra productividad laboral y reconfortarnos cuando pasamos por problemas personales.

Exponerse a la luz solar con regularidad implica que pasas tiempo en exteriores y que valoras estar en espacios abiertos y respirar aire fresco. El efecto general de darte tiempo para disfrutar estos entornos ambientales positivos (quizá durante tus sesiones de ejercicio moderado) es excelente para balancear el estrés de estar en espacios confinados con luz artificial y aire estancado. Tus células se llenarán de energía a nivel bioquímico cuando obtengas dosis regulares de luz solar, aire fresco y espacios abiertos. Aunque es verdad que quemarse no es saludable, mantener un bronceado ligero durante buena parte del año indica que produces dosis saludables de vitamina D.

Noveno mandamiento del cavernícola: Evita los errores estúpidos

Nuestros ancestros necesitaban de un sentido agudo de la observación y la autopreservación para evitar los peligros. Siempre reconocían, olfateaban y escuchaban el entorno, conscientes del potencial riesgo que planteaban los tigres dientes de sable, los deslaves, las víboras venenosas o hasta los esguinces en los tobillos causados por un paso en falso. La vigilancia extrema y el control de riesgos eran habilidades monumentales que se iban perfeccionando a diario. Hasta los más mínimos errores podían ser desastrosos, como rasparse una rodilla con una roca y morir de la infección provocada por ésta.

En nuestros tiempos los tigres hambrientos no son una amenaza para los humanos, pero seguimos encontrando formas de provocarnos dolor y sufrimiento de una naturaleza distinta. Ponte el cinturón de seguridad; no bebas, mandes mensajes de texto o hables por teléfono y conduzcas, y pon atención y prepárate cuando salgas de excursión al bosque, desciendas una colina pronunciada con tu bicicleta de montaña o enciendas un soplete, una sierra eléctrica o una cortadora de baldosas. Ponle un poco más de atención y energía al manejo de riesgos en tus decisiones diarias para que puedas disfrutar una vida larga y feliz, y heredes tus genes superiores a la siguiente generación.

Décimo mandamiento del cavernícola:
Usa el cerebro

Uno de los aspectos más importantes que distinguen a los humanos de los otros animales es su capacidad intelectual. La rapidez con la que ha crecido el tamaño del cerebro humano en las últimas miles de generaciones fue el resultado combinado de elecciones alimenticias óptimas (que incluían altos niveles de grasas saludables y proteínas; véase el primer mandamiento) y de una dependencia continua del pensamiento complejo, de ejercitar el cerebro como cualquier otro músculo. La mejor evidencia de esto es el hecho de que los cazadores-recolectores alrededor del mundo desarrollaron lenguajes, herramientas y métodos de cacería superiores de forma independiente.

Aunque podrías pensar que usamos la mente bastante para navegar y abrirnos paso en el mundo contemporáneo, la realidad es que muchos de nosotros estamos estancados en empleos aburridos y repetitivos, y por lo demás nos desconectamos de los desafíos y estímulos intelectuales continuos. Muchos estudios sobre inteligencia general identifican la *curiosidad* como uno de los marcadores de inteligencia más específicos. Las oportunidades de estimulación intelectual están en todas partes en la vida diaria. Por lo tanto, comprométete a enfrentar algunos desafíos personales, como aprender un nuevo idioma, tocar un instrumento musical o tomar una clase vespertina en la universidad. Las investigaciones indican que el riesgo de desarrollar trastornos mentales devastadores —como depresión, demencia y Alzheimer— puede reducirse si se mantiene al cerebro tan activo como el cuerpo.

Apréndetelos, conócelos, vívelos

Primer mandamiento: Come plantas y animales: Disfruta los alimentos naturales y saciantes que han servido de combustible a la evolución humana durante dos millones de años.

Segundo mandamiento: Evita cosas venenosas: Evita alimentos procesados (grasas trans y parcialmente hidrogenadas, azúcares, leguminosas y cereales, incluyendo cereales integrales) que son incompatibles con nuestros genes y nos engordan y enferman.

Tercer mandamiento: Muévete con frecuencia, pero despacio: Mejora la metabolización de la grasa y evita el agotamiento manteniéndote activo, pero sin exagerar.

Cuarto mandamiento: Levanta cosas pesadas: Haz sesiones breves pero intensas de movimientos funcionales de todo el cuerpo para promover el desarrollo muscular y retrasar el envejecimiento.

Quinto mandamiento: Haz *sprints* de cuando en cuando: Los *sprints* intensos ocasionales optimizan la expresión de los genes y el flujo hormonal.

Sexto mandamiento: Duerme lo suficiente: Evita el exceso de luz artificial y estímulos digitales después del anochecer para alinear tu ritmo circadiano con el sol y disfrutar de excelentes funciones inmunológicas, cerebrales y endócrinas.

Séptimo mandamiento: Juega: Equilibra el estrés de la vida moderna con algo de diversión física espontánea. Tanto los recesos breves como las salidas largas son esenciales para el bienestar físico y mental.

Octavo mandamiento: Toma suficiente sol: ¡No le temas al sol! Una exposición adecuada al sol ayuda a sintetizar vitamina D, la cual garantiza una función celular saludable.

Noveno mandamiento: Evita los errores estúpidos: Cultiva la vigilancia extrema y el manejo de riesgos para evitar el tipo de errores estúpidos que les provocan "dolor prevenible" a los humanos modernos.

Décimo mandamiento: Usa el cerebro: Involúcrate en actividades creativas y estimulantes para mejorar tu salud mental y tu bienestar general.

Eso es todo

Más allá del acto reproductivo, te desafío a que menciones otro acto significativo que haya moldeado nuestra genética y que hoy en día desempeñe un papel fundamental en nuestra salud y bienestar. ¿Podría ser así de simple? ¿Será posible que la prevención y cura de la obesidad, la diabetes, las cardiopatías, el deterioro físico, la mayoría de los cánceres y el agotamiento general del humano moderno estén contenidos en nuestros genes? Aunque es posible que encuentres detractores que tomen fragmentos de estos mandamientos y ofrezcan una postura crítica, la premisa es indiscutible; nuestros genes están diseñados para vivir como cazadores-recolectores, porque así es como los *Homo sapiens* hemos pasado la mayor parte de nuestra existencia en la Tierra.

Los mismos genes que se vuelcan en nuestra contra para desarrollar cardiopatías, diabetes, ateroesclerosis, hipertensión, colesterol alto, artritis y muchas otras enfermedades degenerativas pueden ser reprogramados para producir un cuerpo más delgado, en forma y lleno de energía, así como para retrasar sustancialmente el envejecimiento y disminuir el riesgo de enfermedades, lesiones y agotamiento. El secreto es *hacer lo correcto*: seguir hábitos de vida que promuevan una expresión deseable de los genes y evitar aquellos que promueven los resultados negativos.

Esta afirmación por sí sola —hacer lo correcto— no es ninguna revelación. La revelación es cuán fáciles, naturales y divertidos son los comportamientos que te ayudarán a tener el cuerpo ideal. Ahora podrás disfrutar alimentos deliciosos y nutritivos que favorecerán tu salud y controlarán tu peso sin esfuerzo al moderar la producción de insulina. Ahora tendrás permiso de abandonar los entrenamientos incómodos y regimentados, y en vez de eso disfrutarás de un estilo de vida activo con movimientos aeróbicos regulares de baja intensidad, salpicados de ocasionales ejercicios muy intensos y breves. Incluso podrás asolearte y tomar siestas en nombre de la salud.

Notarás los beneficios de los mandamientos del cavernícola en cuestión de días, no de semanas ni meses. Tus genes están activos todo el tiempo, ya sea para ayudarte a producir, regenerar o mantener la homeostasis, o aniquilándote sin querer. Todo se basa en las señales ambientales que les proporciones a través de la comida, el ejercicio y el estilo de vida que elijas.

RESUMEN DEL CAPÍTULO

1. Grok: La supervivencia del más fuerte permitió que tras dos millones de años de evolución surgiera el máximo ser humano... ¡hace 10 000 años! *Grok* es el apodo que le damos a nuestro modelo de vida cavernícola, el cual era más grande, más fuerte y en muchos sentidos más saludable que nosotros. Poco después de su era, el advenimiento de la agricultura en todo el mundo eliminó la principal presión selectiva que padecían los seres humanos: la inanición. La civilización provocó que el proceso evolutivo se frenara, y como consecuencia nos hemos vuelto débiles. Sin embargo, dado que nuestro ADN es casi idéntico al de Grok, podemos adaptar su estilo de vida evolucionista a nuestro estilo de vida contemporáneo para tener una salud óptima.

Tu salud depende de cómo respondan tus genes a las señales del entorno inmediato. Los mandamientos del cavernícola consisten en 10 simples comportamientos que guían tus genes para convertirte en un humano moderno sano, enérgico, feliz, delgado, fuerte, inteligente y productivo.

2. Alimentación: Come plantas y animales. Evita los alimentos procesados (productos con azúcar, cereales, leguminosas y productos prefabricados con grasas alteradas químicamente). Aunque los cereales son un alimento básico en todo el mundo que se cree que son saludables, en general estimulan la producción excesiva de insulina y son menos nutritivos que las verduras, las frutas, las nueces, las semillas y los alimentos de origen animal. Una dieta que enfatiza el consumo de cereales (y leguminosas, en menor medida) inhibe la metabolización de la grasa y abre la puerta a enfermedades graves.

3. Ejercicio: Muévete con frecuencia pero despacio (camina, trota, haz senderismo, y evita ejercicios cardiovasculares de intensidad media a alta), levanta cosas pesadas (haz sesiones de entrenamiento de fuerza regulares que sean breves e intensas) y haz *sprints* intensos y ocasionales de corta duración para estimular la liberación de la hormona del crecimiento, hacer músculo, disminuir la grasa y retrasar el envejecimiento.

4. Estilo de vida: Duerme lo suficiente (esto restablece la musculatura y rejuvenece el cerebro). Date tiempo en tu apretada agenda para juegos espontáneos (que alivian el estrés y mejoran el bienestar emocional y mental a nivel químico). Toma bastante sol (pues estimula la producción de vitamina D y ayuda a equilibrar los efectos negativos de pasar demasiado tiempo confinado en interiores). Evita los errores estúpidos poniendo en práctica la vigilancia extrema y el manejo de riesgos frente a las amenazas de nuestros tiempos. Usa el cerebro para fines creativos que equilibren los elementos repetitivos e intelectualmente improductivos de tu existencia.

5. Mandamientos para el éxito: Los mandamientos del cavernícola son sencillos e intuitivos, a diferencia de muchos elementos de la Sabiduría Convencional que sugieren que debes luchar y sufrir para lograr tus metas de acondicionamiento físico y peso. Notarás los beneficios de la vida cavernícola de inmediato —mayor energía, mejor función inmune, alimentación y ejercicio más disfrutables— conforme tus genes vayan guiando a tus células hacia un funcionamiento óptimo a cada instante.

CAPÍTULO 2

Grok y Korg

De lo cavernario a lo digital: un gran paso (atrás) para la humanidad

> La salud de un hombre puede juzgarse según si toma dos píldoras o sube dos escalones a la vez.
>
> JOAN WELSH

Al comparar a Grok y a Korg debemos limitar los razonamientos habituales sobre la superioridad del mundo tecnificado de nuestros tiempos. Aunque las tasas de mortalidad infantil y de muerte por ataque de tigre han disminuido mucho, es descorazonador saber que los accidentes automovilísticos (provocados en gran medida por el abuso de alcohol) son la principal causa de muerte entre jóvenes de 15 a 24 años, seguida del suicidio y el homicidio.

Aunque nadie discute que deberíamos deshacernos de nuestras posesiones mundanas y volver a vivir en chozas de lodo y a usar lanzas, sí debemos mirar de cerca nuestro estilo de vida y adoptar algunas de las potentes lecciones que nos ofrece el legado de nuestros ancestros.

Livin' la vida cavernícola

Es posible que tu idea de la vida cavernícola de hace 10 000 años esté influida negativamente por los retratos sensacionalistas de los humanos primitivos como salvajes sucios que gruñen y viven en cuevas, o por la posibilidad desgarradora de que la vida humana llegara a su fin en las fauces de una bestia o tras haber recibido la mordida de una víbora. Experiencias poco placenteras en campamentos (ya sabes: demasiados mosquitos, ruidos extraños en la noche y falta de duchas calientes) pueden empeorar aún más nuestra visión de lo que debe haber sido la vida en tiempos de los cazadores-recolectores. Sin duda era difícil en muchos sentidos, pues dedicaban mucho tiempo y energía a obtener alimentos y a otras cuestiones esenciales que hoy en día damos por sentado. Sin embargo, en muchos otros aspectos (incluyendo aquellas áreas básicas y fundamentales para una vida feliz y saludable) a Grok le iba bastante bien.

Hace 10 000 años, periodo que coincidió con el final de una de las grandes eras glaciales, el continente norteamericano fue poblado por pequeños grupos de tribus cazadoras-recolectoras. Muchos especulan que esta migración se originó en Rusia y se movió lentamente hacia el este durante docenas de generaciones a través del Estrecho de Bering (el cual se sumergió hace unos 10 000 años) y luego hacia el sur, hacia lo que hoy en día es Canadá y Estados Unidos. Esta expansión de la población a lo largo del continente posiblemente se debió a que fueron siguiendo grandes manadas de posibles presas. Estas tribus por lo regular eran de entre 10 y 30 personas, pues comprendían familias nucleares y a veces familias extendidas. Aunque la esperanza de vida humana promedio era de 33 años en tiempos de Grok,[1] si hubiera sido capaz de evitar las desgracias, los accidentes, los depredadores o las enfermedades, su esperanza de vida habría sido mucho mayor.

Poco después de la era de Grok el surgimiento de la agricultura cambió radicalmente la naturaleza de la vida humana en la tierra y provocó que múltiples marcadores de salud humana se fueran deteriorando poco a poco, como ya hemos mencionado. Matt Ridley, autor de *The Agile Gene*, explica que el cerebro humano promedio en el año 50 000 a.C. era de 1 567 cm^3 en hombres y de 1 468 cm^3 en mujeres. Aunque parezca extraño, el tamaño promedio del cerebro humano hoy en día es de 1 248 cm^3 en hombres y de 1 210 cm^3 en mujeres, y al parecer esta reducción cerebral está fuertemente ligada al surgimiento de la agricultura.

La caminata de Grok

Grok y su pareja de mucho tiempo tienen dos hijos, un niño de 12 años y una niña de un año. Sus otros dos hijos murieron durante la infancia, parte traumática pero inevitable de la vida primitiva. Grok y su grupo de 20 parientes viven en lo que ahora se conoce como el valle central de California. El clima es húmedo y fresco, con vastos bosques de pinos que deben su existencia a las temperaturas por debajo de la media de esos tiempos (la temperatura media de la tierra ha seguido aumentando durante los últimos 10 000 años).

La recolección de moras y otras frutas, hojas, raíces, nueces y semillas representa el grueso de la alimentación de Grok. También caza una serie de animales, y probablemente consume una buena cantidad de pescado y moluscos, pues está bien posicionado en la cuenca de la Sierra Nevada. Es probable que haya cazado presas grandes (mamuts, mastodontes, bisontes, osos, leones, tigres dientes de sable, lobos, ciervos y alces), pero como muchos de estos animales estaban en el final de su era, su principal fuente de alimentos de origen animal debía provenir de mamíferos pequeños, como castores, conejos, ardillas y topos.

Como es de esperarse, el día de Grok comienza al amanecer. Él y su familia se despiertan con facilidad al oír las aves trinar. Tienen un refugio sencillo pero cómodo: una choza en forma de domo hecha con ramas y maleza seca. La familia de Grok comienza su rutina matutina en medio del alegre balbuceo atemporal de la niña de un año. Primero lo primero: hay que organizar la comida de la mañana. La pareja de Grok le proporciona a la bebé el alimento más nutritivo conocido por la humanidad: leche materna. La bebé comenzará a comer alimentos sólidos en unos cuantos meses, pero seguirá dependiendo en gran medida de la leche materna durante tres años. Esto le dará la nutrición necesaria para su desarrollo físico y le proporcionará una ventaja a su sistema inmune cuando se enfrente a potenciales amenazas de salud a las que su madre ya estuvo expuesta y que superó.

El hijo de Grok también disfrutará un desayuno potente. Puesto que estamos a finales del verano, abundan las delicias de la temporada, como larvas gordas y moras locales maduras. El botín actual es el paraíso, comparado con la reducción severa de suministros alimenticios que hubo el invierno pasado, provocada por lluvias intensas poco comunes. Por fortuna, Grok y su familia aprovecharon su capacidad genética de movilizar con eficiencia la grasa corporal almacenada para compensar los déficits calóricos de su alimentación. La familia también se adaptó a las circunstancias invernales durmiendo más y reduciendo sus niveles de actividad física.

El hijo acepta con gusto la tarea de ir a buscar una cesta de moras y al poco tiempo regresa al campamento. Después del desayuno, la familia enfoca su atención en la preparación de las herramientas para las tareas diarias: limpiar los contenedores tejidos, afilar armas rudimentarias como las lanzas, y empacar raciones de comida (principalmente nueces y semillas) para el viaje que tienen planeado. Hoy darán una larga caminata hacia las faldas de la sierra para recolectar más moras y quizá cazar alguna presa pequeña. Todos están emocionados, aunque hará calor y la caminata será más larga de lo habitual, pues disfrutarán zambullirse en el fresco río a la mitad del paseo.

Tras un desayuno muy nutritivo, la familia se pone en marcha; la madre carga al bebé mientras que el hijo mayor va lanzando piedras a las ardillas. Cuando llegan al río, celebran comiendo más moras y algunas almejas frescas y toman agua pura; también se bañan y juegan en el agua, aventándose desde las rocas hacia el río cristalino. Esas ocasionales exposiciones al agua fría le ofrecen a Grok mucho más que diversión.[2] Él no lo sabe, pero esta actividad es considerada un "agente estresante natural positivo" que ayuda a estimular la función inmune y las defensas antioxidantes, reduce la inflamación y el dolor e incrementa el flujo sanguíneo y la función linfática, algo que es particularmente terapéutico para los músculos cansados.

Después de la zambullida, Grok se relaja y toma el sol sobre una roca. Los ojos comienzan a cerrársele, hasta que se queda dormido y toma una siesta energizante. Tan pronto abre los ojos, en su cuerpo ocurren cambios hormonales positivos.[3] Los humanos se han adaptado para obtener grandes beneficios de las siestas, aunque sean breves. Un motivo es que la necesidad de vigilancia constante durante la noche para cuidarse de los depredadores y otros peligros ha hecho que últimamente sea difícil dormir largo y tendido. Otro motivo es porque el ritmo relajado de la vida primitiva se presta a que haya oportunidades de echarse un sueño durante la tarde. Grok no tarda en entrar en el ciclo de sueño "delta", el más reparador y profundo. Los niveles de hormonas de estrés se regulan y las sustancias químicas del cerebro se balancean, lo que le permite despertar 20 minutos después sintiéndose fresco y relajado. Su hija tiene la oportunidad de descansar más rato, incluso mientras viaja en un armazón en la espalda de algún miembro de la familia.

Ataviados con faldones hechos de fibra vegetal y piel animal, la familia se traslada sin esfuerzo con los pies descalzos sobre un terreno ondulante y caminos improvisados por los animales. El suelo está cubierto de rocas y desechos vegetales, incluyendo las espinas filosas y secas que cayeron de alguna planta regional, pero la familia camina sin problema por horas, sin siquiera sentir un calambre ni golpearse un dedo. A la corta edad de 12 años, el hijo de Grok ha desarrollado resistencia cardiovascular, fuerza muscular y equilibrio sorprendentes. Y, dado que los desafíos físicos son parte de su rutina, lo más probable es que no se queje de lo largo del viaje o del aburrimiento ("¿Ya llegamos?"). Finalmente, no hay videojuegos esperándolo en casa… Los padres hacen varias pausas para enseñarle sobre las plantas nativas, las huellas de los animales y otras lecciones ambientales que le ayudarán a mantenerse a salvo y a estar bien conforme crezca y asuma más responsabilidades valiosas y desafiantes.

Como es típico de los humanos de hace 10 000 años, Grok y su familia son más o menos de la misma estatura y complexión que una familia moderna, pero con mucho más músculo y menos grasa corporal. La grasa corporal de Grok es de un dígito y tiene el físico equilibrado de un atleta olímpico contemporáneo. Disculparán la expresión, pero la compañera de Grok, para los estándares modernos, sería una reina de belleza. Su estilo de vida activo le da los despampanantes atributos de una bailarina, una gimnasta y una triatleta combinadas en un cuerpo primitivo envidiable.

Aunque en un inicio Grok había planeado regresar a su asentamiento permanente esa misma tarde, discute un momento con su pareja para hacer un cambio espontáneo de planes: descansar el resto del día y acampar fuera. Puesto que las expectativas y las complejidades de su vida son mínimas, la familia acepta este tipo de decisiones significativas sin pensarlo dos veces, a pesar de no estar preparados para dormir tan lejos de su refugio original. Esta decisión no implica más que trabajar un par de horas extra para reunir materiales y construir un refugio temporal, hacer una fogata y conseguir la cena. No hay problema; juntos están a salvo y aceptan las circunstancias que la naturaleza les ponga enfrente.

Grok y su hijo salen en una cacería rápida. A nosotros nos sorprendería lo primitivas que son sus armas, pero este dúo dinámico es capaz de compensarlo con su extraordinaria inteligencia e instinto sobre el mundo natural. En un instante consiguen un par de conejos para la cena. Al caminar de regreso al campamento, su caminata triunfal se ve interrumpida de pronto por la aparición de un oso que fue atraído por el olor y está dispuesto a hacer un trueque injusto de conejos a cambio de perdonarles la vida. Un disparo de hormonas de estrés inundan los torrentes sanguíneos de Grok y de su hijo. El padre de inmediato le da instrucciones detalladas al hijo (retrocede poco a poco, mantén contacto visual, etc.). El hijo asiente con calma, conteniendo el instinto natural de gritar o correr con tal de sobrevivir. Grok, quien parece impasible ante tan amenazante criatura, con calma pone los conejos en el suelo y se une a su hijo en la deliberada retirada. El oso emite un par de fuertes rugidos para asegurarse de que les quede claro quién es el jefe, toma su "botín" y se retira. Por si las dudas, Grok y su hijo corren sin parar durante un minuto hasta que están lejos del alcance del depredador.

Veinte minutos después, las sustancias de la respuesta de lucha o huida se han desvanecido, el intercambio entre padre e hijo ha terminado y Grok vuelve al campamento con las manos vacías, los hombros encogidos y una sonrisa en el rostro. El gesto resume la disposición necesaria ante las incertidumbres de la vida primitiva. Es un mecanismo de adaptación que traemos grabado en los genes: "Disfruta el momento".

La compañera de Grok ha descubierto unas plantas de hoja verde comestible que pueden comer crudas o cocinar un poco en la fogata con unas papás salvajes. Un análisis computacional de los contenidos nutricionales de los alimentos que consumen (aun sin los conejos) durante el transcurso de un mes típico (tiempo suficiente para tomar en cuenta las realidades de abundancia o escasez de la vida primitiva y nuestra grácil capacidad genética para lidiar con ellas de forma eficaz) revelaría cantidades óptimas de carbohidratos, proteínas, grasas, vitaminas, minerales, fibra, antioxidantes y otros elementos necesarios para llevar una vida de salud vibrante y condición física excepcional. Asimismo, si le tomáramos muestras de sangre a Grok, es probable que este cavernícola saliera victorioso según los estándares de salud actuales: ausencia de marcadores de enfermedad, como niveles altos de proteína C-reactiva (que indican inflamación sistémica indeseable); niveles ideales de colesterol, triglicéridos, glucosa en la sangre e insulina, y ausencia de deficiencias nutricionales comunes en la actualidad.

Después de la cena, la familia pasa una o dos horas alrededor de la fogata relajándose, contándose historias y esperando a que termine el día mientras el sol se pone. Este tiempo de calidad que pasan en familia por la tarde es probablemente mucho mayor que el tiempo que pasan los padres trabajadores de nuestros tiempos con sus hijos en una semana completa (el promedio de tiempo de calidad actual es de 19 minutos al día; es decir, sin televisión ni otros distractores).[4] Cuando el sol se pone, Grok y su familia están listos para dormir largo y tendido.

El sueño americano... desconectado de los genes, pero conectado a internet

Nuestra familia moderna, los Korg (que es Grok escrito al revés, lo cual es pertinente si consideramos cuánto se alejan del estilo de vida simple y saludable de Grok), viven en el mismo lugar que Grok, en el valle central de California, que hoy se conoce como Stockton. Ésta es una comunidad no muy grande de clase media ubicada en el delta del río Sacramento, a una hora en auto del área metropolitana de la bahía de San Francisco, la cual tiene una población de siete millones de habitantes. Los Korg —y miles de familias más como ellos que viven en comunidades suburbanas fuera del área de la bahía— creen tener lo mejor de dos mundos: cercanía suficiente al área de la bahía para trabajar por un mejor sueldo, combinada con un costo de vivienda asequible (las casas en Stockton son varios cientos de miles de dólares más baratas que las de la ciudad), menos tráfico y buenas oportunidades recreativas, educativas y culturales. Las dos horas al día que pasa Ken Korg en el auto son el costo habitual de vivir el sueño americano.[5]

Una mañana alarmante

¿Despertar con la luz del sol? No es el estilo de los Korg. Kelly, la esposa de Ken, se levanta y sale de casa cuando aún está oscuro para ir al gimnasio a la clase de spinning de las 6:00 am. Le cuesta mucho trabajo arrastrarse hasta el asiento de esa bicicleta fija tres veces por semana, pero Kelly sabe que es su única oportunidad de entrenar (o, en todo caso, de disfrutar algo de tiempo personal), antes de que la familia se active y las responsabilidades se acumulen. Además, Kelly ha luchado toda su vida con su peso y haría lo que fuera con tal de deshacerse de los 10 kilos o más que le sugiere el médico que pierda para estar en el rango saludable de índice de masa corporal.

Cuando la alarma del despertador emite su chirrido digital (muy parecido al trinar de las aves que escuchaba Grok, sólo que éste también se puede cambiar por sonido de olas del mar o de campanillas de viento) en medio de la oscuridad a las 5:15 am, la reacción de estrés de inmediato inunda el cuerpo de Kelly. El sonido amable de los pájaros digitales la saca abruptamente de un ciclo de sueño reparador y estimula una pequeña respuesta de lucha o huida que incrementa sus niveles de cortisol. Levantarse en la oscuridad altera aún más su ritmo circadiano (puesto que varias hormonas y neurotransmisores son sensibles a los ciclos de luz y oscuridad), por lo que Kelly inicia su día estresada, lo cual es irónico porque su entrenamiento matutino es parte de su sólido compromiso con mejorar su salud.

El resto de la familia Korg se salva del pico de cortisol, pero por muchas otras razones tienen sus propias dificultades para despertar. Ken ya está despierto cuando suena su alarma a las 7:00 am, pero su mente y su cuerpo no tienen prisa de levantarse y salir de la cama. Parte de esta situación es psicológica, pues no le encanta la idea de pasar una hora en la autopista. Otros factores que influyen en su perezoso comienzo del día son los medicamentos que toma y el postre que cenó la noche anterior: una rebanada grande de pastel de queso hecho con 60 gramos de carbohidratos procesados, aceites vegetales parcialmente hidrogenados y varios conservadores artificiales impronunciables.

El pastel de queso de Ken le provocó picos de glucosa en la sangre mientras intentaba dormir, lo cual interfirió con la liberación de melatonina, hormona que induce el sueño de forma natural. En lugar de pasar la primera hora cayendo en ciclos cada vez más profundos de sueño, Ken estuvo inquieto y dando vueltas por culpa del exceso de glucosa en la sangre. Además de eso, sus ondas cerebrales estaban aceleradas porque había pasado la última hora y media del día mirando televisión. Aunque estaba exhausto e intentaba relajarse después de un largo día, las imágenes veloces y parpadeantes de la pantalla (que suelen ser violentas o excitantes en cierto sentido) provocaron estimulación irregular de la retina de Ken. Este tipo de estímulo se transfiere directamente al cerebro a través del nervio óptico y altera la función normal del hipotálamo, el centro de control de muchas de las funciones corporales vitales, incluyendo el comienzo de patrones de sueño adecuados.[6]

Ken es uno de los más de 30 millones de estadounidenses que toman medicamentos para dormir,[7] a los cuales recurre en ocasiones como ésta. El medicamento de rápida acción, combinado con la intensa producción de insulina para contrarrestar el pastel, hace que Ken pierda la conciencia unos 20 minutos después de tomar la pastilla. Siete horas después, con los ciclos de sueño óptimo trastornados y el efecto sedativo del zolpidem que el torrente sanguíneo aún intenta desechar, Ken se siente aletargado y cansado, en lugar de fresco y lleno de energía.

No obstante, es hora de que el clan Korg se ponga en marcha, así que Ken se arrastra para salir de la cama y se dirige a las habitaciones de su hijo de 14 años y de su hija de seis. Despertarlos no es tarea fácil. Kenny Korg está experimentando la etapa de mayor necesidad de sueño desde la infancia y, como la mayoría de los adolescentes, no duerme lo suficiente.[8] Kenny también se ve afectado por otros dos padecimientos típicos de los adolescentes: cansancio durante el día y retraso en el ciclo circadiano, el cual lo hace sentir la necesidad de irse a la cama muy tarde y despertar aún más tarde. Kenny se sentiría genial si tomara una siesta en la tarde, pero tomar siestas no es lo de hoy, así que suele luchar contra las necesidades de sueño de su cuerpo con bebidas energéticas llenas de cafeína o refrescos. No le cuesta trabajo quedarse despierto hasta tarde jugando videojuegos, usando Facebook y mandándoles mensajes a sus amigos. Puesto que no suele dormirse antes de las 11 o 12 de la noche, la alarma de las 7:00 am llega mucho antes de que se sienta descansado y lleno de energía.

La pequeña Cindy Korg también tiene problemas para despertar. Los efectos aletargantes del antihistamínico/descongestionante/supresor de la tos/analgésico sabor cereza que le dio su mamá la noche anterior siguen haciendo efecto después de un sueño irregular. Despierta mareada, con la nariz tapada, pero debe apurarse para no llegar tarde a la escuela. La tercera infección de vías respiratorias altas que ha padecido en el año se le adjudicó al "bicho que anda circulando en la escuela". Sin embargo, siempre hay bichos circulando; fue en realidad su sistema inmune deprimido (debilitado por el consumo excesivo de carbohidratos y azúcares procesados) el que le impidió contener el virus con facilidad después del primer contacto.

Kelly, quien siempre quiere hacer lo mejor para sus hijos, sin saberlo prolongó la agonía de la pequeña Cindy al darle un "remedio" común para la gripa cuya finalidad era disminuir su sufrimiento, pero que en realidad interfirió con las defensas naturales de su hija. Es probable que haberle dado jarabe para la tos cada cuatro horas durante unos cuantos días haya duplicado el tiempo que requería para recuperarse por completo, al calmar la febrícula que su cuerpo desarrolló de forma natural como primer ataque (la fiebre de baja intensidad es una de las defensas primarias del cuerpo para ayudar a matar los virus), bloquear la producción de mucosidad cuya intención es drenar el virus hacia el estómago (en donde los ácidos gástricos lo pueden matar con facilidad), resecar las fosas nasales para que pudiera respirar con mayor facilidad (pero provocando que se inflamaran al punto en el que esta mañana no puede respirar) y suprimir la tos productiva que podría haberla mantenido despierta durante algunas noches, pero que le habría permitido a sus pulmones expulsar las flemas cargadas de virus. Todos estos "síntomas" no eran más que las defensas genéticas naturales, las cuales se ven coartadas por la medicina moderna.

La tendencia de Cindy a enfermarse más que otros chicos de su edad se debe en parte a factores alimenticios inmunosupresores, pero también puede asociarse a la decisión de Kelly de amamantarla durante un periodo menor al óptimo.

Al entrar en contacto con la piel del bebé y capturar cualquier patógeno en su cuerpo, el sistema inmunológico de la madre fabrica los anticuerpos y células inmunológicas que se necesitan para combatir las infecciones. Luego le pasa esos anticuerpos y linfocitos (células blancas con "instinto asesino natural") al bebé a través de la leche materna. Puesto que la televisión, las revistas y los médicos en la actualidad le dan mucha publicidad a las fórmulas lácteas para bebés, es frecuente ver que las madres cambien la alimentación de sus criaturas bastante antes de que éstas hayan recibido los beneficios nutricionales e inmunológicos de la leche materna, a pesar de que la Organización Mundial de la Salud recomienda amamantar durante dos años o más. Como quiera que sea, Cindy se arma de valor para vestirse y bajar a desayunar.

Kelly irrumpe en la casa mientras la familia intenta arreglarse para empezar el día. Está alerta y llena de energía después de una clase de 50 minutos, la cual elevó su frecuencia cardiaca a 85% o más durante buena parte de ese tiempo. La intensidad del esfuerzo liberó una gran cantidad de hormonas de estrés en su torrente sanguíneo, así que cuando saluda a su familia está "embriagada" de ejercicio gracias al efecto analgésico natural de las endorfinas. Kelly se apresura a meter tres waffles al tostador. Como siempre intenta comprar lo más sano, elige waffles integrales para su familia.

Después de eso, abre una lata de malteada dietética, cuyos principales ingredientes son leche descremada en polvo, azúcar, fructosa y cacao, junto con una serie de sustancias químicas, vitaminas sintéticas y aceites vegetales; no tiene muchos nutrientes, pero sí bastantes carbohidratos simples (38 gramos) para aumentar la glucosa en la sangre temporalmente y estimular poco después la liberación de insulina que suprime la energía. La "buena" noticia es que sólo contiene 240 calorías. Minutos después, el poderoso desayuno de los Korg está listo: jugo de naranja y waffles integrales con margarina poliinsaturada (que favorece la inflamación y suprime la función inmunológica) y jarabe de maple "bajo en azúcar" hecho con endulzantes artificiales,[9] el cual por desgracia está muy alejado del dulce néctar que fluye de la corteza de cualquier árbol de maple en Vermont.

La segunda malteada dietética que toma Kelly durante la comida da como resultado un total de sólo 480 calorías consumidas desde las siete de la noche del día anterior; es decir, ¡un periodo de 17 horas! Aunque nuestro cuerpo es experto en suministrar la energía adecuada a través del consumo intermitente de comida (como le ocurría a Grok en su vida cotidiana), la fuerte dependencia de Kelly de carbohidratos alimenticios para obtener energía, su entrenamiento matutino de alta intensidad y las exigencias energéticas de su alborotado día hace que sea mal momento para escatimar en alimentos saludables. Como consecuencia, su metabolismo se hace más lento y el centro de apetito del cerebro envía el mensaje insistente de que consuma carbohidratos de rápida absorción.

A diferencia de Grok, los esfuerzos que hace Kelly por restringir sus calorías no le harán quemar la grasa corporal almacenada, pues los constantes picos de insulina después de las malteadas dietéticas, los atracones y las típicas comidas estadounidenses pueden inhibir la quema de grasas y, por el contrario (después de largo rato de mantener esas costumbres alimenticias que elevan la producción de insulina), se producen cambios metabólicos que hacen cada vez más difícil la movilización de la grasa corporal almacenada. Esta situación sin duda afecta a Kelly, una mujer activa y disciplinada que es incapaz de reducir su grasa corporal. El efecto general de sus autocastigos (los atletas de alto rendimiento pasan menores porcentajes de tiempo total de ejercicio con frecuencias cardiacas tan elevadas como las de Kelly),[10] de los entrenamientos matutinos y de la restricción calórica es la reducción de masa muscular (la cual, a su vez, hace aún más lento el metabolismo y no ayuda en nada a su apariencia física), el aumento de grasa corporal (debido a los atracones de comida y al aletargamiento metabólico) y la constante fatiga, frustración y volubilidad.

El dolor del fracaso se intensifica cada vez que Kelly ve a su alegre vecina Wendy, quien perdió 3.6 kg en dos semanas desde que empezó una dieta desintoxicante muy popular en el mercado. No obstante, después de examinar de cerca tan notables resultados, resulta que casi todo ese peso perdido es disminución de líquidos retenidos por el agotamiento del glucógeno muscular (cada gramo de glucógeno contiene cuatro gramos de agua en el cuerpo) y pérdida de tejido muscular magro. Los 3.6 kg volverán en cuestión de días, cuando el cansancio le haga volver a su ingesta normal (o más que normal) de calorías.

"Ese" problema... entre otros

Ken detesta esos primeros minutos después de que Kelly llega a casa del gimnasio, pues los niveles de energía de su esposa contrastan mucho con el ritmo lento del resto del hogar. Por otro lado, Kelly suele apagarse alrededor de las 8:30 pm, después de que las hormonas de estrés se diluyen y la insulina inunda su torrente sanguíneo después de la cena. Dado el patrón nocturno contrastante de Ken, el tiempo de intimidad en pareja es casi inexistente. Además, a últimas fechas Ken ha tenido "ese" ligero problema, pero teme decírselo a alguien, mucho menos hacer cita con un médico que le recete una pastillita azul. Finalmente, Ken está en los cuarentas y esos medicamentos son para los ancianos. A Ken le sorprendería saber que una tercera parte de las prescripciones para la disfunción eréctil se recetan a hombres de su edad, y que su uso entre hombres de menos de 45 se triplicó entre 1998 y 2002.

En términos bioquímicos, Ken tiene varios problemas que contribuyen a esa situación. Los constantes niveles elevados de cortisol en la sangre provocados por factores estresantes en su estilo de vida, como la falta de sueño y el estrés laboral, suprimen la producción de testosterona, lo que deriva en menores niveles de energía, una función inmunológica debilitada y, como es de esperarse, menor deseo sexual. Sus niveles de grasa corporal por encima del ideal y la producción excesiva de insulina derivada de su dieta alta en carbohidratos, aunados a su falta de ejercicio, contribuyen también a la disminución de la testosterona, a la mala circulación sanguínea y a otros factores comunes pero curables que producen impotencia.

Casi se me olvida que también toma Lipitor (el medicamento más vendido en el mundo, el cual generó ganancias de 12.4 mil millones de dólares en 2008), una estatina recetada para el colesterol "alto" que puede provocar problemas musculares y hepáticos, agotar los niveles de coenzima Q10 (un antioxidante natural y cofactor fundamental para el metabolismo energético de las células) y, claro está, inhibir el deseo sexual. Apenas hace poco empezó a tomarlo por prescripción médica (aunque debemos reconocer que no quería hacerlo), pues al doctor le preocupaba que sus niveles de colesterol total estaban en 205. Para nada estaba en el rango de alto riesgo, pero esa cifra bastó para que el médico quisiera reducir sus niveles de colesterol, lo cual hacen las estatinas en poco tiempo. Desafortunadamente, las estatinas también tienen graves efectos secundarios,[11] principalmente al bloquear la producción de la coenzima Q10 y su flujo hacia las mitocondrias celulares. Esta alteración de las mitocondrias altera la capacidad del cuerpo de generar cantidades normales de energía (de ahí que el paciente promedio se queje de debilidad y fatiga), así como de luchar contra los radicales libres y moderar la inflamación. Además, las estatinas no afectan los niveles de triglicéridos (lípidos en sangre) ni el tamaño de las partículas de LDL (también conocido como colesterol malo), como tampoco disminuyen el riesgo de muerte prematura en mujeres, en hombres de más de 65 años ni en hombres de menos de 65 años que no han padecido un infarto.

Kelly, por otro lado, lucha a diario contra su imagen corporal, lo que también disminuye su deseo de intimidad. Asimismo, el estresante régimen de ejercicios y sus malos hábitos nutricionales interfieren con el equilibrio saludable de hormonas femeninas, además de que contribuyen a la disminución del deseo sexual.

Ken llena de café un termo grande, sube a Cindy al auto (quien sigue aletargada por el jarabe) y arranca. La primera parada es la escuela primaria de Cindy, a medio kilómetro de casa.[12] Faltan cuatro minutos para que suene la campana, y la entrada principal está bloqueada por una larga fila de vehículos que esperan para llegar a la zona de descenso de los estudiantes. Cuando por fin Ken llega a su destino, Cindy entra en pánico, pues una vez más corre el riesgo de llegar después de que suene la campana. Quizá el miedo a llegar tarde a la escuela no se compare con la visita sorpresa de un oso, pero desencadena la misma reacción de lucha o huida que desencadenó el oso en Grok. La despedida no tiene nada de cariñosa ni reconfortante; unas cuantas palabras vanas de la niña y una ligera reprimenda por parte del padre: "¡Perfecto! ¡Quizá la próxima vez deberías venir caminando!" Es una excelente idea, si tomamos en cuenta que el breve viaje de la casa a la escuela tomó seis minutos, mientras que hasta la caminata más relajada de la casa al salón de clases (al ritmo al que viajaron Grok y su familia durante varias horas con un bebé a cuestas) no le habría tomado mucho más tiempo.

Ken logra sacar su vehículo compacto del caos escolar y pronto empieza el recorrido por las autopistas interestatales. Mientras conduce por el camino montañoso que delimita la frontera geográfica de la bahía, Ken pasa su hora de "soledad" escuchando a los comentaristas del radio (quienes pasan de los deportes a las noticias) y tomando llamadas de amigos y compañeros de trabajo. Estos estímulos que constantemente distraen a un cerebro que de por sí sigue experimentando los efectos del zolpidem le provocan a Ken fatiga mental antes de que siquiera ponga pie en la oficina. Además, después de 40 minutos de estar atorado en el tráfico, Ken empieza a sufrir acidez y distensión estomacal (efecto de su consumo regular de alimentos grasos o fritos, lácteos, alcohol, azúcares y postres, refrescos y otras bebidas carbonatadas, e ingesta calórica sustancial por las tardes), así como ese dolor lumbar recurrente (padecimiento que comparte con entre 60 y 80% de la población general).

Alcanza su portafolio y saca su pastillero, del cual extrae una cápsula púrpura con blanco. Esta "milagrosa cápsula morada" es ni más ni menos que Nexium (el tercer medicamento más vendido en el mundo, con ganancias en 2005 de 5.7 mil millones de dólares), el cual se usa para tratar un trastorno cada vez más común conocido como enfermedad por reflujo gastroesofágico (ERGE), cuyo principal síntoma es la acidez. El Nexium, clasificado como un inhibidor de la bomba de protones, bloquea la producción de ácido clorhídrico en el estómago. Esto alivia el dolor de Ken de inmediato, pero inhibe fuertemente su proceso digestivo, el cual depende del ácido clorhídrico y de otros ácidos potentes para descomponer y asimilar los nutrientes contenidos en los alimentos.

Después vienen las pastillas de Celebrex, un popular antiinflamatorio no esteroideo que reduce los niveles de sustancias parecidas a las hormonas llamadas prostaglandinas, las cuales son parte de una reacción inflamatoria natural en el cuerpo de Ken. Él las toma para aliviar el dolor lumbar que acompaña la inflamación. Esta tarde se tomará otra pastilla de Celebrex por recomendación de su médico, quien también le sugirió en su última consulta que hiciera cita para fisioterapia en una clínica de rehabilitación en donde le enseñarían una rutina de ejercicios estándar para el fortalecimiento de la espalda y el torso. Ha tenido la intención de hacer la cita, pero aún no ha encontrado el tiempo.[13] En vez de eso, hace algo de ejercicio ocasional si las estrellas se alinean y si se desocupa algún espacio en su apretada agenda. Gracias a su juventud atlética, su apetito de competencia es mayor que su condición física. Sus incursiones eventuales en el equipo de basquetbol para hombres maduros suelen causarle más desgarres y molestias que inspiración para seguir un programa integral, regular y balanceado de acondicionamiento físico.

Si Ken sigue con este típico patrón de comportamiento, seguirá usando el antiinflamatorio durante años e ignorará las ventajas del ejercicio regular. Con el tiempo, debido al uso constante de un antiinflamatorio sistémico potente, el efecto del medicamento irá disminuyendo (hasta que su médico le recete algo más fuerte), y la capacidad natural de su cuerpo para controlar todo tipo de inflamación estará muy diezmada. Esto sentará las bases para desarrollar una serie de trastornos graves, incluyendo —gracias a su mala alimentación y pésimos hábitos— varios tipos de cáncer y cardiopatías. Así es: los estudios sugieren que el consumo de antiinflamatorios no esteroideos incrementa el riesgo de infarto al miocardio. El Vioxx, por ejemplo, era un antiinflamatorio no esteroideo muy popular que tomaron 80 millones de personas en todo el mundo entre 1999 y 2004, hasta que lo sacaron del mercado por inquietudes respecto a los efectos secundarios que incrementaban el riesgo de infarto. Como resultado, las ventas de Celebrex se elevaron al cielo, hasta que las investigaciones sugirieron que planteaba riesgos similares. Las ventas bajaron bastante, pero en 2006 seguían superando los 2 000 millones de dólares.

Hojas de cálculo y Chow Mein

Una hora y ocho minutos después de haber salido de la primaria de su hija, Ken llega a su oficina. Trabaja como contador en una empresa de software, sus horarios son regulares (a diferencia de los de muchos de sus colegas, quienes venden o desarrollan software y por lo regular trabajan entre 10 y 12 horas al día), y gana un tercio más de lo que ganaría en un puesto similar en Stockton. Además de los horarios fijos y los beneficios salariales, las condiciones de trabajo plantean un desafío. Los ejecutivos y los gerentes de ventas con frecuencia involucran al equipo contable en sus procesos mentales hipe-racelerados. Tienen también la tendencia de pedirle presentaciones ridículamente elaboradas con poca antelación o de entrar sin avisar a su oficina y pisarle los talones para repasar de forma obsesiva las cifras de ventas en los días previos al cierre trimestral.

La maravilla de salir a las 6:00 pm sin falta todas las tardes se ve opacada por el agotamiento mental que abruma a Ken tan pronto abre la puerta del auto en el estacionamiento. En su trabajo anterior (más cerca de casa y con un sueldo bastante menor), Ken se tomaba una hora para almorzar con calma en el parque o a veces acompañaba a algún colega a entrenar durante un rato en el gimnasio. Regresaba al trabajo sintiéndose fresco y continuaba trabajando a buen ritmo durante la tarde, haciendo alguna que otra pausa para compartir un chiste con sus colegas. Sin embargo, a últimas fechas ingiere sus alimentos en su escritorio, los cuales suele obtener tras conducir 40 segundos hasta una zona comercial muy socorrida que ofrece varias opciones de reabastecimiento rápido de combustible calórico.

Inspirado por el compromiso de su esposa, Ken también hace un esfuerzo consciente por "hacer lo correcto" y comer más saludable. Descarta las hamburguesas con papas y elige el bufet chino, el cual suena más sano, pero no lo es en realidad. Regresa a su oficina armado de fideos chow mein y pollo agridulce, e intenta no manchar sus hojas de cálculo con su dosis alta de carbohidratos simples. Las risas en los pasillos han sido remplazadas por el inconfundible zumbido de la ansiedad, el temor implícito de que rodarán cabezas si las hojas de cálculo de Ken no impresionan a los accionistas y a los ejecutivos.

En comparación con el breve encuentro de vida o muerte que vivió Grok con el oso, el lugar de trabajo de Ken es en esencia una molienda de nueve horas de estrés moderado y constante. Sin duda Ken y cualquiera de nosotros elegiría las hojas de cálculo por encima de ser aterrorizados por un oso, pero el impacto del estrés crónico prolongado es mucho más destructivo para la salud (e incompatible con nuestros genes) que un patrón de situaciones de estrés breves e intermitentes mezcladas con descanso adecuado.

A media tarde, justo cuando el bajón de carbohidratos le pega duro a Ken, éste decide zamparse la barra energética (mejor que un chocolate, ¿cierto?) que Kelly metió a su portafolio (la barra energética tiene 42 gramos de carbohidratos, de los cuales 25 son de azúcar, mientras que un chocolate Snicker's, por ejemplo, tiene 34.5 gramos de carbohidratos totales, de los cuales 29 son de azúcar; ¡ni más ni menos!) y se dirige a la sala de descanso para tomar su taza matutina de café de todos los días. Ken consume dos tazas de café y uno o dos refrescos de dieta al día, lo que equivale a cerca de 250 mg de cafeína.[14] No es suficiente para considerarlo un adicto (ése es el consumo promedio de cafeína de los estadounidenses), pero sin duda es otra sustancia de la que depende, además de los medicamentos de venta libre, para sobrellevar el día.

Amor, dinero e insulina

A pesar de tener un buen ingreso según muchos estándares, los Korg experimentan problemas financieros muy comunes.[15] Después de pagar impuestos, ahorro para el retiro y el increíble programa de compra de acciones para empleados (el cual implica que 5% del ingreso neto de Ken vuelve a las arcas de la empresa), una tercera parte de su ingreso anual total se va en el pago de la hipoteca, los impuestos de la misma y el seguro de la casa. Otros montos considerables se van en pagos del auto y seguro del mismo, compras en el supermercado y cenas fuera de casa, gastos médicos que no cubre la miserable póliza empresarial de Ken y el gasto hormiga ocasional, como los 5 000 dólares para enderezarle los dientes a Ken, los 2 000 de la cirugía de emergencia de la mascota, otros 2 000 para el viaje de campo de Kenny a Washington, D. C., 800 dólares para un viaje de último minuto a la Costa Este para asistir al funeral de un amigo de la familia de Kelly, 100 dólares de un "kit básico" para perder peso que la alegre vecina Wendy prácticamente les obligó a comprar, etcétera.

Kelly contribuye a la economía familiar con su propio negocio de diseño gráfico, el cual es estimulante, pero muy estresante. Es maravilloso tener flexibilidad de horario, aunque la saludable línea que divide el trabajo de la vida personal suele ser borrosa. Uno de sus rituales favoritos es recoger a su hija de la escuela a diario y llevarla por una golosina, pues así mantiene la calurosa tradición familiar que ella y sus hermanas disfrutaron con su madre. Como describe Eric Sholosser en *Fast Food Nation*, Kelly está contribuyendo a la explotación institucionalizada de las familias estadounidenses por parte de la industria alimenticia, la cual les permite a los padres remplazar el tiempo de calidad (en particular el tiempo que se dedicaba a comer en familia, así como la culpabilidad que conlleva estar demasiado ocupado como para pasar un rato juntos) por gratificación instantánea —y, por ende, amor— para sus hijos.

La hora de la golosina coincide con la depresión matutina que aqueja a Kelly a diario. Los mensajes coloridos, alegres y saludables en el local de los licuados ayudan a Kelly a ser consciente de la inminente liberación súbita de insulina. Con toda confianza ordena un licuado de fresa grande para ella y uno mediano de mango para su hija. Cindy sugiere con entusiasmo que agreguen a la cuenta un par de panqués del mostrador que casualmente está a la altura de sus ojos. Siempre atenta, Kelly examina las opciones para elegir la más saludable y opta por el panqué de limón con arándano bajo en grasa. "Parte de un desayuno completo. Compleméntalo con un licuado o un jugo de naranja fresco", dice el menú. Cada panqué tiene 290 calorías, 73% de las cuales provienen de carbohidratos procesados (ingredientes principales: azúcar y harina) que casi no tienen valor nutrimental y sólo garantizan una fuerte liberación de insulina. Cindy sólo se come la mitad de su panqué, y Kelly no puede permitir que el resto se desperdicie.

La disciplina de Kelly de consumir menos de 500 calorías en las últimas 19 horas es devastadora para el cuerpo y el cerebro, los cuales están más que agotados. Aunque el licuado grande de fresa le aportará a Kelly una buena cantidad de antioxidantes y otros nutrientes contenidos en la fruta congelada, 87% de las 490 calorías provienen del azúcar. Si a eso le sumamos panqué y medio de limón con arándano, Kelly ingirió 925 calorías (digamos 1 000, porque también le dio unos cuantos sorbos al licuado de mango de su hija para probarlo), con 187 gramos de carbohidratos refinados (lo cual excede el rango recomendado por los mandamientos del cavernícola de entre 100 y 150 gramos al día). Después del atracón, la montaña rusa de subidones y bajones de azúcar e insulina entorpecerá de nuevo durante horas sus intentos por quemar grasa, y le provocará fatigas y antojos de azúcar hacia la hora de la cena.

La bebida de la pequeña Cindy Korg, más el medio panqué, introdujeron más de 100 gramos de azúcar en su cuerpecito, poniendo una vez más en estado de alerta al sistema de insulina (y a su sistema inmune). El día anterior, en la fiesta de cumpleaños de un amigo de la escuela, consumió la típica dosis de dos rebanadas de pizza delgada de queso (460 calorías), una rebanada pequeña de pastel de chocolate

(235) con una bola de helado de vainilla (150), 130 calorías de jugos envasados con alto contenido de jarabe de maíz alto en fructosa (abrió tres envases en el transcurso de la fiesta, pero sólo bebió la mitad del líquido, lo cual es muy común, como bien lo sabe cualquier padre o madre que haya organizado una fiesta infantil), y varios caramelos de la bolsa de dulces que le regalaron (150 calorías). Su consumo total de calorías en un periodo de tres horas fue de 1 125, más de la mitad de las cuales fue de azúcar simple. Eso es más que suficiente para estimular una respuesta de insulina significativa en un hombre de 135 kilos. ¿Y en una niña de 30 kilos?

Naturalmente (por culpa de sus genes, según dicen sus padres), la pequeña Cindy ya tiene un sobrepeso significativo. Por fortuna (sólo desde una perspectiva psicológica), a diferencia de generaciones anteriores, el físico regordete caracteriza a varios de sus compañeros de escuela.[16] Aunque esto protege su autoestima, dificulta cambiar el rumbo que ha tomado esta pequeña embarcación, la cual se dirige hacia el peligro y la perdición. Los estudios sugieren que los niños con sobrepeso son propensos a ser adultos con sobrepeso que, a su vez, sufrirán problemas de salud graves y enfermedades que pondrán en riesgo su vida.

El mundo de Kenny

Poco sabemos sobre el hijo adolescente de los Korg, Kenny, lo cual es lógico dado que se trata un joven desconectado emocionalmente de su atareada familia, que ha sido jalado por la fuerza de la presión social en direcciones que entran en conflicto con su estabilidad familiar. Cuando era niño, Kenny era muy activo y pasaba muchas horas en el jardín corriendo y jugando. Desafortunadamente, con cada año de adolescencia que se sumó a su vida las distracciones tecnológicas sedentarias fueron tomando control de su tiempo y el inocente juego en el jardín fue remplazado por los deportes competitivos.[17]

Aunque Kenny posee cierta habilidad atlética innata, carece de la agresividad y competitividad saludables que les permiten a los jóvenes atletas liderar a un equipo. Por falta de tiempo para involucrarse con su hijo, Ken comete el error común de presionarlo demasiado en los deportes con emociones mal encaminadas y un supuesto "apoyo" que su hijo interpreta como críticas y expectativas excesivas. Cuando Kenny entra a la adolescencia está cansado de los deportes organizados y se ha sumergido en un nuevo fenómeno cultural masivo llamado juegos de rol multijugadores en línea,[18] en donde el jugador crea un personaje digital e interactúa con muchos otros en un mundo virtual, en el cual está inmerso entre ocho y 10 horas al día. En la escuela saca calificaciones decentes que no reflejan su potencial, y le ha dado por rebelarse en clase. Durante una conversación telefónica con la consejera escolar, el tema del trastorno de déficit de atención e hiperactividad (TDAH) sale a relucir como una posible explicación del mal comportamiento de Kenny.

Los sentimientos de alienación de Kenny se exacerban durante la cena, cuando Ken lo hostiga con las mismas preguntas que le hizo en la mañana sobre su decisión de no participar en las eliminatorias del equipo de basquetbol de primer año. Como es de esperarse, el joven se ofende, pues no es consciente de que uno de los efectos secundarios más comunes del zolpidem es la pérdida de memoria a corto plazo y de que su padre casi no recuerda la conversación que tuvieron hace 12 horas (o unas ocho horas después de haber tomado el zolpidem).

La conversación deriva en una discusión que abarca varios resentimientos acumulados. Ken decide que le hará una cita a su hijo con el psiquiatra. Dos sesiones después, el psiquiatra le diagnostica TDAH y le receta un tipo de anfetamina de la clase fenetilamina,[19] a pesar de la creciente controversia que rodea su prescripción excesiva a niños que carecen de síntomas graves o de un diagnóstico clínico certero, su potencial relación con efectos cardiovasculares graves y la alta incidencia de abuso entre adolescentes que lo usan como estimulante recreativo. (Se estima que siete millones de niños en Estados Unidos toman estimulantes para tratar trastornos de atención, 500% más que en 1991.)

Es más probable que el mal comportamiento escolar de Kenny se deba a factores emocionales, falta de suficiente ejercicio vigoroso y malos hábitos alimenticios (atracones de azúcar, ingesta regular de cafeína y falta de ácidos grasos saludables). Desafortunadamente, ahora hay otro obstáculo que le impedirá equilibrar su cuerpo antes de emprender el desafío que representan los años de preparatoria: el poderoso efecto del estimulante en su cuerpo en crecimiento.

Cuando se critican cuestiones específicas del ejercicio, el sueño, los hábitos alimenticios y las juergas de los muchachos en edad escolar, es fácil caer en el razonamiento de que "no es para tanto". Kenny y millones de jóvenes como él seguirán ese camino medianamente reprobable, pero saldrán más o menos bien de la preparatoria (suponiendo que se apeguen al noveno mandamiento: Evita los errores estúpidos). Irán a la universidad y se desvelarán con la energía de la pizza, las bebidas energéticas y las sopas instantáneas, y se relajarán de la presión de los exámenes con mucho alcohol, más pizza y quizá unos cuantos brownies especiales durante el reventón de la fraternidad. Estoy seguro de que las generaciones anteriores están familiarizadas con esta rutina.

Es verdad que los jóvenes son sumamente resistentes, si acaso lo has olvidado. Puesto que su metabolismo está acelerado y el sistema endócrino inunda el torrente sanguíneo con altos niveles de hormonas de crecimiento y reproductivas, la energía cruda (y primitiva) de los jóvenes con frecuencia logra anular la potencial fatiga provocada por la insulina liberada después de tomar bebidas energéticas. Todos reconocemos la diferencia entre estar en nuestro punto máximo a nivel físico y haberlo dejado atrás. A los 58 años me sorprende ser capaz (en parte) de pasar el rato con mi hijo Kyle jugando Ultimate (juego que requiere un disco volador) hasta caer exhaustos. Luego, mientras yo me lamo las heridas y me aplico hielo en los músculos desgarrados, él agarra una manzana y su patineta (con todo y casco, pues hay que respetar el noveno mandamiento), y sale por la puerta para seguir con sus actividades diarias.

No obstante, si tomamos en cuenta que nuestros genes (aunque sean jóvenes) están predispuestos a todo tipo de problemas si los sometemos a un entorno negativo (y, por lo tanto, a señales erróneas), concluiremos que no es más que cuestión de tiempo. ¿Recuerdas a los típicos preparatorianos reventados que se bebían un barril de cerveza cada fin de semana? Una década después, la mayoría de ellos parecerá un barril a punto de reventar que sigue bebiendo cerveza cada fin de semana. Como padre o figura influyente en la vida de un niño (o quizá como joven evolucionado que lee los mandamientos del cavernícola), puedes reconocer la importancia de haber aprendido buenos hábitos y de respetar tu cuerpo y entenderlo para obtener lo mejor de él. Ésta será la base de un futuro distinto a la perturbadora realidad actual, según la cual muchos expertos predicen *por primera vez en la historia* que habrá una reducción en la esperanza de vida de la siguiente generación.[20]

"Conocimos al enemigo: somos nosotros mismos"

Esta famosa cita de un popular personaje de tira cómica captura a la perfección el dilema de los Korg: sus esfuerzos bienintencionados de hacer lo correcto parecen ser saboteados todo el tiempo por las normas culturales y la mal dirigida Sabiduría Convencional. Estamos condicionados por las poderosas fuerzas del consumismo para buscar soluciones erróneas a nuestros problemas y achaques. Los medicamentos prescritos y de venta libre que toman Ken, Kenny y Cindy; la rutina de ejercicio excesiva y la dieta superrestrictiva de Kelly; la enorme cantidad de comida poco saludable que ingiere la familia a diario, y la falta de tiempo familiar de calidad pueden parecernos cosas perturbadoras, pero sin duda son el pan de todos los días.

Si crees que la historia de los Korg es un ejemplo irreal, melodramático y horripilante de familia moderna, debe ser porque tienes referentes significativamente más balanceados y saludables que la familia citadina promedio. Al final de este capítulo encontrarás información extra sobre la rutina diaria de los Korg, el abuso de medicamentos, las batallas fallidas contra el sobrepeso, los hábitos alimenticios y de ejercicio, la obesidad infantil, los desafíos conductuales de los adolescentes y el uso de medios digitales.

Como bien dicen, los niños crecen (y nosotros envejecemos) en un parpadeo. La falta de conciencia y de conocimiento, y, desafortunadamente, la falta de respeto (por ignorancia) hacia aspectos esenciales de la salud y el bienestar (incluyendo la programación genética) disminuyen de manera trágica el preciado tiempo que comparten las familias en el mundo moderno. Es hora de ponernos de pie y tomar las riendas de nuestra salud y bienestar para honrar nuestros genes a través de los diez mandamientos del cavernícola, y por fin rechazar muchas de las premisas de la Sabiduría Convencional que son erróneas y ponen en riesgo nuestra salud. En este libro haremos justo eso, además de generar inercia y destruir los obstáculos en el camino hacia la máxima expresión de nuestro potencial humano.

Cómo es probable que Grok pasara el día

Cacería o recolección de comida .... 5 horas

Dormir, siesta, relajación, descanso .... 10 horas

Tareas relacionadas con su hábitat o refugio,

o necesidades humanas básicas .... 3 horas

Tiempo recreativo de juegos o socialización

con la familia o el grupo .... 6 horas

Estimaciones derivadas de estudios sobre los bosquimanos !kung
en África, una cultura moderna de cazadores-recolectores.

Cómo pasa Ken Korg el día

Trabajo .... 9 horas

Traslados .... 2 horas

Dormir.. 6.7 horas

Televisión, computadora, entretenimiento digital .... 4 horas[21]

Aseo, tareas del hogar, tiempo libre .... 2.3 horas

(Componentes del tiempo libre: lecturas educativas/recreativas:
24 minutos; conversaciones significativas con sus hijos: 3.5 minutos)

Estimaciones tomadas de TV Free America, en Washington, D. C.,
y de la encuesta American Time Use Survey Summary
(Departamento del Trabajo, Washington, D. C.).

RESUMEN DEL CAPÍTULO

1. Estilo de vida de Grok: Grok enfrentó dificultades inimaginables en su vida primitiva, pero en muchos sentidos tuvo una salud superior a la de los humanos modernos. Aunque las tasas de mortalidad infantil y de muerte causada por depredadores o accidentes eran mucho mayores que hoy en día, si Grok lograba evadir esas desgracias podía llegar hasta los 60 o 70 años con excelente salud y condición física.

La vida de cazador-recolector incluía una dieta a base de plantas y animales, varias horas al día de ejercicio aeróbico de baja intensidad y arrebatos ocasionales de máxima fuerza o velocidad. La existencia primitiva era más sencilla y relajada, pues las situaciones estresantes que ponían la vida en riesgo no eran frecuentes y duraban poco tiempo. Este tipo de existencia es más compatible con nuestra composición genética que el estrés interminable de la vida moderna.

2. Estilo de vida de Korg: La familia suburbana aquí retratada, los Korg, tiene hábitos completamente distintos de los hábitos esenciales para la buena salud que tenía Grok. Los traslados prolongados, los horarios fijos y el exceso de entretenimiento digital aniquilan casi por completo la camaradería familiar. Las presiones económicas, la falta de sueño y descanso, el uso proiongado de medicamentos, los malos hábitos alimenticios y los programas de ejercicio agotadores dan como resultado una existencia moderna estresante y diversos problemas de salud.

La dieta de los Korg incluye demasiados alimentos procesados y pocos alimentos nutritivos. Sobre todo consumen demasiados carbohidratos simples y cereales que provocan una intensa producción de insulina. Estos errores alimenticios a la larga derivan en diversos problemas de salud, en especial una mala composición corporal que inicia en la infancia y continúa durante toda la vida. La devoción bienintencionada de Kelly por el ejercicio y la dieta cuidadosa no le ayuda a perder peso, pues sus entrenamientos son demasiado estresantes, y ella con frecuencia tiene un excedente de insulina en la sangre (por consumir demasiados carbohidratos), lo cual inhibe la quema de grasas. La falta de ejercicio de Ken, sus malos hábitos alimenticios, las presiones del trabajo y la dependencia de los medicamentos para combatir los malos hábitos lo hacen sentirse cansado y estresado, y lo están llevando directo a desarrollar enfermedades graves. Los hijos son víctimas de las terribles tendencias culturales de nuestros tiempos, como la falta de actividad física, el uso excesivo de medios digitales, las dietas altas en azúcar y el exceso de presión académica o atlética que hace que se aíslen y se rebelen.

3. Tu familia: Es fundamental que te alejes de estas tendencias culturales tóxicas y diseñes una realidad diferente para ti y los tuyos. Modificar los hábitos alimenticios según los mandamientos del cavernícola, así como ponerles límites a la tecnología y a los horarios fijos para poder relajarse e interactuar con la familia te ayudará a revertir las aterradoras dinámicas familiares expuestas en la historia de los Korg.

CAPÍTULO 3

La filosofía alimenticia de los mandamientos del cavernícola

"¿Estos genes me hacen ver gorda?"

> Compré un refrigerador parlante que al abrir la puerta decía "Oink". Cada vez que lo oía se me antojaban unas chuletas fritas.
>
> Marie Mott

La alimentación cavernícola aporta muchos beneficios a la salud, los cuales les funcionaron bien a Grok y a sus ancestros durante más de dos millones de años. El objetivo más importante de comer como Grok es minimizar la producción excesiva y descontrolada de insulina que desencadena la dieta estándar. Hacer un cambio así de simple te permitirá perder la grasa no deseada, mantener una composición corporal ideal por el resto de tu vida y prácticamente eliminar los principales factores de riesgo que matarán más de la mitad de la población estadounidense actual. He aquí algunos de los principales beneficios de la alimentación cavernícola.

Bestia quemagrasa: Cuando reduzcas el consumo de cereales, azúcares y otros carbohidratos simples, y lo remplaces con plantas y animales, tus niveles de insulina y glucagón encontrarán el equilibrio ideal, lo que te permitirá utilizar los ácidos grasos (tanto de la comida ingerida como de la grasa almacenada) como principal fuente de combustible. Esto ayuda a regular los niveles diarios de energía, aun si te saltas comidas. Por el contrario, la producción excesiva de insulina de una dieta alta en azúcares requiere que comas cada tres o cuatro horas para aumentar los niveles de glucosa que se han ido al suelo.

Control de peso sin esfuerzo: Las plantas y los animales tienen mucha mayor densidad nutricional que los carbohidratos procesados, los cuales ocupan un gran porcentaje de las calorías de la dieta promedio. Come como Grok y te nutrirás como es debido con menos calorías, al tiempo que le das un fuerte empujón a tu ingesta de antioxidantes. En segundo lugar, científicos especialistas en alimentos han demostrado que las proteínas y grasas aportan niveles mayores y más duraderos de satisfacción —es decir, de saciedad— que una dieta alta en carbohidratos. Finalmente, cuando consumes menos carbohidratos y, por lo tanto, produces menos insulina, el hambre y los antojos (causados por la insulina que saca la glucosa de la sangre después de una comida o refrigerio altos en carbohidratos) desaparecerá, por lo que lograrás moderar de forma intuitiva tu ingesta calórica.

Mejor función celular: Las grasas de alta calidad que contienen los alimentos cavernícolas aportan componentes estructurales óptimos para las membranas celulares y fomentan que el cuerpo convierta con eficiencia la grasa almacenada en energía. Esto incluye los famosos omega-3, grasas monoinsaturadas como las del aguacate, productos de coco, nueces de macadamia y aceite de oliva, e incluso grasas saturadas de origen animal que la Sabiduría Convencional nos ha enseñado a evitar.

Desarrollo y conservación de músculo magro: Las proteínas de alta calidad contenidas en los alimentos cavernícolas te ayudarán a desarrollar masa muscular magra, tener una densidad ósea óptima y controlar la reparación corporal diaria y lo que el cuerpo requiere para renovarse. Cuando moderas la producción de insulina, te ejercitas de forma sensata y comes cantidades adecuadas de proteína, te vuelves *sensible a la insulina*. Esto significa que los receptores en las células musculares pueden asimilar los aminoácidos y la glucosa de forma eficiente, lo cual es clave para el desarrollo y la recuperación de los músculos.

Menos factores de riesgo de enfermedades: Dejar los cereales, los azúcares y otros carbohidratos simples y alimentos procesados, en particular las "grasas malas" (trans y parcialmente hidrogenadas), disminuirá la producción de mensajeros similares a hormonas que instruyen a los genes a crear agentes proteínicos que inducen la inflamación y son dañinos. Dichos agentes aumentan el riesgo de artritis, diabetes, cáncer, cardiopatías y otros tantos problemas de salud relacionados con la inflamación.

Un estante especial para el cavernícola

Seguramente estás familiarizado con el clásico programa de la dieta Atkins, llamado así por el doctor Robert Atkins, defensor original de la dieta "baja en carbohidratos". Con el paso de los años, otros tantos programas se han peleado por marcar la pauta en las librerías, y los libros de dietas van de lo más creíble a lo más disparatado. La de Atkins y otras dietas bajas en carbohidratos sin duda ayudan a quemar grasa al limitar estrictamente los carbohidratos y la producción de insulina. No obstante, una estrategia obsesiva y superbaja en carbohidratos puede no ser saludable después de mucho tiempo, pues limita la ingesta de algunos de los alimentos más nutritivos del mundo: las frutas y las verduras.

Aunque *Los diez mandamientos del cavernícola* también aboga por eliminar los dañinos carbohidratos y azúcares procesados de la dieta, las frutas y las verduras son componente esencial de la estrategia alimenticia caver-nícola. Las frutas y las verduras (las cuales contienen principalmente carbo-hidratos) tienen una buena densidad de nutrientes y pocas calorías, por lo que hasta las porciones grandes de estos alimentos detonan una producción baja de insulina.

Debería hablar más bien de "frutas de temporada" y señalar que hoy en día se recomienda cierta moderación en la ingesta de frutas. Si deseas redu-cir la grasa corporal excesiva, ten en cuenta que la fructosa (el carbohidrato contenido en las frutas) se convierte mucho más fácilmente en grasa en el hígado que otras fuentes de carbohidratos, como el azúcar simple. Esto pasa sobre todo cuando no haces ejercicio y los depósitos de glucógeno están lle-nos siempre. Asimismo, hasta hace relativamente poco empezamos a tener acceso todo el año a frutas modernas de cultivo muy tecnificado que son más dulces que los frutos salvajes que Grok encontraba durante las breves temporadas de cosecha. Adelante con las moras veraniegas de producción local, pero bájale al tazón diario de mango y piña si de verdad quieres trans-formarte en una bestia quemagrasas.

Ahora bien, no me agrada considerar que *Los diez mandamientos del ca-vernícola* es una dieta, pues es de una naturaleza mucho más integral. Es un estilo de vida, con algunos lineamientos de alimentación muy importantes pero flexibles. En lo personal, considero que debes seguir los mandamientos alimenticios aquí descritos en conjunto con los otros ocho mandamientos si deseas obtener mejores resultados.

Ochenta por ciento del éxito en tus metas de composición corporal depende de lo que comes

La filosofía alimenticia de los mandamientos del caverníco-la puede parecer al principio un tanto inusual para quienes intentan hacer lo que la Sabiduría Convencional dicta que es correcto. Finalmente, éste es un plan que sugiere que la mayoría de las grasas en realidad no son malas. De hecho, podría decirse que la dieta del cavernícola es alta en grasas, moderada en proteína y bastante baja en carbohidratos, so-bre todo en comparación con la dieta excesivamente alta en carbohidratos que la pirámide nutricional y el plato ideal del

Departamento de Agricultura de Estados Unidos, la Asociación Cardiaca Estadounidense y la Asociación Médica Estadounidense llevan años recomendando.

Ahora sabemos que esas sugerencias anticuadas e injustificadas de comer 300 o más gramos de carbohidratos al día han contribuido en gran medida a la destrucción de la salud humana. No es inusual que el estadounidense promedio consuma ahora entre 500 y 600 gramos de carbohidratos generadores de insulina y almacenadores de grasa al día. Ten en mente que Grok y su clan probablemente se esforzaban mucho por recolectar una ingesta diaria promedio de apenas 80 a 100 gramos de carbohidratos, la mayoría de los cuales provenían de plantas salvajes fibrosas de digestión lenta, las cuales era difícil comer en exceso aun si tenían suerte de encontrar bastantes. Al promediar entre 100 y 150 gramos diarios de carbohidratos provenientes de verduras o frutas (algunas personas muy activas podrían aumentar un poco estas cifras, pero ya lo discutiremos más adelante), y de carbohidratos incidentales provenientes de nueces, semillas y alimentos de consumo moderado, como lácteos altos en grasa y chocolate amargo, podrás alcanzar los niveles bajos de insulina óptimos, disfrutar de niveles estables de energía y reducir con facilidad el exceso de grasa, sin rebote. Si quieres acelerar la pérdida de grasa durante cierto periodo de tiempo, disminuir la ingesta de carbohidratos a entre 50 y 100 gramos o menos al día te permitirá perder con facilidad un promedio de ½ a 1 kilo de grasa corporal a la semana. Esta estrategia la discutiremos en el capítulo 8. Y puedes lograrlo y seguir comiendo hasta estar satisfecho, ¡sin sufrimiento!

¿Estás por volverte a sentar? Entonces he aquí otra idea revolucionaria que te encantará y te mostrará el secreto para el éxito duradero en tus metas de pérdida de peso y de composición corporal... *80% de tu capacidad para reducir el exceso de grasa está determinado por lo que comes, mientras que el restante*

20% depende de hacer ejercicio adecuado y otros hábitos de vida saludable, así como de factores genéticos.

Es así de fácil: si tienes exceso de grasa corporal, ésta refleja directamente la cantidad de insulina que produces por lo que comes, en combinación con tu predisposición genética a almacenar grasa. Dicho de otro modo, si comes puras porquerías y tienes mala suerte (genética), engordarás y te enfermarás y posiblemente morirás joven. Por otro lado, una mala dieta y buena suerte (tener el "gen delgado") podría permitirte evitar la gordura, pero sí podrías desarrollar el tipo de físico que yo llamo "gordura flaca", que significa que tienes poca grasa subcutánea, poca masa muscular, mala definición muscular y cantidades peligrosas de grasa visceral alrededor de los órganos.

Además, la gente con gordura flaca puede enfermarse del corazón, de hipoglucemia, artritis, sarcopenia (pérdida de masa muscular), fatiga crónica, mala función inmune, mecanismos de manejo de estrés deteriorados y otras tantas consecuencias negativas que se le atribuyen en gran medida a la alimentación. Un diabético tipo 2 delgado puede estar en gran riesgo de padecer enfermedades graves, pues no es capaz de activar los llamados "genes ahorradores" que almacenan eficientemente la glucosa ingerida en las células adiposas; por lo tanto, la glucosa vaga por el torrente sanguíneo causando intenso daño celular. Aunque la apariencia exterior y el impacto general de los malos hábitos varían en gran medida dependiendo de lo que te haya tocado en la repartición, todos compartimos la predisposición genética a padecer enfermedades crónicas cuando comemos alimentos que no están en sintonía con nuestra genética.

Por fortuna, si comes bien, puedes verte mejor que nunca, así tengas mala suerte genética. Tu capacidad para reducir el exceso de grasa corporal y mantener la composición corporal que deseas se relaciona directamente con tu capacidad para moderar la producción de insulina a través de hábitos alimenticios sanos y, en menor medida, tu voluntad de seguir un programa de ejercicios sensato que combine cardio de baja intensidad, sesiones de entrenamiento de fuerza breves e intensas, y *sprints* ocasionales pero de máxima intensidad. Aun si has luchado toda la vida con el exceso de grasa corporal, puedes alterar tu destino pronto y de forma sorprendente si sigues los simples mandamientos del cavernícola.

No me refiero a lograr el "éxito" con un programa intensivo. Los mandamientos del cavernícola se tratan de comer tanto como quieras, cuando quieras, de una larga lista de alimentos deliciosos, sólo evitando los de otra lista. Cuando te digo que notarás resultados pronto y de forma sorprendente, me refiero sobre todo al aumento inmediato y la estabilización de los niveles de energía, a que tendrás menos hambre y cambios de humor relacionados con el "bajón de azúcar", a que mejorará tu función inmune y a que disminuirán los síntomas de alergias, artritis y otros padecimientos inflamatorios exacerbados por los antinutrientes presentes en la dieta a base de cereales.

Con respecto a la pérdida de peso, debemos aceptar que nuestra mente está tan confundida al respecto que es difícil incluso tener una conversación pacífica. Las historias de gente que perdió muchísimo peso en muy poco tiempo son tan comunes que al parecer no esperamos otra cosa cuando intentamos bajar de peso. En primer lugar, los mandamientos del cavernícola se tratan de mejorar la composición corporal, no sólo de perder peso. Esto implica una reducción en el porcentaje de grasa corporal y el aumento o mantenimiento de la masa muscular magra.

Claramente, ganar músculo y perder grasa produce cambios de apariencia mucho más impresionantes que los de alguien que baja 10 kilos de golpe con una dieta extrema en donde se pierde masa muscular y agua. La masa corporal magra (músculo, esqueleto y todo lo demás que no es grasa) también se correlaciona directamente con la "reserva orgánica", que es la capacidad muy deseable de todos los órganos vitales de funcionar a niveles óptimos por encima del nivel basal (como cuando la frecuencia cardiaca aumenta durante el ejercicio). Ya discutiremos a profundidad este componente fundamental de la longevidad en el capítulo 6.

Cuando induces a tus genes a dejar de almacenar grasa y a empezar a quemarla, así como también a desarrollar y conservar la masa muscular, una meta sensible y realista es perder entre ½ y 1 kilo de grasa corporal a la semana. Puedes incluso lograrlo haciendo un mínimo de ejercicio, pero la pérdida de grasa (y el desarrollo y tonificación de músculo magro) se acelerará significativamente al elegir un régimen de ejercicios adecuado. En general, tu éxito dependerá de qué tan diligente seas en mantener bajos tus niveles de insulina alimenticia, para permitirle a tu cuerpo extraer la energía que necesita de tu grasa almacenada.

No pasa un día en el que algún amigo, cliente o lector de mi blog me comparta las mejorías que nota a los pocos días de haber adoptado el estilo alimenticio del cavernícola. Como detallaré en este capítulo, tienes la oportunidad de alterar tu bioquímica en cada comida para estimular la metabolización de la grasa y mantener niveles consistentes de energía, o puedes hacer justo lo contrario eligiendo alimentos malos para tu salud. La inercia que generes con las buenas elecciones hará más sencillo deshacerse de los viejos hábitos, al tiempo que obtendrás gratificación instantánea de las comidas satisfactorias y de los niveles de energía estables, así como de la mejoría de tu salud y la aceleración de tu metabolismo a largo plazo.

Insulina: La hormona maestra

La cuestión de la insulina es quizá el concepto de salud más importante de este libro, así que quiero que quede bien claro, tanto en términos prácticos como a nivel bioquímico. Como muchas cosas en la vida, una cantidad moderada de insulina es buena, mientras que mucha puede ser mala... muy mala. A estas alturas ya conoces el papel que desempeña la insulina como hormona de almacenamiento, y que comer más carbohidratos induce una mayor producción de insulina. Esta sustancia transporta los nutrientes a todas las células, pero para los propósitos de este libro nos enfocaremos en su papel como transporte de nutrientes al hígado, a los músculos y a las células adiposas. Cuando el sistema funciona como lo diseñó la evolución, los receptores de las células usan la insulina como llave para abrir los poros de cada membrana celular. Una vez que la puerta de la célula está abierta, los nutrientes pueden ser almacenados en el interior. Es el sofisticado mecanismo de las células para obtener los nutrientes que necesitan y para eliminar el exceso de glucosa del torrente sanguíneo (recuerda que el exceso de glucosa en la sangre puede ser muy tóxico) y almacenarlo como combustible durante cierto periodo de tiempo.

Desafortunadamente, cuando produces demasiada insulina en cierta cantidad de tiempo, como ocurre con las dietas modernas altas en carbohidratos procesados, varias cosas salen mal. En primer lugar, las células musculares y hepáticas no son capaces de almacenar tanto glucógeno (la forma que adopta la glucosa almacenada), por lo que es fácil exceder la capacidad de almacenaje. La persona promedio puede almacenar un total de alrededor de 400 gramos de glucógeno en el hígado y el tejido muscular (incluso un atleta de alto rendimiento almacena apenas unos 600 gramos). Cuando el hígado y los músculos se llenan de glucógeno, cualquier glucosa restante en el torrente sanguíneo que el cerebro o los músculos no usen "en tiempo real" (como durante un entrenamiento intenso) se convierte en triglicéridos en el hígado y se envía a las células adiposas para su almacenamiento.

Cuando los niveles de insulina en la sangre son altos, esas mismas células adiposas almacenan no sólo el exceso de glucosa, sino también la grasa que consumiste en tu última comida. Además, los niveles altos de insulina les indican a las células adiposas que se aferren a la grasa y no permitan que se use como fuente de energía. Si ese patrón alimenticio que genera mucha producción de insulina continúa, las células adiposas terminan por hincharse y por eso subes de peso. A la larga, sobre todo entre personas que no hacen mucho ejercicio, las células musculares y hepáticas empiezan a volverse *resistentes a la insulina*; es decir que sus receptores se desensibilizan a las señales de almacenamiento de nutrientes que envía la insulina (la insulina ya no funciona como llave para abrir la membrana celular y permitir la entrada de nutrientes). Las personas inactivas por lo regular tienen mucho glucógeno acumulado en los músculos y el hígado todo el tiempo. Puesto que estas personas no tienen práctica para quemar energía y son ineficientes para reabastecerse de energía a partir de los nutrientes de los alimentos, la insulina lleva los carbohidratos digeridos y las grasas en un tren bala, que pasa a través del hígado, hasta su destino final: las células adiposas.

De continuar, este proceso puede derivar en obesidad y otros síntomas de síndrome metabólico. Con el tiempo, incluso las células adiposas se vuelven resistentes a aumentar la capacidad de almacenaje, pues sólo contamos con una cantidad fija de células adiposas. En ese punto, la última línea de defensa del cuerpo contra la glucosa (la saturación absoluta del número definido de células grasas) ha alcanzado su límite. En consecuencia, se desata el caos en términos de toxicidad por la glucosa en la sangre y de daño por insulina, lo que aumenta el riesgo de diabetes, infarto, ceguera, la necesidad de amputar una extremidad y otros desastres.

A menos de que te ejercites sin cesar para quemar el glucógeno y la grasa almacenados, entre más insulina produzca tu páncreas más resistentes se volverán tus células musculares y hepáticas. Esto ocurre porque los genes responsables de estos receptores se desactivan o "inhiben" en respuesta a —y para defenderse de— el exceso de insulina en el torrente sanguíneo. Todo lo anterior es parte de la búsqueda corporal de equilibrio y de tu reacción genética a las señales ambientales.

Esto no significa que la barra energética que comes a diario provocará que te amputen una pierna pronto, pero conforme uno aprende más sobre la insulina, se vuelve claro cómo llegamos a la abrumadora estadística de que el estadounidense promedio sube ⅔ de kilo al año durante 30 años. Por el contrario, cuando los niveles de insulina están moderados (como ocurre con una dieta baja en carbohidratos y ejercicio frecuente), los receptores de las células hepáticas y musculares se vuelven sensibles a la insulina; es decir, absorben los nutrientes que transporta la insulina con mayor efectividad. Asimismo, los niveles moderados de insulina les piden a los genes que produzcan mayores receptores.

Un hígado resistente a la insulina exacerba la situación. El cartel de "no hay espacio" que cuelga sobre el hígado (debido a la resistencia a la insulina) engaña a algunas células hepáticas y les hace creer que están hambrientas de glucosa. En respuesta a que las células hepáticas se rehúsan a aceptar más glucosa, los genes les indican a otras células hepáticas especializadas que inicien la gluconeogénesis para liberar más glucosa en la sangre... aunque ya haya bastante glucosa en la sangre (¡hablando de mala comunicación!). Sin embargo, las células musculares resistentes a la insulina tampoco responden al llamado, por lo que la glucosa adicional recién producida por el hígado también se envía a las células adiposas... a menos de que estén demasiado saturadas de grasa. He aquí un breve resumen de algunas de las consecuencias desagradables de volverse resistente a la insulina:

- Las células adiposas no pueden liberar la energía almacenada al torrente sanguíneo, en donde los ácidos grasos podrían utilizarse como combustible, pues la insulina mantiene la grasa atrapada al interior de estas células.

- Las células adiposas crecen (y crecen), por lo que subes de peso.
- Más glucosa permanece en el torrente sanguíneo por más tiempo, creando productos finales de glicación avanzada (AGE, por sus siglas en inglés). Los AGE son reacciones químicas que ocurren cuando las moléculas de glucosa en la sangre se adhieren por azar a proteínas importantes, volviéndolas inútiles. Esto puede provocar mayor inflamación y riesgo de cardiopatía, así como los problemas circulatorios y neuropatías (trastornos del sistema nervioso) que caracterizan la diabetes tipo 2.
- Las células beta del páncreas, al percibir continuamente los altos niveles de azúcar en la sangre, se esfuerzan cada vez más para bombear tanta insulina como pueden.

A la larga, las células beta se agotan y dejan de funcionar por completo; es similar al calvario de los diabéticos tipo 1 dependientes de la insulina. Todo esto es resultado de comer demasiados carbohidratos durante mucho tiempo y no ejercitarse lo suficiente para mantener la sensibilidad a la insulina.

¡Pero eso no es todo! A pesar de lo dañina que es la glucosa sobrante en el torrente sanguíneo, los niveles crónicamente altos de insulina son peores. El exceso de insulina promueve la inflamación y puede causar estragos en todo el cuerpo. Los científicos saben que, en todas las especies, los individuos que producen las menores cantidades de insulina son los que con el paso del tiempo suelen vivir más y mantenerse más saludables.

También se cree que el exceso de insulina es uno de los catalizadores principales del desarrollo de ateroesclerosis. La insulina promueve la adherencia de plaquetas (las plaquetas pegajosas coagulan mejor) y la conversión de macrófagos (un tipo de glóbulo blanco) en células espumosas, las cuales se llenan de colesterol y se acumulan en las paredes arteriales. A la larga, un "tumor" lleno de colesterol y grasa bloquea la circulación de la arteria, situación que se agrava por la mayor adherencia de las plaquetas y el espesor de la sangre. Además, la insulina disminuye los niveles de óxido nítrico en la sangre (componente que relaja el endotelio, que es el recubrimiento de las arterias) y provoca que las paredes arteriales se hagan más rígidas. Esto aumenta la tensión sanguínea e incrementa la fuerza que ejerce la sangre contra la pared arterial, lo que exacerba aún más el problema de la ateroesclerosis. Más adelante detallaré cuál es la cadena de eventos que provoca esta enfermedad y qué puedes hacer para prevenirla, en la sección de colesterol contenida en este capítulo.

Una vez que has entendido el proceso, será educativo dar un paso atrás y reflexionar sobre la importancia del ejercicio para generar sensibilidad a la insulina (junto con una dieta que no promueva la producción excesiva de insulina). Si con frecuencia vacías el glucógeno de las células musculares y hepáticas con entrenamientos breves e intensos (también en los entrenamientos de baja intensidad se quema algo de glucosa), te adaptas no sólo a quemar calorías, sino también a reabastecer los nutrientes. La insulina transportará los nutrientes al hígado y a los músculos, en lugar de llevarlos directamente a la grasa. Si eres sedentario y llevas una dieta alta en carbohidratos, no hay presión selectiva (por usar un término pertinente de nuestras discusiones sobre la evolución) para ser sensible a la insulina. Mi plan de prevención a prueba de tontos —o más bien curatontos— para quienes padecen diabetes tipo 2, obesidad y cardiopatías, sin importar qué tan abrumadora sea su predisposición genética a estos padecimientos, es ejercitarse siguiendo los mandamientos del cavernícola y moderar la producción de insulina por alimentación.

Los niveles de hormona del crecimiento y otras hormonas buenas para la salud también se ven afectados por la resistencia a la insulina. La glándula pituitaria produce la hormona del crecimiento, la cual se envía al hígado como señal para que se produzcan factores de crecimiento similares a la insulina (IGF, por sus siglas en inglés). Muchas de nuestras células tienen receptores en la membrana para estos factores de crecimiento, y, por su similitud, la insulina se adhiere a los receptores de IGF e impide que las hormonas de crecimiento estimuladas por IGF hagan su trabajo.

El exceso de insulina también interfiere con la función tiroidea. La tiroides (una glándula) produce una hormona llamada T4, que en el hígado se convierte en T3, la hormona primordial que controla el metabolismo energético. Cuando el hígado se vuelve resistente a la insulina, la conversión de T4 en T3 disminuye drásticamente. Esto provoca una disminución de la tasa metabólica, el aumento del almacenaje de grasa y menores niveles de energía y de función cerebral.

Los niveles altos de insulina durante periodos prolongados también afectan la síntesis de hormonas sexuales, provocando que disminuyan los niveles de testosterona, DHEA y otras hormonas sexuales conforme envejecemos. Los niveles hormonales disminuyen de forma natural con el paso del tiempo, pero esta premisa estrella de la industria multimillonaria de los productos antienvejecimiento se puede ver exacerbada por la resistencia a la insulina, en contraste con el mero paso de los años. Recuerda que, si Grok tenía suerte, podía disfrutar a los 70 años de una salud y una condición física mucho mejores que la mayoría de los actuales adultos de mediana edad. Se supone que las hormonas sexuales se transportan a través del torrente sanguíneo con ayuda de la globulina (una proteína de la sangre) para actuar sobre ciertos órganos y tejidos. Cuando hay un exceso de insulina presente, estas hormonas pueden quedarse adheridas a la globulina en lugar de depositarse en los órganos pertinentes (por ejemplo, las glándulas suprarrenales, los órganos sexuales y el cerebro) y cumplir con su trabajo. Ni siquiera el tratamiento hormonal antiedad más costoso puede revertir esta situación indeseable causada por el exceso de insulina.

Ciertamente, la estrategia ideal es sólo usar la insulina necesaria para reabastecer el glucógeno muscular y hepático, desarrollar músculo y otros tejidos con aminoácidos, y, por último, transportar los ácidos grasos para una serie de funciones metabólicas esenciales (incluyendo el almacenamiento de energía). Al mantener un equilibrio óptimo entre la insulina y el glucagón, te conviertes en una especie de cajero automático, siempre listo para recibir depósitos y permitir retiros según tus necesidades energéticas diarias. Claro que la insulina es esencial para la vida, pero la sobreproducción crónica de la misma (también conocida como hiperinsulinemia) convierte algo bueno en dañino. Es así de simple: cuando consumas los alimentos primitivos que se adecuen a tus genes, los jeans dejarán de apretarte.

Un poco de veneno no mata, ¿cierto?

Si estos detalles clínicos sobre el daño a largo plazo que produce una dieta alta en insulina no son suficientes para hacerte desayunar diferente el día de hoy, piensa en los desagradables efectos a corto plazo de los alimentos altos en carbohidratos y estimuladores de la producción de insulina (en gente saludable sin diabetes).

Ingerir una comida alta en carbohidratos (alimentos y bebidas azucarados, postres, cereales procesados, etc.) genera un aumento inmediato de los niveles de glucosa en la sangre, lo que tiene el efecto a corto plazo de mejorar tu estado de ánimo, tu nivel de energía y tu capacidad de alerta. Sin embargo, en cuestión de minutos el páncreas secreta una cantidad considerable de insulina para eliminar esa glucosa de la sangre a toda prisa, antes de que se vuelva tóxica. Dependiendo del tipo y cantidad de carbohidratos que hayas consumido y de tu nivel de sensibilidad a la glucosa, el subidón de insulina puede provocar que tus niveles de glucosa en la sangre bajen tanto que tu cerebro dependiente de la glucosa no tarde en sentir la necesidad de más combustible. Como resultado, puedes sentirte aletargado, mareado y molesto, además de tener problemas para concentrarte. A pesar de que esto explica el típico bajón después de la comida, muchos datos sugieren que hay un fuerte vínculo entre el trastorno por déficit de atención e hiperactividad y el consumo de carbohidratos procesados y la consecuente producción de insulina.

La ingesta de muchos carbohidratos, seguida de la secreción de montones de insulina que disminuyen los niveles de glucosa, es percibido como un evento estresante en el eje hipotalámico-hipofisiario-adrenal (HHA). Esta parte del sistema endócrino que monitorea la homeostasis detona la respuesta de lucha o huida, haciendo que las suprarrenales liberen epinefrina (adrenalina) y cortisol en el torrente sanguíneo. El cortisol descompone el preciado tejido muscular en aminoácidos, algunos de los cuales se envían al hígado y se convierten en glucosa por medio de la gluconeogénesis. El subsiguiente aumento de glucosa en la sangre te da el empujón que tu cerebro cree que necesita, por lo regular a expensas del tejido muscular.

Dependiendo de tu propia sensibilidad a la glucosa y la insulina, la respuesta de estrés a este columpio te hace sentir animado, nervioso, voluble e hiperactivo, e incluso causarte taquicardias. Quizá hay quienes no experimenten la alteración por hormonas de estrés, posiblemente porque después de años de abusar de este delicado mecanismo de energía de emergencia (al comer muchos carbohidratos, someterse a demasiada luz artificial, dormir poco y llevar una vida de mucho estrés) han agotado sus suprarrenales y su páncreas. En vez de eso, sentirán deseos de tomar una siesta después de las comidas altas en carbohidratos, seguidos de antojos de azúcar (para repetir el ciclo) o deseo de dormir una vez que la insulina empieza a hacer su trabajo. Sin importar los detalles de tus niveles de energía diarios y fluctuaciones de apetito, todos los caminos de esta saga llevan al agotamiento y a un mayor riesgo de desarrollar enfermedades y disfunciones como las mencionadas en la sección previa.

Además de las enervantes fluctuaciones de energía y el estrés adicional, el azúcar también obstaculiza la función inmune desde el momento en el que se ingiere. Sabemos que la producción excesiva o prolongada de cortisol es un potente inmunosupresor (el mecanismo de lucha o huida desvía recursos para darte un empujón de energía inmediata). Las investigaciones también demuestran que el azúcar en sí misma puede impedir la función de los fagocitos (células del sistema inmune que eliminan bacterias o virus de la sangre) durante al menos cinco horas después de ingerirla.

Este impedimento ocurre por medio de un proceso conocido como *inhibición competitiva*, en donde la glucosa excesiva impide que la fundamental vitamina C entre a ciertas células del sistema inmune. Puesto que ambas moléculas utilizan el mismo mecanismo y punto de entrada para acceder al interior de las células del sistema inmune, la presencia de glucosa excesiva potencialmente agobia el receptor y bloquea la entrada de la vitamina C. Una vez que tienes las defensas bajas, el estrés oxidativo en el cuerpo aumenta, a medida que los radicales libres hacen su voluntad. Asimismo, la sangre se espesa como reacción a los estresores del sistema inmune, razón por la cual los infartos suelen ocurrir después de comer (a gente predispuesta a padecerlos).

Nótese que la cadena de eventos aquí descrita ocurre rutinariamente en una persona sana y normal que abusa de los carbohidratos o de la ingesta de azúcar. Experimentar estos ciclos *subida-bajada bajada-subida* por la ingesta de azúcar no es divertido, pero al menos significa que aún tienes cierta sensibilidad a los efectos negativos de la ingesta de azúcar y la producción de insulina. Si no experimentas síntomas notables y significativos después de consumir muchos carbohidratos (sobre todo azúcar), es probable que estés desarrollando o ya hayas desarrollado un padecimiento muy problemático: resistencia a la insulina. Yo creería que la gran mayoría de la población está en algún lugar intermedio, pero lejos del ideal saludable de una dieta que modera la ingesta de carbohidratos y la producción de insulina, para estar en sintonía con los requerimientos de nuestros genes y mantenernos saludables.

Naturalmente, comer productos con cereales o azúcares aumentará tus niveles de glucosa con mayor rapidez y producirá una mayor respuesta de insulina que si consumes una cantidad similar de calorías provenientes de verduras y frutas, o si combinas unos cuantos carbohidratos con proteínas o grasas que se digieran más despacio. Aunque sin duda lo preferible es anular el pico de insulina inmediato, la *producción total de insulina* de tu dieta es el elemento más importante a considerar. Si sueles comer entre 150 y 300 gramos de carbohidratos (o más) al día, es probable que subas de peso de manera constante (a menos de que te ejercites como loco). Además, no podrás evitar que incremente el riesgo de desarrollar otros problemas de salud asociados, incluyendo el síndrome de "oxidación e inflamación" responsable de las cardiopatías, lo cual examinaremos a detalle en la siguiente sección sobre colesterol.

El engaño del colesterol

Durante años, los expertos han debatido la popular hipótesis de los lípidos sobre la relación entre colesterol y cardiopatías. Las grandes farmacéuticas y sus socios de la Administración de Alimentos y Medicamentos (FDA, por sus siglas en inglés), la Asociación Médica Estadounidense y otros famosos organismos del sector salud han hecho un buen trabajo satanizando el colesterol y las grasas saturadas, culpándolos de ser los causantes de la ateroesclerosis y las cardiopatías. Ya conoces la historia. Tus arterias son como tuberías. El colesterol es la masa grasosa y pegajosa que las tapa si comes demasiados productos de origen animal altos en colesterol (carne, huevos) o grasas saturadas en general. Según la Sabiduría Convencional, debes llevar una dieta baja en grasas, baja en colesterol y alta en carbohidratos complejos. Si tu dieta o la "mala suerte" genética hace que tus niveles de colesterol estén por encima de 200, basta con que tomes estatinas (medicamentos para disminuir el colesterol) para reducir los riesgos.

En años recientes, muchos de los elementos de este discurso convencional sobre el colesterol han sido puestos en tela de juicio. Aunque hay disputas e incertidumbres significativas al respecto entre los expertos más respetables, hay evidencias sólidas de que recetar potentes estatinas con tanta libertad para reducir todas las formas de colesterol ofrece muy poca o ninguna protección contra las cardiopatías y los derrames cerebrales. Además, es casi un hecho aceptado universalmente que los cambios en el estilo de vida, como perder peso, reducir la ingesta de carbohidratos y grasas procesados, consumir ácidos grasos omega-3, hacer ejercicio y controlar los niveles de estrés puede ser mucho más útil que las estatinas para eliminar los principales factores de riesgo de cardiopatía.

Puesto que respeto mucho la valerosa lucha que emprenden los médicos contra la pandemia de cardiopatías actual (finalmente, ellos suelen tener poco que ver con los pacientes hasta que éstos aparecen en la sala de emergencia con las tuberías tapadas), quisiera afirmar que esta discusión no pretende ser una batalla de egos contra los médicos. Más bien creo que es una interpretación no sesgada de información reciente que se extiende más allá del discurso anticuado y limitado que todos conocemos, incluyendo los médicos, de que "comer grasas incrementa el colesterol que aumenta las cardiopatías". Recuerda que los médicos no necesariamente adquirieron en su entrenamiento conocimiento especializado sobre el vínculo entre dieta y cardiopatías. Y si lo adquirieron, quizá se trate de información obsoleta. Como el plomero, su especialidad es lidiar con las tuberías que ya están tapadas.

Esta discusión te permitirá entender a mayor profundidad aquello que causa las cardiopatías (pista: es la oxidación y la inflamación, provocadas principalmente por malas elecciones alimenticias, producción excesiva de insulina y todas las formas de estrés excesivo, incluyendo el ejercicio agotador) y te ayudará a mejorar tus estrategias para disminuir el riesgo de cardiopatías, en lugar de sólo repetir como perico: "No comas colesterol y toma medicamentos si lo tienes alto".

Entre las investigaciones más notables que refutan el discurso del colesterol está el respetable Estudio Cardiaco de Framingham. Dicho estudio ha dado seguimiento a los hábitos alimenticios de 15 000 participantes (residentes de Framingham, Massachusetts) durante tres generaciones. Es considerado uno de los estudios sobre salud y factores de riesgo de enfermedades realizado en una población más largos (comenzó en 1948 y continúa con fuerza) y más amplios en la historia de la medicina. Ha derivado en la publicación de más de 1 200 artículos de investigación en importantes revistas especializadas. El director del estudio, el doctor William Castelli, resume el problema inequívocamente al afirmar: "El colesterol sérico no es un factor de riesgo sustancial para cardiopatías coronarias". Entre los principales descubrimientos del estudio están los siguientes:

- No existe correlación entre el colesterol alimenticio y los niveles de colesterol en la sangre.
- Los habitantes de Framingham que consumían más colesterol, grasas saturadas y calorías totales en realidad pesaban menos y eran los más físicamente activos.

Por fortuna para nosotros, en la última década cientos de investigadores brillantes e innovadores han reexaminado estos datos, realizado nuevos estudios y escrito extensos artículos sobre cómo y por qué la hipótesis de los lípidos respecto a las cardiopatías que tanto defiende la Sabiduría Convencional está muy errada. Sus investigaciones demuestran que la ateroesclerosis es causada principalmente por el exceso de oxidación (y la subsecuente inflamación) de cierto tipo de colesterol que constituye una pequeña fracción de la sustancia primordialmente buena que recorre nuestro torrente sanguíneo.

Irónicamente, en muchos casos, pareciera que esta oxidación empeora al comer grasas poliinsaturadas libres de colesterol contenidas en aceites vegetales y hechos a base de cereales, los cuales la corriente médica dominante nos ha hecho creer que son más saludables que las grasas de origen animal. Asimismo, los medicamentos para reducir los niveles de colesterol han hecho poco o nada para mejorar la salud de la mayoría de las personas que los toman, mientras que sus efectos secundarios y costos han sido devastadores para millones más.

La verdad sobre las lipoproteínas

El colesterol es una pequeña molécula cerosa de lípidos (grasa) que resulta ser una de las sustancias más importantes en el cuerpo humano. Cada membrana celular tiene como principal componente estructural y funcional el colesterol. Las neuronas requieren del colesterol para la sinapsis (conexiones) con otras neuronas. El colesterol es la molécula precursora de importantes hormonas como la testosterona, el estrógeno, el DHEA, el cortisol y la pregnenolona. Además, es necesario para producir la bilis que permite digerir y absorber las grasas. El colesterol interactúa también con la luz del sol para convertirse en la fundamental vitamina D. En esencia, no se puede vivir sin colesterol, razón por la cual el hígado produce hasta 1 400 mg de colesterol al día, sin importar cuánto colesterol alimenticio consumamos (o cuánto lo evitemos como si fuera el diablo).

Puesto que se trata de una molécula liposoluble (es decir que no es soluble en agua, sino en aceite), pero que debe ir y venir de las células en el ambiente acuoso del torrente sanguíneo, requiere que lo transporten unas partículas esféricas especiales llamadas lipoproteínas (cuyo nombre significa "parte proteína, parte lípido"). Hay distintas variedades de lipoproteínas con diferentes funciones transportadoras —quilomicrones, lipoproteínas de baja densidad (LDL), lipoproteínas de densidad intermedia (IDL), lipoproteínas de alta densidad (HDL) y lipoproteínas de muy baja densidad (VLDL), así como subfracciones de éstas—, pero las tres que nos interesan aquí son las VLDL, las LDL y las HDL. Cada una de éstas contiene un cierto porcentaje de colesterol, triglicéridos y otras grasas menores. El valor de triglicéridos y colesterol de las HDL, las LDL y las VLDL en un análisis sanguíneo representa el total combinado de lo que todas las lipoproteínas están transportando.

Las VLDL, los más largos de estos complejos de colesterol, se producen en el hígado en presencia de altos niveles de triglicéridos. Por lo tanto, las VLDL comprenden 80% de triglicéridos y un poco de colesterol. Después de migrar de su lugar de origen en el hígado, estas lipoproteínas entregan su cargamento a las células adiposas y musculares para que se usen como energía. Una vez que depositan la carga de triglicéridos dentro de la célula adiposa o muscular, su tamaño disminuye considerablemente y se convierten en LDL grandes y esponjadas o en LDL densas y pequeñas; en ambos casos, llevan principalmente colesterol y un poco de triglicéridos restantes. Las LDL grandes, esponjosas y "flotantes" por lo regular son inofensivas, aun en niveles relativamente elevados (esto tiene un fuerte componente genético), y realizan la tarea asignada de entregar colesterol a las células que lo necesitan.

El verdadero problema empieza cuando los triglicéridos en la sangre son inusualmente altos y provocan que el cuerpo convierta las VLDL en LDL pequeñas y densas. Este problema puede presentarse rutinariamente cuando se lleva una dieta alta en carbohidratos (aun si es baja en grasas), pues la producción excesiva de insulina promueve la conversión de carbohidratos ingeridos en grasa (triglicéridos). Como es de esperarse, también puede presentarse cuando se lleva una dieta con cantidades moderadas de carbohidratos y alta en grasas, pues la insulina se encargará de que tanto el exceso de carbohidratos como de grasa circule por el torrente sanguíneo y se almacene en las células adiposas.

El doctor Dean Ornish y otros defensores de la alimentación baja en grasas te dirán que reducir la ingesta de grasas disminuye con rapidez los niveles de colesterol y triglicéridos. Esto es cierto, y lo confirman numerosos libros populares, así como artículos de periódicos y revistas que publicitan resultados rápidos e impresionantes (menores niveles de colesterol y triglicéridos) con dietas que restringen la grasa. Sin embargo, la razón por la que eso ocurre es la siguiente: el hígado produce colesterol como materia prima para la bilis que ayuda a digerir la grasa; por lo tanto, si no estás comiendo mucha grasa, tus genes darán la señal de inhibir la producción de colesterol.

Sin embargo, la alimentación baja en grasas requiere por default que consumas un exceso de carbohidratos para que obtengas los requerimientos diarios de energía. Esto deriva en producción excesiva de insulina y, como recordarás, desencadena el ciclo que a la larga provoca cardiopatías. Sin importar por dónde lo veas, consumir demasiados carbohidratos produce aumento de triglicéridos (por no mencionar otros factores de riesgo detallados en el siguiente recuadro, "Cómo huir de las enfermedades cardiacas").

Con niveles altos de triglicéridos en la sangre, la producción de VLDL se dispara para ocuparse de la carga extra, y estas partículas pueden alterarse y convertirse en las pequeñas y densas LDL que se ha demostrado que son un gran factor de riesgo para el desarrollo de ateroesclerosis y cardiopatías. Al ser pequeñas y densas, estas LDL pequeñas y densas (ojalá toda la nomenclatura médica fuera así de sencilla) pueden quedarse atoradas en los espacios entre las células que recubren la arteria y oxidarse. Este daño oxidativo provoca inflamación y da paso al proceso de destrucción que detallaré a continuación. Las investigaciones han demostrado que gente con síndrome metabólico o diabetes tipo 2 tiene niveles elevados tanto de triglicéridos como de estas pequeñas partículas (LDL). Por lo mismo, estas personas tienen un mayor riesgo de padecer cardiopatías y derrame cerebral.

El otro colesterol complejo con el cual es probable que estés familiarizado son las proteínas de alta densidad (HDL), las cuales regresan el colesterol al hígado para su reciclaje. Las HDL también hacen limpieza de cualquier molécula de colesterol dañado u oxidado que pueda causar problemas después, incluyendo las LDL pequeñas y densas, y el colesterol oxidado que se ha quedado atorado en las paredes arteriales. Estos diminutos pero potentes complejos de colesterol suelen llamarse "colesterol bueno", o "camión de la basura natural". Los científicos por lo regular están de acuerdo en que, entre más HDL tengamos, es menor el riesgo de padecer cardiopatías. Como ya te habrás imaginado, la gente con síndrome metabólico y diabetes tipo 2 por lo regular tiene niveles bajos de las benéficas HDL. El ejercicio es una de las formas más económicas, sencillas y efectivas de aumentar sus niveles, como también lo es consumir grasas saturadas. ¿Puedes creerlo?

¿Quién es el culpable? La oxidación y las pequeñas y densas LDL

Como ya mencioné, puesto que las lipoproteínas tienen una superficie lipídica, están sujetas a oxidación. Al igual que si dejas el aceite de cocina sin tapa, las lipoproteínas pueden hacerse rancias al entrar en contacto con oxígeno. Cuando esto ocurre se dañan (y también el colesterol que contienen). Ciertamente la oxidación ocurre todo el tiempo en el cuerpo, por lo que hemos evolucionado para desarrollar sistemas antioxidantes efectivos (como catalasa, superóxido dismutasa y glutatión) que evitan que el daño se salga de control. Asimismo, consumir buenas cantidades de alimentos altos en antioxidantes (verduras, frutas, nueces y semillas, chocolate amargo, vino tinto [véase el capítulo 4]) y suplementos de antioxidantes (como vitamina E, coenzima Q10, betacaroteno y licopeno) puede ayudar a mitigar parte del daño. También es muy conveniente que las HDL quiten del camino parte del colesterol dañado y lo regresen al hígado para su reciclaje.

Tu sistema de procesamiento del colesterol ha evolucionado de tal manera que supone que obtendrá un cierto rango y cualidad de grasas, proteínas, carbohidratos y antioxidantes, así como el suficiente ejercicio (que ayuda a promover la sensibilidad a la insulina en los músculos y mantener los niveles de HDL altos) para proveer las señales genéticas apropiadas y evitar enfermedades en las arterias. Al ser tan pequeñas, las partículas de HDL pueden entrar a los espacios entre las células de las paredes arteriales y limpiar el colesterol oxidado. Por eso es que las grandes farmacéuticas han intentado —hasta el momento sin éxito— crear un medicamento efectivo para aumentar las HDL y tratar la ateroesclerosis diagnosticada (algunos médicos prescriben una combinación de fibratos y niacina para aumentar las HDL, pero es un tratamiento problemático y su uso no está muy extendido).El sistema de procesamiento del colesterol les ha servido bien a los seres humanos y a la mayoría de los mamíferos durante millones de años… hasta hace poco. Como ya mencioné, las LDL pequeñas y densas son lo suficientemente pequeñas como para quedar atrapadas en los espacios entre las células endoteliales que recubren las arterias. Aun si no están oxidadas de inicio, al quedar atrapadas se oxidan por estar estáticas y expuestas continuamente al oxígeno que pasa adherido a la hemoglobina de los glóbulos rojos. Como sea, la oxidación a la larga provoca daño e inflamación de las paredes arteriales, lo cual insta al sistema inmune a enviar macrófagos (glóbulos blancos comelones) para recoger las LDL oxidadas en el lugar en el que se quedaron atrapadas en un principio.

El sistema inmune intenta cumplir con la tarea, pero los macrófagos terminan abrumados después de absorber tantas LDL oxidadas. El consumo de estas LDL provoca que ciertos genes conviertan esos macrófagos en células espumosas que se adhieren al recubrimiento arterial, sentando las bases de problemas futuros. Las lesiones generan que más macrófagos vayan al rescate, los cuales intentan comer más y más LDL oxidadas flotantes, aumentando con el tiempo la gravedad de la lesión. Ésta es la familiar saga de la acumulación de placa en las paredes arteriales. Esta placa va creciendo y a la larga compromete el diámetro interior de la arteria. Si se le permite seguir así, termina bloqueando el flujo sanguíneo o soltándose como coágulo, lo que impide que la sangre —y el oxígeno— llegue a los órganos vitales. Ésta es la descripción clásica de un infarto o una apoplejía.

Es probable que la oxidación de estas LDL pequeñas y densas se deba a varias causas relacionadas con los hábitos alimenticios modernos más que con cualquier otra cosa: una ingesta alta de grasas poliinsaturadas inestables provenientes de aceites vegetales (las grasas poliinsaturadas que se incorporan a la capa lipídica son más propensas a oxidarse que las grasas saturadas); una ingesta limitada de antioxidantes naturales, los cuales ayudarían a mitigar la oxidación; la presencia de menos HDL que eliminen los lípidos oxidados (los niveles bajos de HDL pueden deberse en parte a una dieta alta en carbohidratos), y el hecho de que las LDL pequeñas y densas no se adhieren con tanta facilidad a los receptores de LDL en las células musculares y adiposas. Al ser incapaces de deshacerse de su carga de colesterol y con menos HDL que las ingieran, estas partículas densas y pequeñas pasan más tiempo en el torrente sanguíneo rico en oxígeno hasta oxidarse. Por cierto, la ateroesclerosis ocurre en las arterias y no en las venas, pues la sangre que corre por las venas tiene muy poco oxígeno.

Nótese que el proceso de oxidación e inflamación descrito poco o nada tiene que ver con los niveles totales de colesterol o incluso de LDL. En la mayoría de los casos, la ateroesclerosis es resultado de la oxidación de un fragmento pequeño de la cantidad total de LDL en la sangre; ya sabes, las partículas pequeñas y densas. Si tus niveles son bajos o nulos, el riesgo de que padezcas cardiopatías disminuye radicalmente. Además, si tus niveles de HDL son altos, es muy improbable que te genere algún problema, pues las HDL son excelentes para escarbar el colesterol oxidado de las LDL en la sangre.

Desafortunadamente para muchos, la mala alimentación, la falta de ejercicio, el estrés, ciertos tratamientos farmacológicos y, sin duda, el historial genético de la familia, son factores que contribuyen a que aumente la producción de las LDL pequeñas y densas. Tu médico puede mandarte a hacer análisis de LDL si se lo pides, pero las pruebas de sangre más comunes aún no distinguen entre las formas benignas de LDL, en ocasiones llamadas patrón A, y las pequeñas partículas densas, llamadas patrón B. Un análisis exhaustivo de lípidos en sangre por lo regular arroja valores de colesterol total, HDL, LDL, VLDL y triglicéridos, e indica el tamaño relativo de las partículas.

Los médicos por lo regular recetan medicamentos si los niveles totales de LDL exceden cierto límite (el cual varía según el médico y el perfil de cada paciente), a sabiendas de que el cuerpo reaccionará frente a las estatinas con una rápida reducción general de LDL, sin importar el tamaño de la partícula. Sin duda se reducirán todas las formas de LDL (incluyendo tanto las buenas como las malas), pero es una opción mucho más sensata —y segura— sólo alterar los hábitos alimenticios y de ejercicio, además de disminuir al mínimo la producción de insulina, con lo que se prevendrá la acumulación excesiva de triglicéridos en la sangre y se permitirá que el proceso del colesterol funcione como es debido. De hecho, la combinación de una dieta cavernícola baja en carbohidratos y con un contenido adecuado de grasas saludables por lo regular eleva los niveles de HDL y reduce los de triglicéridos y LDL pequeñas y densas. Mientras tanto, hay evidencia convincente que sugiere que el estilo de alimentación y de ejercicio del cavernícola te permitirá, sin importar tu predisposición genética, distanciarte por completo de la tragedia de las cardiopatías. Si aún dudas, empieza por hacerte análisis de colesterol en la sangre, come como cavernícola durante 21 días y después hazte otros análisis. Es casi un hecho que verás una alteración sorprendente de las cifras poco favorables, lo que te dará la motivación y claridad que necesitas para entrarle con todo a la alimentación cavernícola.

Estadísticas fallidas de las estatinas

¿No es irónico descubrir que las estatinas y otros medicamentos para reducir el colesterol no tienen capacidad alguna para determinar el tamaño de las partículas de las LDL, y sólo pueden reducir las LDL totales, sin importar si son las buenas o las malas? El hecho de que al tomar estatinas algunas personas experimenten una reducción sustancial del colesterol total o de las LDL no significa mucho en términos del nivel real de oxidación y la naturaleza inflamatoria de las cardiopatías. Para que no haya lugar a dudas, las estatinas reducen un poco el riesgo de infartos entre hombres por debajo de 65 que ya han tenido un infarto previo. Sin embargo, muchos doctores creen que estos beneficios son independientes de sus cualidades "reductoras de colesterol", y en realidad provienen del efecto antiinflamatorio que ataca la causa más probable de cardiopatías. Un efecto antiinflamatorio más económico y efectivo puede lograrse comiendo alimentos altos en omega-3, tomando suplementos de aceite de pescado o una pequeña dosis de aspirina todos los días.

Con sólo adoptar los mandamientos del cavernícola disfrutarás de resultados superiores sin los peligrosos efectos secundarios ni los enormes costos de los tratamientos farmacológicos. En el caso de las estatinas, algunos de sus reconocidos efectos secundarios incluyen dolor muscular, debilidad y entumecimiento, fatiga crónica, problemas de tendones, problemas cognitivos, impotencia y aumento de los niveles de glucosa en la sangre. Se cree que estos efectos secundarios se deben en gran parte a la interferencia de las estatinas con la producción normal de un micronutriente esencial, conocido como coenzima Q10 (CoQ10). La CoQ10 es esencial para el buen funcionamiento de las mitocondrias (producción de energía) y para defender las células del daño causado por los radicales libres. Se cree que los tratamientos con estatinas reducen los niveles de CoQ10 hasta 50%. Irónicamente, la CoQ10 desempeña un papel de particular importancia para el funcionamiento saludable del sistema cardiovascular, y los pacientes con infarto muestran niveles suprimidos de CoQ10. Algunos investigadores incluso sugieren que la reducción de CoQ10 provocada por las estatinas es capaz de anular cualquier beneficio potencial del tratamiento con estos fármacos.

Entonces ¿por qué millones de personas están siendo engañadas para que tomen medicamentos peligrosos y potentes, cuando la intervención en el estilo de vida es más efectiva, menos costosa y no tiene efectos secundarios? Quizá queremos buscar respuestas fáciles con resultados inmediatos, y las estatinas producen una disminución evidente y veloz de los niveles de colesterol en la sangre. Como con otros elementos de la Sabiduría Convencional, se han invertido miles de millones de dólares, y las intensas campañas publicitarias nos empujan hacia el consumo de medicamentos sin importar sus subsecuentes efectos secundarios, mientras que el panorama completo se pierde en medio de la emoción por "reducir los valores con rapidez".

Si en la actualidad tomas estatinas u otros medicamentos, comprendo que pedirte que rechaces la Sabiduría Convencional y las recomendaciones específicas de tu médico de confianza puede ponerte en una situación muy incómoda. Te insto a que emprendas cambios en tu estilo de vida (finalmente, mejorar la dieta no tiene efectos secundarios ni podría poner en riesgo el tratamiento farmacológico), al tiempo que abordas con tu doctor la posibilidad de ir reduciendo poco a poco la dependencia de los medicamentos, con base en los resultados favorables de los análisis de sangre.

Cómo huir de las enfermedades cardiacas

El término amplio de *síndrome metabólico* se usa para describir una serie de factores de riesgo de cardiopatía que se atribuyen en gran medida a los malos hábitos alimenticios y de ejercicio actuales. La popular Clínica Cleveland afirma que "se desconocen las causas exactas del síndrome metabólico... [pero] varias de sus características se asocian con resistencia a la insulina". Hay cinco marcadores universales que se utilizan como indicadores confiables de síndrome metabólico. Si tienes tres o más de estos marcadores, se te diagnostica el trastorno:

1) Niveles de glucosa en ayunas de 100 mg/dl o más.
2) Tensión arterial de 130/85 mm Hg o más.
3) Medida de la cintura de 100 cm o más en hombres y de 90 cm o más en mujeres.
4) Niveles de las HDL inferiores a 40 mg/dl en hombres e inferiores a 50 mg/dl en mujeres.
5) Niveles de triglicéridos en 150 mg/dl o más.

El gobierno estadounidense y otras fuentes reportan que alrededor de 47 millones de estadounidenses padecen síndrome metabólico; es decir, uno de cada cinco ciudadanos. Es un trastorno crónico que se va desarrollando y empeora con el paso del tiempo (sin síntomas físicos discernibles, excepto el crecimiento de la cintura...), a menos de que emprendas acciones sustanciales para cambiar tu estilo de vida. La Clínica Cleveland y el *Journal of the American Medical Association* reportan que más de 40% de los estadounidenses entre 60 y 70 años padecen este trastorno. El doctor Richard Feinman, uno de los investigadores más respetados y publicados en el campo de la nutrición y el metabolismo, ha sugerido que el "síndrome metabólico puede reducirse como respuesta a la restricción de carbohidratos" (es decir, si restringes la ingesta de carbohidratos, los síntomas desaparecerán).

Hacerte un examen físico y análisis de sangre de rutina te dará indicios del estatus de tu síndrome metabólico. Muchos expertos recomiendan hacerse algunos análisis de sangre adicionales para valorar la salud en general y los factores de riesgo, incluyendo:

Proteína C-reactiva: El hígado genera proteína C-reactiva de alta sensibilidad como parte de la reacción del sistema inmune a las lesiones o infecciones. En ausencia de otras infecciones agudas, los niveles altos de proteína C-reactiva se asocian con un mayor riesgo de infarto, apoplejía y muerte cardiaca súbita. Puesto que la ateroesclerosis es sobre todo una enfermedad inflamatoria, algunos investigadores creen que la proteína C-reactiva de alta sensibilidad es un fuerte indicativo de futuros riesgos cardiacos. Dado que los análisis de colesterol han resultado ser poco eficientes para predecir el riesgo, sobre todo entre quienes tienen niveles normales o bajos de colesterol, la proteína C-reactiva parece ser una buena alternativa para hacerlo.

Lp(a): Otro marcador inflamatorio clave que se asocia con las LDL pequeñas y densas.

A1c (glucosa estimada promedio): La A1c mide cuánta glucosa se adhiere a una molécula de hemoglobina, marcador confiable para determinar los peligros que conllevan los altos niveles de glucosa durante un periodo prolongado. Es un análisis superior a las lecturas de glucosa comunes (las cuales se hacen los diabéticos con un aparato portátil), las cuales varían durante el día y están muy influidas por las comidas.

Niveles de insulina en ayunas: Los niveles altos de insulina en ayunas son indicativos de prediabetes.

**Cómo huir de las enfermedades cardiacas:
consejos alimenticios y de ejercicio para la prevención**

Si te diagnostican síndrome metabólico o estás a nada de desarrollarlo, seguir los mandamientos del cavernícola durante 21 días puede revertir cuatro de los cinco marcadores de síndrome metabólico (quizá te tome un poco más que tu cintura vuelva a estar dentro de los límites saludables) y reducir el riesgo de cardiopatías de forma sustancial, aun si tienes historial familiar de obesidad, colesterol alto y cardiopatías. He aquí algunas recomendaciones específicas del estilo de vida cavernícola y sus correspondientes beneficios:

Equilibrar la proporción omega-6 a omega-3: Reducir el consumo de grasas poliinsaturadas con omega-6 produce una mayor superficie de grasas saturadas (protectoras) en las capas lipídicas de las lipoproteínas y las membranas grasas. Aumentar el consumo de ácidos grasos omega-3 ayuda a controlar la inflamación precursora de ateroesclerosis y de casi cualquier otra enfermedad metabólica.

Ejercitarte al estilo del cavernícola: El ejercicio regular ayuda a disminuir las LDL y aumentar las HDL.

Aumentar la ingesta de antioxidantes: Si tu ingesta de antioxidantes es considerable (¿ya te comiste tus verduras hoy?), es probable que ayudes a tus defensas naturales a combatir la oxidación. Los suplementos son excelente idea si llevas una vida estresante (¿quién no?), si a veces no puedes respetar la dieta o si estás en riesgo de padecer cardiopatía.

Reduce la ingesta de carbohidratos: Esto ayudará a disminuir la producción de triglicéridos, aumentar las HDL, disminuir las LDL y reducir sustancialmente las LDL pequeñas y densas (pues son los niveles altos de triglicéridos los que detonan la producción de LDL pequeñas y densas).

Bájale a la inflamación con omega-3

Una característica primordial de la alimentación al estilo cavernícola es que aporta niveles altos de grasas saturadas e insaturadas saludables. Aunque la Sabiduría Convencional suele ser muy restrictiva con las grasas saturadas, son una excelente fuente de energía y ofrecen una variedad de nutrientes fundamentales para la buena salud. Consumir cantidades sustanciales de grasas saturadas ayuda a prevenir el daño oxidativo a las células (las grasas saturadas son parte integral de la membrana celular). Aunque se te salgan los ojos de la sorpresa, es casi irrefutable y muchos estudios largos y respetables lo demuestran: "Comer grasas (saludables) ayuda a prevenir el cáncer y las cardiopatías. Evita la grasa y aumentará el riesgo de cáncer, cardiopatías y hasta obesidad".

Por fortuna, los ácidos grasos poliinsaturados omega-3 no tienen problemas de imagen y todos los consideramos saludables. Un consumo adecuado de omega-3 promueve el funcionamiento saludable del sistema cardiovascular, el cerebro, la piel y el sistema inmune. Al activar genes que mejoren la circulación sanguínea, reduzcan la inflamación y permitan alcanzar niveles saludables de colesterol y triglicéridos, los omega-3 ayudan a reducir el riesgo de hipertensión, embolias, infartos, artritis, trastornos autoinmunes y problemas cognitivos como depresión, Alzheimer y hasta TDAH. El importante papel que desempeñan los ácidos grasos omega-3 en el sustento de la función cognitiva se hace aún más evidente por el hecho de que la mitad del cerebro consiste de grasas, incluyendo niveles concentrados de ácido docosahexaenoico (o DHA, un tipo de omega-3).

Los beneficios de una ingesta adecuada de omega-3 y el equilibrio óptimo de ácidos grasos son sumamente evidentes cuando observamos culturas que consumen cantidades sustanciales de grasas, pero cuya tasa de riesgo de cardiopatías es muy inferior en comparación con la nuestra, como ocurre con la dieta tradicional japonesa (bueno, entre los japoneses que prefieren ir a la barra de sushi y no a una de las 3 598 sucursales en Japón del restaurante de comida rápida más famoso del mundo), la cual se centra en comer pescado y verduras.

Otra forma de grasas poliinsaturadas llamada omega-6 también desempeña un papel vital en nuestra salud, pero su alta presencia en la dieta estándar —en aceites de origen vegetal, grasas de origen animal, productos horneados (panes, galletas) y golosinas procesadas (las grasas trans y parcialmente hidrogenadas se clasifican como omega-6)— provoca un desequilibrio peligroso entre exceso de omega-6 y falta de omega-3. La proporción ideal de omega-6 a omega-3 (O6:O3) es 1:1 o 2:1, proporciones que seguramente Grok alcanzaba con facilidad. Incluso 4:1 está bien, pero la persona común hoy en día consume estos ácidos grasos en una proporción de 20:1 o hasta 50:1. También es interesante notar que la ingesta desequilibrada de ácidos grasos puede exacerbar el problema de resistencia a la insulina que ya hemos discutido. Los ácidos grasos omega-6 (en particular el ácido araquidónico) suprimen la expresión del gen receptor de insulina GLUT4 (y promueven un mayor almacenamiento de grasa), mientras que los omega-3 aumentan la expresión del GLUT4 (con lo que promueven la sensibilidad a la insulina y un menor almacenamiento de grasa).

Como ya he dicho, tus genes sólo hacen lo que les indican las señales que tú les mandas. El desequilibrio de ácidos grasos en la típica dieta moderna desencadena una respuesta inflamatoria genéticamente programada en todo el cuerpo. Bajo circunstancias normales, la inflamación es la primera línea de defensa ideal del cuerpo contra el dolor, las lesiones y las infecciones. Los procesos inflamatorios detectan y destruyen los materiales tóxicos en el tejido dañado antes de que puedan extenderse al resto del cuerpo. Piensa, por ejemplo, en cosas como un piquete de abeja, recibir un codazo en la cara o doblarte el tobillo en un viaje de senderismo; la piel enrojecida, el ojo morado y el tobillo hinchado ayudan al cuerpo a poner en cuarentena el daño provocado por el trauma en las áreas inflamadas, en lugar de permitir que las toxinas corran libremente por el torrente sanguíneo. Desafortunadamente, una respuesta inflamatoria descontrolada (también conocida como inflamación sistémica) —derivada del estrés y malos hábitos alimenticios y de ejercicio— confunde al cuerpo y le hace pensar que está siendo atacado por agentes externos infecciosos o destructores, o que ha ocurrido un trauma significativo. Y es ahí cuando inicia la enfermedad.

En mi propia experiencia como atleta, el estrés extremo de mi régimen crónico de entrenamiento y mi dieta altamente inflamatoria basada en cereales me causó inflamación excesiva y prolongada por todo el cuerpo. Lo que yo debía buscar era un estado temporal de inflamación moderada (músculos hinchados, frecuencia cardiaca elevada, pulmones oxigenados) a través de un régimen de entrenamiento cavernícola y mucho tiempo de recuperación para que mi cuerpo volviera al estado de homeostasis. La inflamación sistémica que padecía por culpa del entrenamiento extremo me destrozó los músculos, las articulaciones y el sistema inmune.

Curiosamente, después de eventos de resistencia extrema, como un maratón o una carrera *ironman*, los niveles de creatina fosfocinasa en la sangre (la cual entra al torrente cuando hay trauma en tejido muscular, cardiaco o cerebral) se mantienen elevados durante semanas. De hecho, si corres un maratón y después —por pura diversión— de inmediato corres a la sala de urgencias del hospital, ¡cualquier doctor creería que estás sufriendo un infarto! En mi caso, una vez que ajusté mi dieta y hábitos de ejercicio, prácticamente todos los malestares inflamatorios e inmunosupresores se esfumaron.

Sabemos que la mayoría de las formas de inflamación sistémica tiene un fuerte componente alimenticio y por lo regular se puede resolver con algunos cuantos cambios alimenticios. No obstante, la Sabiduría Convencional dominante en la comunidad médica ha recomendado luchar contra los problemas de salud inflamatorios con corticosteroides, inhibidores de la COX-2 (como rofecoxib y celecoxib) y otros antiinflamatorios no esteroideos (los medicamentos para el asma siguen vías químicas similares).

Yo tengo un nombre nada científico para este enfoque: *cavar un agujero para instalar una escalera que sirva para lavar las ventanas del sótano.* Como te imaginarás, dado que estos medicamentos interfieren con las vías hormonales y la expresión genética normales, casi nunca enfrentan la causa subyacente de la inflamación. Sólo enmascaran el dolor a corto plazo, si es que acaso lo logran. Las modificaciones alimenticias (y de ejercicio, si es que lo haces en exceso) son un tipo casi siempre superior de tratamiento y protección contra el dolor y las enfermedades graves provocadas por la inflamación sistémica.

El estilo de alimentación del cavernícola, el cual hace énfasis en alimentos con alto contenido de omega-3 (como pescados aceitosos de agua fría, carne y huevos de animales alimentados con pasto, y hortalizas de hoja verde), y su aversión por los alimentos procesados y el exceso de ácidos grasos omega-6 proporciona un equilibrio ideal de ácidos grasos sin que tengas que preocuparte por alcanzarlo. Si combinas la alimentación saludable con los otros mandamientos del cavernícola, evitarás de forma natural la inflamación sistémica que hoy en día se cree que es la principal causa de graves problemas de salud que aquejan a los humanos modernos.

Adentro el contexto, afuera las calorías: un acercamiento a los macronutrientes

Aunque es probable que tengas nociones de qué hacen los carbohidratos, las proteínas y las grasas en el cuerpo, es importante examinar a profundidad el papel de cada nutriente en el contexto de la alimentación del cavernícola. Esto se vuelve aún más indispensable al darnos cuenta de la cantidad brutal de información errada, distorsionada y confusa que generan las posturas opuestas.

Las dietas (y programas de ejercicio) más populares siguen el método convencional de "calorías que entran, calorías que salen" para perder peso, sin entender la importancia del contexto cuando se hace esta afirmación que en términos literales es acertada. El cuerpo usa los macronutrientes para cumplir muy distintas funciones, algunas de las cuales son estructurales y otras consisten en proporcionar energía (en forma de calorías), ya sea de inmediato o en el futuro. Además, el cuerpo actúa como almacén de combustible (lo sabes bien si tienes una gran cintura) o proveedor de combustible, dependiendo en gran medida de las señales hormonales que recibe de los comportamientos que tenemos. Puesto que el cuerpo siempre intenta lograr la homeostasis (el equilibrio), la noción de seguir un plan alimenticio preciso para cada día y para cada comida por lo regular es infructuoso, por no decir que prácticamente imposible y muy frustrante.

Para determinar tus verdaderas necesidades estructurales y funcionales de combustible (y, por lo tanto, para lograr tus metas de composición corporal) es importante entender cómo funcionan los tres principales macronutrientes en el cuerpo, o al menos cómo deben funcionar cuando comes de manera coordinada con una expresión genética óptima.

Proteínas

La mayoría de los investigadores en nutrición coinciden en que la proteína es esencial para desarrollar y reparar tejidos corporales, y para el buen funcionamiento general. Las recomendaciones de ingesta de carbohidratos varían entre médicos y nutriólogos, pero en su mayoría entran en el rango de uno a dos gramos de proteína por kilo de masa corporal magra al día. Había días en los que Grok y su familia posiblemente obtenían dos o tres veces esa cantidad, así que si algún día por alguna razón te pasas por mucho de tu dosis diaria de proteínas o no eres de las personas que se obsesionan con llevar la cuenta, es casi seguro que te mantendrás entre los márgenes seguros.

Para calcular o estimar la masa corporal magra primero debes determinar tu peso total y porcentaje de grasa corporal. Puedes hacerlo por medio de alguno de múltiples métodos, que van desde tanques de agua costosos hasta las sencillas básculas de medición de grasa, calibradores del pliegue de la piel o calculadoras en línea que requieren ciertas medidas corporales. Casi cualquier buen gimnasio puede ayudarte en este sentido, o también puedes hacer un estimado burdo para estos propósitos, sabiendo que un hombre o una mujer promedio que esté más o menos en forma tiene alrededor de 15 y 22%, respectivamente. Multiplica tu peso total por tu porcentaje de grasa corporal para obtener tu peso "en grasa", y luego resta esa cifra a tu peso total para obtener la masa corporal magra. Por ejemplo, una mujer de 70 kg con 25% de grasa corporal (17.5 kg) tiene una masa corporal magra de 52.5 kg (70 – 17.5 = 52.5).

Como mínimo, se necesita un gramo de proteína por kilogramo de masa corporal magra para mantener la "estructura" y la composición corporal saludable. Si eres moderadamente activo, requerirás cerca de 1.6 gramos, y si eres un atleta activo (o bajo una cantidad considerable de estrés) necesitarás hasta tres gramos de proteína por kilogramo de masa corporal magra. Es el mínimo, pero está basado en el promedio diario. Por lo tanto, nuestra mujer moderadamente activa con 52.5 kg de masa corporal magra (25% de grasa corporal) requiere un promedio de 84 gramos al día (52.5 × 1.6). Si algunos días come 60 o 70, y otros días 110, seguirá estando en el rango promedio saludable. Incluso podría hacer ayunos ocasionales de uno o dos días, suponiendo que haya estado comiendo con regularidad como cavernícola y no se exceda en ejercicio durante el ayuno, y conservar su masa muscular haciendo uso de la tendencia del cuerpo de quemar grasa y mantener en el corto plazo la proteína almacenada. Por otro lado, si excede los 110 gramos, tampoco habrá problema si come como cavernícola, pues el exceso de proteína se convertirá en glucosa, lo cual reducirá sus necesidades de carbohidratos dietéticos (véase la siguiente sección). Con sólo cuatro calorías por gramo, su promedio diario de 84 gramos representa apenas 336 calorías al día de proteína.

Tras una semana de comer como cavernícola notarás que intuitivamente alcanzas cifras o rangos de gramos de proteínas que te acomodan. Descubrirás que es bastante sencillo comer dos gramos de proteína por un kilo de masa corporal magra sin planearlo demasiado, y que te resultará muy difícil comer más de cuatro gramos de proteína por kilo sin forzarte. Uno simplemente no tiene tanta hambre cuando modera la ingesta de carbohidratos procesados y evita los bajones de insulina y los antojos de azúcar.

Si tienes bastante glucógeno almacenado en los tejidos muscular y hepático (lo cual no es problema para la mayoría de la gente, a menos de que estés realizando entrenamientos de resistencia muy intensos y estresantes, o restringiendo muchísimo tus carbohidratos con dietas como la Atkins), y tu cuerpo obtiene de las grasas el resto de la energía de forma eficiente, es probable que la proteína que consumas se dirija primero a reparar o producir células o enzimas. Los defensores del discurso convencional de "una caloría es una caloría" argumentarían que las calorías excesivas siempre se convierten en grasa que se almacena, sin importar el estado original en el que fueron ingeridas. Sin duda esto es cierto (recuerda que los mandamientos del cavernícola no buscan enemistarse con la ciencia), y cuando consumimos una dieta alta en carbohidratos con la que se produce mucha insulina las calorías excesivas sí que se almacenan como grasa. Pero entonces debemos preguntar qué hace el exceso de calorías de grasa cuando no hay mucha insulina en la sangre (y ya que no se pueden almacenar con tanta facilidad, pues no hay insulina que las transporte). No hay problema; el cuerpo responde elevando la tasa metabólica (para quemar más calorías en reposo) y aumentando la producción de cetonas, las cuales pueden quemarse o excretarse (ya ahondaré en esto más adelante).

En resumen, si eres de los que disfruta fijarse en los detalles de tu ingesta de macronutrientes, sugiero que te esfuerces por obtener primero tus requerimientos de proteína, según el rango de actividad ya discutido. Enfócate en proteínas de fuentes de buena calidad, como productos de animales alimentados con pasto, lo cual se detallará en el siguiente capítulo.

Carbohidratos

Si ya olvidaste todo lo que te enseñaron en la clase de biología, basta con que recuerdes esto: *los carbohidratos controlan la insulina; la insulina controla el almacenamiento de grasa.* Los carbohidratos no se utilizan como componentes estructurales en el cuerpo; en vez de eso, se utilizan sólo como combustible, ya sea para quemarlo de inmediato al pasar por distintos órganos y músculos, o para almacenarlo y usarlo después. Todos los tipos de carbohidratos alimenticios, sean simples o complejos, tarde o temprano se convierten en glucosa, que es el combustible predilecto del cerebro, los glóbulos rojos y las neuronas. Para que te des una idea, poco menos de una cucharadita de glucosa disuelta en toda la sangre del cuerpo (casi cinco litros en el caso de un varón de 70 kilos) representa un nivel óptimo de glucosa en la sangre.

En la mayoría de las personas sanas la glucosa no se quema de inmediato (los músculos que se ejercitan prefieren glucosa en caso de tenerla a la mano, pero no la requieren a menos de que trabajen al máximo de intensidad durante periodos prolongados), sino que primero se almacena como glucógeno en las células musculares y hepáticas. Cuando estos almacenes se saturan la glucosa se convierte en ácidos grasos y se almacena en las células adiposas, pues el trabajo de la insulina es sacar cuanto antes la glucosa del torrente sanguíneo y depositarla en algún lugar.

A menos de que a diario uses mucho glucógeno muscular, no hay razón fisiológica para consumir altos niveles de carbohidratos. De hecho, los carbohidratos no son indispensables para la supervivencia como lo son las grasas y las proteínas. El cuerpo tiene diversos mecanismos de respaldo para generar glucosa a nivel interno, ya sea a partir de grasa y proteína alimentaria, así como de algunas proteínas tomadas del tejido muscular (a través de la gluconeogénesis). Algunos investigadores estiman que el cuerpo produce hasta 200 gramos de glucosa al día a partir de las grasas y proteínas que consumimos, o de nuestros músculos. Esto es algo bueno, tomando en cuenta que civilizaciones completas han vivido miles de años comiendo 50 gramos de carbohidratos o menos al día.

Dicho lo anterior, los mandamientos del cavernícola no están diseñados para comprender una dieta extremadamente baja en carbohidratos, pues esta estrategia restringiría tu ingesta de algunos de los alimentos con mayor densidad de nutrientes en el planeta, como son las frutas y las verduras. Ni siquiera diría que ésta es una dieta "baja en carbohidratos", tanto como una dieta "para eliminar carbohidratos malos". No soy defensor del control de porciones ni del conteo diligente de cantidades de macronutrientes. Quizá te resulte útil anotar las cifras y resultados de cuando en cuando para establecer metas y puntos de referencia (en páginas como paleotrack.com o FitDay.com puedes ingresar uno o dos alimentos que comas y obtendrás las cifras de macronutrientes y calorías), pero no es indispensable. Es muy fácil mantenerse en el rango óptimo de entre 100 y 150 gramos de carbohidratos al día, aun comiendo montones de verduras coloridas y porciones bastante abundantes de fruta, siempre y cuando te apegues a la lista de alimentos aprobados y no consumas cereales ni leguminosas. Por ejemplo, una ensalada enorme, dos tazas de coles de Bruselas, un plátano, una manzana, una taza de arándanos y una taza de cerezas contienen apenas 139 gramos de carbohidratos.

Nota: Quizá estés familiarizado con el concepto de *carbohidratos netos* cuando se trata de medir la ingesta de macronutrientes. Es un cálculo que resta la fibra, pues ésta no suele digerirse y modera el impacto de la glucosa proveniente de alimentos con carbohidratos. Por cuestiones de simplicidad (y para sustentar la filosofía cavernícola de que no se necesitan muchos carbohidratos ni fibra adicional proveniente de cereales), todos los cálculos de este libro representan los gramos totales *brutos*.

La curva de carbohidratos del cavernícola ilustra el impacto de éstos en el cuerpo humano y el grado al cual los necesitamos o no en nuestra dieta. La ingesta de carbohidratos es

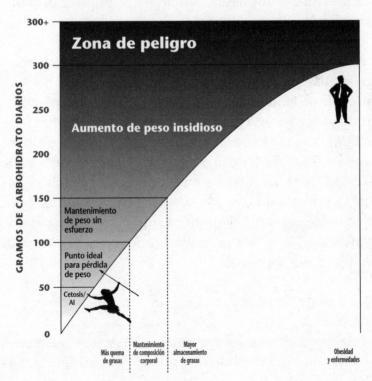

¿QUÉ ELIGES? ¿EL "PUNTO IDEAL" O LA "ESPIRAL MORTAL"?

un factor decisivo para perder o no perder peso, y un consumo excesivo de ellos puede ser el comportamiento más destructivo del estilo de vida moderno. Eliminar los cereales y los azúcares de la dieta podría ser lo más benéfico que hicieras por tu salud.

0 a 50 gramos al día: *Cetosis y quema de grasas acelerada*
Es aceptable hacer ayunos intermitentes de uno o dos días para lograr una pérdida de peso agresiva (o a largo plazo en programas de peso supervisados por un médico para personas obesas o con diabetes tipo 2), siempre y cuando se consuman suficientes proteínas, grasas y suplementos. Es un excelente catalizador de una pérdida de peso relativamente cómoda y nada peligrosa. (Grok dependía en gran medida de la metabolización de la grasa y de la cetosis para compensar la dificultad de obtener muchos carbohidratos en la vida diaria.) No se recomienda como práctica a largo plazo en la mayoría de los casos, debido a que implica privarte de verduras y frutas con alto valor nutricional.

50 a 100 gramos al día: *Punto ideal primitivo para perder peso sin esfuerzo*
Reduce la producción de insulina y acelera la metabolización de la grasa. Al cumplir con los requerimientos promedios diarios de proteína, comer verduras y frutas nutritivas, y mantenerte satisfecho con alimentos deliciosos altos en grasas (carne, pescado, huevos, nueces, semillas), podrás perder entre ½ y un kilo de grasa corporal a la semana siempre que te mantengas en el "punto ideal". Las deliciosas opciones alimenticias que te permitirán estar en el punto ideal se detallan en el capítulo 8.

100 a 150 gramos al día: *Rango de mantenimiento del cavernícola*
Permite quemar grasas, desarrollar músculo y mantener el peso de forma genéticamente óptima. Este razonamiento se

apoya en que los humanos se mantuvieron en este rango o por debajo de él, y evolucionaron durante millones de años. El énfasis está puesto en verduras, frutas, nueces, semillas y productos de origen animal, y se eliminan cereales y azúcares procesados.

Un historial previo de alta ingesta de carbohidratos puede derivar en un periodo breve de incomodidad durante la transición a la alimentación cavernícola. El consumo adecuado de alimentos saciantes (frutas y verduras con alto contenido de agua, refrigerios altos en grasa como frutos secos y semillas, y comidas que giren en torno a los alimentos de origen animal) ayudan a protegerte contra la sensación de privación o agotamiento.

150 a 300 gramos al día: *Aumento de peso constante e insidioso*
Los efectos continuos de la estimulación de la insulina impiden la eficiente metabolización de la grasa y contribuyen a multiplicidad de problemas de salud. Esta zona representa la recomendación de facto de muchas dietas populares y autoridades sanitarias (incluyendo la pirámide alimenticia de la USDA), a pesar del claro peligro de desarrollar síndrome metabólico. Los atletas crónicos, las personas activas y los jóvenes en crecimiento, así como personas con trabajos extenuantes, pueden comer esta cantidad de carbohidratos durante un periodo extenso sin acumular grasa, pero a la larga es probable que desarrollen problemas metabólicos o de almacenamiento de grasa.

Es fácil entrar a la zona "insidiosa", incluso para quienes son muy conscientes de lo que comen, si los cereales siguen siendo la base de la alimentación, las bebidas endulzadas o las golosinas se filtran de vez en vez, y las frutas y verduras obligatorias se añaden al total. Recuerda que esa visita de Wendy Korg al local de licuados para tomar un refrigerio saludable derivó en realidad en un consumo de 187 gramos de carbohidratos en una sentada. Empezar el día con un tazón de muesli, una rebanada de pan integral y un vaso de jugo de naranja fresco podría parecerte al principio "muy saludable"... pero las cifras empiezan a sumarse (sólo eso representa 97 gramos), y el ciclo desastroso de picos de insulina y antojos de azúcar se pone en marcha. A pesar de intentar hacer lo correcto al reducir grasa y calorías, muchas personas frustradas siguen subiendo de ½ a 1 kg de grasa al año durante décadas como resultado de ingerir carbohidratos en el rango insidioso.

300 gramos o más al día: *¡Peligro!*
Es la zona en la que está la dieta moderna promedio, la cual excede los lineamientos alimenticios oficiales de la USDA (que sugieren que comas entre 45 y 65% de calorías provenientes de carbohidratos), gracias a cosas como el consumo cada vez mayor de refresco. Pasar mucho tiempo en la zona de peligro provoca (casi sin falta) aumento de peso y síndrome metabólico. La zona de peligro es el principal catalizador de las epidemias de obesidad y diabetes tipo 2, así como de gran cantidad de otros problemas de salud significativos. Por lo tanto, la reducción inmediata y sustancial de cereales y otros carbohidratos procesados es fundamental.

Variables de la curva de carbohidratos: La variación de 50 gramos/200 calorías en cada rango de la curva intenta dar cuenta de las disparidades de energía individuales: una mujer delgada que realiza una cantidad moderada de actividad se encontrará en el margen inferior del rango, mientras que un hombre voluminoso y activo se inclinará hacia el extremo superior. Si insistes en hacer cardio crónico, es probable que debas incrementar la ingesta de carbohidratos para compensar el agotamiento constante de glucógeno almacenado en los músculos y el hígado, así como la tasa metabólica elevada. Puedes probar consumiendo 100 gramos adicionales de carbohidratos por cada hora de ejercicio vigoroso y fijarte en cómo responde tu cuerpo. Sin embargo, sería preferible que ajustaras tu entrenamiento a los lineamientos del cavernícola y redujeras tu necesidad de consumir carbohidratos.

Grasa

Ya he discutido que hay investigaciones confiables que demuestran que la creencia común de que se debe limitar el consumo de grasas en realidad no tiene fundamento. Consumir grasas saludables de origen animal y vegetal promueve la función óptima de todos los sistemas del cuerpo. Asimismo, ingerir grasas te ayuda a sentirte satisfecho de forma distinta que los carbohidratos. Puesto que su consumo tiene poco o nulo impacto en los niveles de glucosa y la producción de insulina, y toma más tiempo metabolizarlas que los carbohidratos, sentirás una saciedad mayor y más duradera al incluir cantidades amplias de grasa en tu dieta.

Comprendo que es un tema controversial que encontrará muchos detractores. Por lo tanto, de ti depende entender el tema tanto como sea posible, aprender a distinguir entre grasas saludables y dañinas, y juzgar la Sabiduría Convencional que ve con malos ojos los alimentos básicos que motivaron la evolución humana. El prestigioso Estudio de Salud de Personal de Enfermería dio seguimiento a los hábitos alimenticios de 90 000 enfermeras en el transcurso de dos décadas. Es el estudio epidemiológico en mujeres más grande de la historia, el cual ha derivado en la publicación de 265 artículos científicos en revistas especializadas. El estudio no mostraba que existiera una asociación significativa en términos estadísticos entre ingesta total de grasas (o de colesterol) y cardiopatías. Muchos otros estudios han intentado establecer una conexión firme entre ambos elementos, pero ninguno ha logrado demostrar que una dieta alta en grasas provoca por sí sola cardiopatías. Entonces, ¿por qué llevar una dieta baja en grasas se volvió parte de la Sabiduría Convencional? Creo que la gente bienintencionada y estudiada que defiende la dieta baja en grasas se ve afectada por unos cuantos factores que la hacen llegar a la conclusión frívola de que una dieta alta en grasas no es saludable:

1. Incapacidad para distinguir entre grasas buenas y grasas malas: Los índices exorbitantes de obesidad, cardiopatías y cáncer provocados por una dieta alta en carbohidratos procesados y en grasas alteradas químicamente han inculpado injustamente a todos los tipos de grasas. Como ya discutí y analizaré a profundidad en el siguiente capítulo, en la dieta moderna típica hay un fuerte desequilibrio entre ácidos grasos omega-6 y omega-3. Ingerimos muchos del primer tipo (en alimentos procesados, aceites poliinsaturados y productos de animales alimentados con cereales) y muy pocos del segundo (contenidos en pescados grasosos de agua fría, huevos y carne de animales alimentados con pasto, y cápsulas de omega-3).

Asimismo, consumimos cantidades excesivas de grasas trans y parcialmente hidrogenadas, las cuales son muy tóxicas (y aunque no son iguales, están muy relacionadas y son malignas). Las "Franken-grasas" se crean calentando y manipulando químicamente aceites de origen vegetal y extraídos de semillas para que se vuelvan sólidos. Solidificar las grasas sirve para extender de forma efectiva la vida útil de los alimentos procesados y mejorar su sabor. Estas grasas se oxidan con facilidad para formar reacciones en cadena de radicales libres que dañan las membranas celulares, los tejidos del cuerpo y la función inmune. Puesto que el cerebro, el sistema nervioso y el sistema vascular están compuestos primordialmente de membranas, cualquier disfunción en estas áreas fundamentales puede ser devastadora. Las investigaciones confirman que el consumo de grasas trans y parcialmente hidrogenadas promueve la inflamación, el envejecimiento y el cáncer. El *New England Journal of Medicine* revisó numerosos estudios y reportó que existe un fuerte vínculo entre el consumo de grasas trans y las cardiopatías.

2. Los carbohidratos les dan mala fama a las grasas: La grasa es calóricamente densa, pues cada gramo de la misma contiene nueve calorías. Si consumes carbohidratos en exceso (150 a 300 gramos o más al día), produces altos niveles de insulina y luego comes una cantidad considerable de grasas para complementar tu dieta alta en carbohidratos, esa ingesta de grasas contribuirá directamente a engordarte. Como dice el dicho: "¿Qué fue primero: el huevo o la gallina?" En este caso no es ni el huevo ni la gallina lo que te está engordando, ¡sino los carbohidratos! Consumirlos en altas cantidades deriva en una producción intensa de insulina, la cual transportará tanto los carbohidratos como las grasas (y las proteínas) a las células adiposas.

3. Propaganda y seudociencia que se han abierto camino hacia la Sabiduría Convencional: Las maquinaciones de la burocracia pública suelen obligar al pensamiento racional a inclinarse por proteger y promover los intereses corporativos y las reputaciones de los políticos. Aunque estoy a favor del capitalismo, es perturbador saber cuánto del poder de decisión está controlado por corporaciones que gastan miles de millones de dólares en publicidad para lograr que la Sabiduría Convencional alimenticia favorezca las ganancias, sin importar mucho la salud de los consumidores.

La historia de cómo las grasas saturadas fueron satanizadas debe hacer mención de la obra del científico estadounidense Ancel Keys, quien era uno de los primeros promotores elocuentes y dinámicos del vínculo entre ingesta de grasas saturadas, niveles de colesterol y cardiopatías. Se volvió foco de atención en los años sesenta con sus intentos por alejar al público de las grasas saturadas y encontrar remplazos, como aceites poliinsaturados y una alimentación baja en grasas. Ha llevado décadas reconocer (a paso de tortuga) lo disparatadas que son sus suposiciones. Por ejemplo, Keys no vinculaba la obesidad con el riesgo de cardiopatía, y las bases de su trabajo se vieron cuestionadas cuando se le criticó por elegir de manera parcial sus ejemplos (comparaciones de ingesta de grasas y tasas de cardiopatías entre distintas culturas) para que sustentaran sus hipótesis. Para ser justos, Keys hizo un gran trabajo al ayudar a popularizar la dieta mediterránea (caracterizada por la ingesta liberal de grasas saludables), e incluso pasó los últimos años de su vida en un pequeño pueblo de Italia estudiando los hábitos alimenticios de sus residentes.

Cetonas. El cuarto combustible

Ahora ya sabes que evolucionamos para quemar principalmente grasas y un poco de glucosa. También podemos quemar proteínas cuando ciertos aminoácidos entran a las vías energéticas en una parte del ciclo de la glucosa (como cuando se nos acaba la glucosa o el glucógeno después de un largo entrenamiento o en caso de inanición). La proteína también puede convertirse en glucosa en el hígado. Mientras que la mayoría de las células del cuerpo pueden quemar tanto grasas como glucosa con facilidad, hay unas cuantas células selectas que sólo funcionan a base de glucosa (algunas neuronas, glóbulos rojos y células renales, por ejemplo). Sin glucosa, estas células dejarían de funcionar y tendríamos contados los días. Se ha estimado que el requerimiento mínimo diario de glucosa para mantener activos esos sistemas es de entre 150 y 200 gramos al día, pero las investigaciones recientes muestran que, tras una breve adaptación, algunas de estas células pueden operar de manera eficaz usando un combustible conocido como cetonas, con lo que se reduce significativamente el requerimiento general de glucosa.

Las cetonas son fundamentales para nuestra evolución. Como ya hemos discutido, nuestros ancestros rara vez tenían acceso constante a carbohidratos, como sí lo tenemos hoy en día. De hecho, pudieron haber pasado semanas o hasta meses sin cantidades notables de carbohidratos, por lo que debieron evolucionar y desarrollar un sistema en el que el hígado pudiera tomar proteínas de los músculos o de la dieta para convertirlas en glucosa a través de la gluconeogénesis. Este sistema servía para mantener vivo a Grok durante periodos de inanición breves o durante periodos más largos en los que abundaba la carne (proteína y grasas), pero no las plantas (carbohidratos). Hoy podemos hacer uso de ese mismo sistema e instar a nuestros genes a acelerar el proceso de pérdida de grasa cuando disminuimos los carbohidratos sin dejar de consumir una cantidad adecuada de proteínas. En estas circunstancias, no tenemos razones para sacrificar el músculo magro en nuestro intento por perder grasa (la desgraciada historia de la tradicional pérdida de peso por restricción de calorías) si comemos como cavernícolas.

Producir glucosa a partir de proteínas requiere su propia fuente de energía, por lo que las células hepáticas utilizan las grasas (los ácidos grasos, más bien) como combustible para esta conversión. Cuando las células hepáticas se involucran en la gluconeogénesis no son capaces de quemar por completo esas grasas hasta convertirlas en dióxido de carbono y agua. Por lo tanto, producen un residuo rico en energías conocido como cetona (también llamado cuerpo cetónico). Las cetonas son un combustible seguro, deseable y de alto rendimiento energético. Literalmente son el cuarto combustible. De hecho, cuando te adaptas bien a quemar grasas con la vida cavernícola, uno de los beneficios secundarios es que también te adaptas a las cetonas. Eso significa que unas cuantas semanas después de reducir los carbohidratos (y, por lo tanto, reducir la insulina producida) y de aumentar las cantidades relativas de grasas saludables en tu dieta, enviarás señales a tus genes que derivarán en una mayor producción (activación) de la "maquinaria" metabólica que se usa para quemar cetonas con eficiencia en todo el cuerpo.

Muchas células en realidad prefieren las cetonas por encima de la glucosa, si se les diera a escoger entre ambas. El músculo cardiaco, el esquelético, y hasta ciertas neuronas prosperan con las 4.5 calorías que ofrece cada gramo de cetonas. Después de una ligera adaptación a las mismas, el cerebro puede funcionar muy bien obteniendo 75% de su energía de las cetonas. El hecho de que podamos adoptar con tanta facilidad este plan energético alternativo puede ser la mejor prueba de que Grok no siempre necesitaba tener acceso a muchos carbohidratos. Un artículo de 2004 publicado en el *Journal of the International Society of Sports Nutrition* aludía a múltiples estudios que sugieren que una baja ingesta de carbohidratos y la cetosis leve resultante quizá ofrecen varios beneficios, incluyendo la disminución de la grasa corporal, la reducción del daño causado por la resistencia a la insulina y los radicales libres (consecuencias de metabolizar una dieta alta en carbohidratos), y la disminución de las LDL.

Entonces, ¿qué es la cetosis? Las cetonas no pueden almacenarse de forma conveniente como las grasas (y el exceso de glucosa) en las células adiposas o como la glucosa, que se almacena en forma de glucógeno. Las cetonas simplemente circulan por el torrente sanguíneo en donde están listas para ser recogidas por cualquier célula que quiera y necesite la energía que ofrecen. La cetosis es el nombre científico de un padecimiento delicado en el que las cetonas empiezan a acumularse en el torrente sanguíneo al punto de que ya no pueden ser usadas como energía. No tiene nada de malo entrar en estado de cetosis. Es una parte natural y normal de la producción de energía y el metabolismo humano. De hecho, es probable que hayas experimentado cetosis leve si has hecho ayunos o te has saltado un par de comidas seguidas.

Si aún no te has adaptado a las cetonas, como le ocurre a mucha gente que lleva una alimentación alta o medianamente alta en carbohidratos y que de pronto decide ayunar, las cetonas no se lograrán quemar con la misma eficiencia. Las cetonas resultan ser un tanto ácidas, y, dado que el cuerpo se esfuerza por mantener un estado de ligera alcalinidad, las cetonas sin uso se excretan por la orina, las heces y hasta el aliento. Algunos describen el olor del aliento cetónico como el de manzanas bien maduras o el de acetona. Si eres novato en la vida cavernícola, necesitarás algunas cuantas semanas para reprogramar tus genes y volverte más eficiente para quemar cetonas. Conforme tu cuerpo se adapte a un patrón alimenticio bajo en carbohidratos y genéticamente óptimo, quemarás cetonas con eficiencia y las excretarás menos, con lo que disminuirás tus requerimientos de glucosa.

Algunas personas —incluyendo algunos médicos mal informados— mantienen una postura innecesariamente pesimista con respecto a las cetonas y la cetosis. Creo que estas críticas surgen porque las dietas en cuestión permiten apenas consumir 20 gramos o menos de carbohidratos al día, nivel que no permite la ingesta sustancial de verduras ricas en nutrientes. Aunque no estamos hechos para funcionar principalmente a base de carbohidratos, sí dependemos en gran medida de los nutrientes proporcionados por las verduras y la mayoría de las frutas. Otras personas quizá confundan la cetosis con la cetoacidosis, un padecimiento muy distinto (y potencialmente fatal) que afecta a los diabéticos dependientes de la insulina y a los alcohólicos.

En la zona de mantenimiento del cavernícola rara vez entras en estado de cetosis (aunque quemarás muchas más grasas y producirás muchas más cetonas que la gente con dietas altas en carbohidratos). Puesto que 100 gramos de carbohidratos al día parece ser el umbral por encima del cual se reduce la cetosis, el rango recomendado de entre 100 y 150 gramos diarios de carbohidratos provenientes de frutas y verduras es suficiente para servir de combustible a los sistemas que dependen de la glucosa y el glucógeno, mientras que la mayoría de la energía provendrá de la grasa.

Con el programa de pérdida acelerada de grasa del cavernícola (detallado en el capítulo 8) te mantendrás en el rango que denomino "punto ideal" —un nivel de cetosis leve—, el cual implica consumir entre 50 y 100 gramos de carbohidratos al día. En él, las proteínas necesarias para la gluconeogénesis provienen de la dieta (no de los músculos), y la grasa indispensable para cubrir tus necesidades diarias de combustible será suficiente.

Al entender los procesos metabólicos de las proteínas, las grasas, los carbohidratos y las cetonas, y al saber que puedes controlar la velocidad a la que cada macronutriente se consume con cambios en dieta y ejercicio, no necesitas agonizar contando calorías día tras día. Siempre y cuando consumas alimentos aprobados, serás capaz de mantener tu composición corporal ideal y mitigar el riesgo de trastornos y enfermedades relacionadas con la dieta.

Comer bien

Los mandamientos del cavernícola implican disfrutar un estilo de vida saludable, feliz y equilibrado. Como dijo el doctor Andrew Weil al describir el título de su libro *Eating Well for Optimum Health*, "comer bien" alude no sólo a elegir alimentos naturales y nutritivos, sino también a disfrutar la experiencia de uno de los mayores placeres en la vida. Es probable que Grok disfrutara la comida considerablemente más que nosotros, pues debía esforzarse mucho por conseguir cada alimento y nunca tenía el éxito garantizado. A lo largo de la historia la comida ha representado el núcleo de las celebraciones culturales, ¡y no frenaremos la inercia en este momento! La clave está en eliminar las distracciones y las influencias negativas, lo que permitirá que la sensación física de hambre y la búsqueda de placer básico tengan una influencia predominante en tus hábitos alimenticios.

La dieta "Oh, positivo"

Si deseas adoptar con éxito hábitos alimenticios saludables, es importante que te deshagas de cualquier emoción negativa que tengas hacia los alimentos y que consideres que cada comida es una oportunidad para disfrutar. Recomiendo mucho que te des permiso de comer tanto como quieras, cuando quieras, por el resto de tu vida. Aunque esta sugerencia puede resultar aterradora, liberarte de la restricción y la privación te permitirá conectarte mejor con tus necesidades nutricionales físicas, en lugar de dejarte llevar por los detonadores emocionales.

En cada comida, presta atención al momento en el que quedas satisfecho y te sientes cómodo dejando de comer —no en el punto en el que estás lleno, sino aquél en el que ya no tienes hambre—, con la idea de que podrás volver a comer cada vez que quieras. Si deseas disfrutar una golosina de cuando en cuando (de preferencia de la lista de alimentos aprobados, pero también se vale que no lo sea), hazlo consciente del placer que te da cada bocado. No permitas que te abrumen la ansiedad, la culpa o la rebelión vinculada a tus elecciones alimenticias, y remplázalas por la idea de que mereces comer los alimentos más deliciosos y nutritivos posibles.

Cuando se trata de elecciones específicas, prefiero que sean mis papilas gustativas las que me guíen hacia una dieta deliciosa y nutritiva dentro de los amplios lineamientos de los mandamientos del cavernícola. Olvídate de las creencias sin fundamento científico de que hay que combinar ciertos alimentos a ciertas horas, o de que se deben alinear las elecciones alimenticias con el color de piel, la forma del cuerpo o el tipo de sangre (no recuerdo si mi tipo de sangre es O positivo o negativo, pero cuando disfruto mi ensalada cavernícola cada tarde, mi cerebro siempre piensa "¡Oh, positivo!").

Los humanos han evolucionado con dietas muy distintas en asentamientos en todo el mundo. Aunque hay ciertas predisposiciones genéticas a ser alérgicos a, por ejemplo, los cereales o los lácteos, los alimentos primitivos satisfacen y nutren a cualquiera, sin importar dónde vivieron o qué comían tus antepasados de las últimas cinco o 500 generaciones. En esencia, mi objetivo es que te vuelvas recolector moderno y desarrolles un sentido agudo de lo que necesitas hacer (o no hacer) para prosperar día con día. Cuando comes al estilo del cavernícola no hay ciudad a la que no puedas viajar, restaurante en el que no puedas negociar, supermercado en el que no puedas comprar ni fiesta familiar que no puedas sobrellevar.

Los horarios de comida de Grok

¿Has notado que hay personas que pierden la cabeza si se les pasa una comida o no encuentran exactamente lo que buscan en un menú? Se ponen irritables y empiezan a quejarse de mareos, como si el mundo fuera a detenerse si no inhalan calorías de inmediato. Irónicamente, de no ser por las convenciones culturales de socialización que han hecho que el metabolismo sea dependiente de la ingesta de carbohidratos y no de grasas, no hay razón por la cual saltarse una comida sea un verdadero problema. Nuestros ancestros comían esporádicamente, en horarios y con alimentos variados. Dadas las variables de estación y lo impredecible de la cacería, no siempre tenían suficiente comida ni una dieta muy variada. Nuestros genes prosperan ante la escasez ocasional e incluso soportan el exceso fortuito. De hecho, eso es lo que esperan.

Nuestra capacidad genética para prosperar con hábitos alimenticios intermitentes es un concepto que resulta importante recordar, pues te quita la presión de tener que hacer comidas en horarios fijos, balancear los grupos alimenticios (carne con almidones, cereales con proteína, etc.) o alinear tus alimentos con tradiciones dependientes del horario del día (cereal para desayunar, sándwich para la comida, etc.). Saltarse comidas, hacer breves ayunos y liberarte por completo de la necesidad obsesiva de hacer tres comidas completas o seis pequeñas cada día cuando el reloj marca cierta hora podría ser benéfico para tu cuerpo. De hecho, hacerlo te alineará mejor con tu experiencia genética histórica. Al librarte de las "reglas" estrictas e ignorantes de la Sabiduría Convencional, comer se volverá más simple y más disfrutable.

Al respecto, es importante señalar que tu necesidad de consumir calorías de forma regular disminuirá sustancialmente cuando se regulen los niveles de glucosa en la sangre y empieces a quemar grasas y cetonas con mayor eficiencia gracias a las elecciones alimenticias de baja producción de insulina. En contraste, si consumes la típica dieta occidental de 300 a 500 gramos de carbohidratos al día (en lugar de ingerir entre 100 y 150 gramos de carbohidratos de origen vegetal, como sugieren los mandamientos del cavernícola), experimentarás fuertes fluctuaciones de glucosa y los correspondientes antojos de energía inmediata que aportan los alimentos altos en carbohidratos. Ésta es quizá la revelación más evidente y emocionante para los conversos al estilo alimenticio del cavernícola. Al eliminar los azúcares, los cereales y las leguminosas de tu dieta, y al priorizar los alimentos primitivos, experimentarás niveles de energía más consistentes y una reducción imperceptible del apetito. ¡Te convertirás en una bestia quemagrasas!

Los beneficios serán duraderos, pero quizá tardes más en notarlos. De cuando en cuando, la gente que comenta en mi blog menciona dificultades con los altibajos energéticos durante las primeras tres semanas de transición a la alimentación cavernícola. Durante este periodo de transición el cuerpo espera que lo alimentes con azúcar (de la cual recibe cada vez menos), pero aún no redescubre cómo sacarle el mejor provecho a las reservas de grasa. No te preocupes, lo hará. Al limitar los carbohidratos (y reducir la producción de insulina) estarás enviando nuevas series de señales hormonales a tus genes. A su vez, éstas inhibirán los sistemas de consumo de azúcares y activarán la maquinaria para quemar grasas y cetonas.

Aunque quizá experimentes unos cuantos episodios de mareos durante la transición, ten la tranquilidad de que el cambio se completará en unas cuantas semanas y los niveles de energía mejorarán considerablemente. Mientras tanto, agarra un puñado de nueces de macadamia o una pierna de pollo fría si se te antoja un refrigerio (ya describiré algunos de mis refrigerios favoritos en el capítulo 4). Siempre debes satisfacer tus antojos con cantidades abundantes de alimentos aprobados, en lugar de sufrirlos con voluntad y otras armas endebles. No te preocupes, pues los alimentos aprobados te saciarán por completo sin provocarte un bajón de azúcar después, a diferencia de cuando agarras un panqué. Esto se debe a la alta densidad calórica y a la lentitud con la que se queman los alimentos altos en grasas o proteínas (como carne, pescados, pollo, huevos, aguacate, mantequilla, productos de coco, frutos secos y semillas, aceitunas y lácteos altos en grasas), así como al alto contenido de agua y fibra de las frutas y verduras.

Puesto que en la vida moderna todo es cuestión de horarios, con frecuencia resulta conveniente y disfrutable comer en horarios regulares. Está bien. Sólo sugiero que prestes más atención a tus niveles de hambre que al reloj. Por ejemplo, yo desayuno casi a diario, pero elijo alimentos y cantidades distintas, dependiendo de mi apetito, nivel de actividad y actividades programadas durante el día. Con frecuencia desayuno un omelet enorme de cuatro o cinco huevos, queso, champiñones picados, pimiento, cebolla y jitomates, cubierto con unas tiras de tocino y aguacate. Otros días agarro un puñado de nueces de macadamia o me hago un licuado primitivo para beberlo en el camino. También hay días en los que me salto el desayuno, sin culpas, antojos ni bajones de glucosa. Siempre y cuando comas como cavernícola casi todo el tiempo, tu cuerpo funcionará como debe.

Cuando tienes horarios y opciones de comida flexibles, te estresará menos tu alimentación y la disfrutarás más. La clave es tomar decisiones concienzudas que disminuyan tu exposición a alimentos tóxicos y, cuando te des un gusto o te desvíes un poco del camino, te permitan volver a equilibrarte con rapidez. Si disfrutas un postre pecaminoso o te tomas un fin de semana de indulgencias alimenticias, haz después unas cuantas comidas que produzcan niveles bajos de insulina para volver a regular tu energía y la función metabólica. Incluso un breve paseo después de un atracón y un postre obsceno puede mitigar la reacción insulínica al desviar la glucosa en sangre hacia los músculos que están trabajando.

Una pequeña cucharada para la humanidad

Cuando comes al estilo del cavernícola las consecuencias de tus elecciones alimenticias se vuelven muy evidentes. Come bien y tendrás mucha más energía y mejor salud. Sigue así y cumplirás sin esforzarte tus metas de composición corporal. Desvíate un poco y quizá alcances la mitad de tus metas (o menos, debido al círculo vicioso de los bajones de azúcar causados por la insulina y los antojos), tendrás un poco menos de energía y quizá te contagies de alguna gripa o tos, ya que tu sistema inmune estará comprometido.

De cuando en cuando experimento una falta de juicio y me permito alguna indulgencia, como una cucharada pequeña de helado gourmet. Sabe delicioso los cuatro minutos que tardo en comerlo (aunque no se compara con un tazón de arándanos y frambuesas frescos con crema batida), pero invariablemente experimento distensión y gas durante la hora siguiente, así como bajón de azúcar. Puesto que estas faltas de juicio no son parte de mis hábitos normales, soy muy sensible a las consecuencias de estas malas decisiones.

Comprende que disfruto el sabor del helado tanto como cualquiera, pero reafirmo mi postura de que, después de un tiempo de comer como cavernícola, hasta la indulgencia ocasional que se sale de los lineamientos no vale la pena, al menos para mí. No pretendo ser un policía alimenticio, pues te garantizo que yo también me siento tentado con frecuencia, y seguro en el futuro me permitiré de nuevo una indulgencia no primitiva (más de una vez). Sólo intento ilustrar cómo se vuelve más fácil rechazar aquello que antes te parecía irresistible cuando te vuelves sensible a los efectos negativos de las elecciones poco saludables. Esto ocurre en especial cuando entiendes bien las consecuencias de cada una de las decisiones alimenticias que tomas, estén o no alineadas con tus genes primitivos.

Cuando usas mecanismos de defensa del tipo "Todo con moderación" y "Sólo se vive una vez", en realidad estás disfrazando el hecho de que durante años o hasta décadas esas pequeñas indulgencias se van agregando literalmente hasta sumar cientos de kilos de sustancias ingeridas que son tóxicas para el cuerpo. Asimismo, conforme las elecciones alimenticias poco saludables echan raíz en tu vida diaria, creo que te desensibilizas a los efectos negativos que tienen en tu salud. Este concepto se ve ilustrado por los cafeinómanos o los fumadores compulsivos, quienes son capaces de funcionar de forma bastante normal (lo cual no es mucho decir) con grandes volúmenes de sustancias químicas en la sangre que noquearían al usuario ocasional o al novato.

La absoluta falta de régimen o de privación calórica del estilo alimenticio del cavernícola (no me gusta usar la palabra *dieta* porque implica un régimen) es el secreto del éxito a largo plazo de este sistema. No es necesario que te obligues a pasar hambre, a sentirte privado o a albergar malos sentimientos hacia la comida. Basta con que tomes decisiones sensatas e incorpores la abundante selección de alimentos deliciosos siempre que quieras, y que abandones el consumo habitual de alimentos que saben bien por el momento, pero que te hacen sentir mal o generan estrés metabólico a largo plazo.

Cómo enfrentar la transición (quizá radical) al estilo de vida y alimentación del cavernícola

Si crees que tu vida no volverá a ser la misma sin tu tazón de cereal o sin tu platón de pasta y pan de ajo, intenta seguir estas sugerencias:

Regla de 80%: Haz lo mejor posible, yendo un paso a la vez, a velocidad cómoda y liberándote de la presión de hacerlo a la perfección. Asegúrate de que tus indulgencias sean sensatas, como argumento en el capítulo 4. Con el tiempo irás apegándote más de forma natural y sin molestias, sobre todo con respecto a la restricción y eliminación de granos, azúcares y leguminosas.

Genera inercia: Conforme sigas progresando con el tipo de comida que estás diseñado para comer, notarás una mayor sensibilidad a los efectos que tiene cada alimento en tu cuerpo, tanto para bien como para mal. Durante mis años de atleta pensé que mi distensión digestiva recurrente y el cansancio después de comer se debían a lo pesado del entrenamiento o del día y no a las reacciones alérgicas imperceptibles al exceso de carbohidratos procesados y lácteos.

¿Te identificas con la sensación de taquicardia y acelere que sientes después de comer un postre dulce? Posiblemente sea algo con lo que estamos familiarizados desde niños. Es un poco molesta, pero no pasa nada, ¿cierto? No fue sino hasta que empecé a hacer cambios sustanciales a mi alimentación hace una década que mi sensibilidad escaló. Era una maravilla levantarme de la mesa sintiéndome satisfecho, pero también alerta y lleno de energía, sin tener que desabotonarme el pantalón. Me costó trabajo acostumbrarme a renunciar a los postres, pero también noté que sacrificar unos cuantos instantes de gratificación instantánea no era nada en comparación con tener que lidiar con los subidones y bajones de azúcar. Además, cuando eliminas los carbohidratos simples, vas dejando de desearlos. De ese modo escapas del círculo vicioso en el que caen hasta las personas con más voluntad que intentan hacer lo correcto, pero comen lo incorrecto.

Estrategia de las cinco comidas favoritas: Elige tus cinco comidas favoritas dentro de los lineamientos del cavernícola y rótalas durante las primeras tres semanas de transición al estilo alimenticio del cavernícola. Quizá sea salmón a la parrilla y brócoli al vapor, chuletas de cordero con calabacín y calabaza de verano a la parrilla, pollo rostizado (con piel, de preferencia orgánico) y verduras grandes al vapor. Come cuanta ensalada distinta y colorida se te ocurra. Come cuantos refrigerios primitivos se te antojen. Sí, ya no habrá más papa al horno, elote asado, cereal azucarado, barra de pan ni otros supuestos alimentos básicos, pero la molestia de cambiar de hábitos se verá muy compensada al ver que puedes comer cuanto quieras de tus alimentos primitivos favoritos durante la transición al estilo alimenticio del cavernícola.

Nunca luches, sufras ni pases hambre: Rodéate de alimentos aprobados por los mandamientos del cavernícola y disfrútalos en las cantidades y con la frecuencia que quieras. Siempre ten a la mano un refrigerio primitivo que te ayude a superar el periodo de transición. Dicho lo anterior, presta mucha atención a tus niveles de apetito y elimina los detonantes emocionales que influyen negativamente en tu alimentación. No esperes a sentirte lleno para dejar de comer, pues significará que has comido de más; hazlo tan pronto ya no sientas hambre.

Sustitutos: Reflexiona si es posible cambiar algunos de tus antiguos alimentos y refrigerios favoritos por algunas de las opciones interesantes de los mandamientos del cavernícola. A mí solían encantarme los hot cakes de arándano y granola, pero la privación que sentí al principio al eliminar la torre de hot cakes de mi vida se vio compensada por la docena de bocados de un delicioso omelet primitivo. Toma en cuenta el impacto general que tienen tus alimentos favoritos en tu cuerpo y si de verdad vale la pena. Un buen plato de pasta y helado agradará a cualquier paladar, pero si después te sientes hinchado, lleno de gas y somnoliento, quizá sea una mejor estrategia inclinarte por alguna de las opciones del menú de ese mismo restaurante que contenga alimentos aprobados por los mandamientos del cavernícola (o pedir amablemente que te los preparen).

RESUMEN DEL CAPÍTULO

1. Alimentos del cavernícola: Come productos nutritivos de origen animal y vegetal (carne, pescado, pollo, huevos, frutos secos, semillas, verduras y frutas que han promovido la evolución humana durante dos millones de años), y evita los alimentos procesados (azúcares y cereales) para llevar una dieta metabólicamente eficiente y con alta densidad de nutrientes. Los beneficios del estilo alimenticio del cavernícola incluyen la mejoría de la función celular, el sistema inmune, la función antioxidante, la metabolización de la grasa y el manejo del peso, así como el desarrollo y reparación de tejido muscular, la reducción de factores de riesgo de enfermedad y la estabilización de los niveles diarios de apetito y energía. Aunque el estilo alimenticio del cavernícola es bajo en carbohidratos en comparación con la dieta estadounidense estándar, aboga por el consumo en abundancia de carbohidratos nutritivos provenientes de todas las verduras y de ciertas frutas.

2. La insulina es la hormona maestra: Quizá el principal beneficio de comer como cavernícola es moderar la producción excesiva y descontrolada de insulina que provoca la dieta estadounidense promedio. Ochenta por ciento de la capacidad para alcanzar el éxito en términos de composición corporal está determinado por la alimentación. Cuando moderas la producción de insulina, accedes a las grasas almacenadas y las quemas como combustible, conservas o desarrollas músculo, y reduces los factores de riesgo de enfermedad.

Cuando abusamos del delicado equilibrio insulínico al consumir demasiados carbohidratos durante mucho tiempo se desata el caos: las células se vuelven resistentes a la insulina, hay exceso de glucosa en la sangre, se almacena más grasa y se vuelve cada vez más difícil movilizar la grasa como fuente de energía. Esto sienta las bases para el desarrollo de trastornos graves como síndrome metabólico, diabetes tipo 2 y cardiopatías. La síntesis de hormonas importantes, incluyendo hormonas tiroideas, testosterona y hormona del crecimiento humano también enfrentan el obstáculo de la producción excesiva de insulina, creando un efecto de "envejecimiento" acelerado que tiene más que ver con lo que desayunaste que con la cronología. Aunque los efectos a largo plazo de la producción excesiva de insulina son terribles, también hay algunas desventajas inmediatas de consumir refrigerios o comidas altas en carbohidratos. El ciclo de glucosa alta, insulina alta, glucosa baja causa problemas de fatiga, concentración mental, cambios de estado de ánimo y nervios, lo cual deriva en agotamiento general.

3. Colesterol: El colesterol es fundamental para una buena estructura celular y para realizar numerosas funciones metabólicas. La hipótesis de los lípidos y las cardiopatías que defiende la Sabiduría Convencional es una postura errada y limitada sobre la auténtica cadena de eventos y factores de riesgo que contribuyen a las cardiopatías. La hipótesis de los lípidos ha sido refutada en años recientes por el Estudio Cardiaco de Framingham y por muchos otros estudios y expertos respetados. Los verdaderos factores de riesgo se caracterizan por un trastorno común conocido como síndrome metabólico. En muchos casos sólo las LDL densas y pequeñas provocan problemas en las arterias, y sólo cuando los niveles de triglicéridos son altos y hay inflamación sistémica. Estos factores de riesgo suelen ser consecuencia de la producción excesiva de insulina, de una mala proporción omega-6 a omega-3, y de malos hábitos de ejercicio (sea por sedentarismo o por entrenamientos estresantes). Asimismo, niveles pertinentes de HDL, generados por una buena alimentación y buenos hábitos alimenticios, pueden con frecuencia mitigar cualquier amenaza potencial de las LDL densas y pequeñas. Por otro lado, la función principal de las estatinas —reducir los niveles de colesterol— no es atacar directamente estos factores de riesgo. Los supuestos beneficios antiinflamatorios de las estatinas pueden bien lograrse a través de la alimentación, el ejercicio y el consumo de suplementos, lo cual ahorra gastos y evita efectos secundarios dañinos de los medicamentos.

4. Grasas saludables: Los alimentos primitivos aportan altos niveles de los respetables ácidos grasos omega-3 (los cuales sustentan la salud cardiovascular, inmunológica, cerebral y cutánea) y de grasas saturadas (las cuales promueven la salud celular y la saciedad alimenticia). Se deben hacer esfuerzos por minimizar la ingesta de omega-6 e incrementar la de omega-3. Esto ayuda a mantener bajo control la respuesta inflamatoria y protege contra enfermedades serias que derivan de la inflamación descontrolada.

5. Macronutrientes: Comprende el "contexto de las calorías" más allá de la máxima para perder peso de "calorías que entran, calorías que salen". Obtén a diario al menos de uno a tres gramos de proteína por kilogramo de masa corporal magra (rango basado en el nivel de actividad) para garantizar una saludable función metabólica y preservar la masa muscular magra. Limita la ingesta de carbohidratos a un promedio de 100 a 150 gramos al día (o entre 50 y 100 gramos al día si buscas perder grasa de forma acelerada), lo cual ocurrirá automáticamente cuando empieces a consumir gran cantidad de verduras y frutas, y evites los cereales, los azúcares, las leguminosas y otros carbohidratos procesados. La curva de carbohidratos refleja cómo los niveles de consumo de carbohidratos afectan tu salud e interfieren en tus metas de pérdida de peso.

Una vez determinada la ingesta de proteínas y carbohidratos, la grasa se vuelve la principal variable de energía calórica. Los alimentos altos en grasas saciantes son una excelente fuente de energía y es improbable que te engorden si moderas tu producción de insulina. El prejuicio de la Sabiduría Convencional contra la grasa proviene de atribuirles los efectos negativos de las grasas procesadas a todas las grasas. Las cetonas se conocen como el cuarto combustible, pues aportan suficiente energía eficiente cuando la ingesta de carbohidratos es baja. Éstas son un subproducto de la gluconeogénesis en el hígado. Estar en estado cetónico de vez en vez es una estrategia segura para reducir el exceso de grasa corporal.

6. Comer bien: Disfruta tus comidas sin restricciones, estrés emocional ni negatividad. Elige tus alimentos favoritos de la amplia lista de opciones aprobadas por los mandamientos del cavernícola y no te obsesiones con las calorías, las proporciones de nutrientes, los horarios de comida o las combinaciones de alimentos. Come hasta saciarte, en lugar de llenarte hasta no poder más. Toma en cuenta que tus genes evolucionaron para manejar con facilidad los hábitos alimenticios esporádicos sin bajones de energía ni reducciones de la tasa metabólica, y podrán hacerlo mejor después de reprogramarlos 21 días para convertirte en una bestia quemadora de grasas y de cetonas.

7. Transición a la vida cavernícola: Cuando te estés ajustando al estilo alimenticio del cavernícola, descubre sustitutos deseables (los cuales puedes rotar una y otra vez, si lo prefieres) para evitar sentirte privado después de haber abandonado tus viejas opciones alimenticias. Come muchos alimentos aprobados por los mandamientos del cavernícola como refrigerios y comidas, de modo que no te sientas agotado. Sigue la regla de 80%, cumpliendo los mandamientos 80% del tiempo, y no te obsesiones con la perfección. Fíjate en el aumento de sensibilidad a la forma en que los alimentos afectan tu cuerpo, y valora esa conciencia para mantenerte en el camino de la energía elevada, el manejo de peso sin esfuerzo y la expresión óptima de los genes a través de la alimentación cavernícola.

CAPÍTULO 4

Primer mandamiento del cavernícola: Come plantas y animales

(Los insectos son opcionales)

> Si se supone que no deberíamos comer
> animales, entonces ¿por qué Dios los hizo
> de carne?
>
> Tom Snyder

Si intentas memorizar las claves para convertirte al estilo de vida cavernícola, aquí hay una más: animales (res, pescado, pollo y huevo) y plantas (verduras, frutas, frutos secos, semillas, hierbas y especias) deberán ser todo lo que comas. Aunque las verduras, las frutas y las hierbas y especias no aportan gran cosa de calorías, deben representar tu principal fuente de carbohidratos saludables y micronutrientes (vitaminas, minerales, antioxidantes, agentes antiinflamatorios y miles de fitonutrientes más). Los alimentos de origen animal tienen una gran densidad calórica, casi no estimulan la producción de insulina, aportan las mejores formas de proteína y grasas saludables, y deben representar el grueso de tu ingesta calórica.

En tiempos de Grok el grueso de las calorías de la dieta humana (los estimados van de 45 a 85%, dependiendo de la región) provenía de comer gran variedad de animales, incluyendo insectos, larvas, anfibios, aves, huevos, pescados y mariscos, mamíferos pequeños y algunos mamíferos de mayor tamaño. En términos generales, quienes vivían cerca del ecuador consumían más plantas y menos alimentos de origen animal, mientras que quienes vivían en latitudes más frías y no tenían tantas opciones vegetales a la mano consumían más carne.

Estas fuentes de carne aportaban cantidades significativas de proteínas y de todo tipo de ácidos grasos esenciales y vitaminas. Con frecuencia Grok comía hasta 300 o 400 gramos de proteína y hasta 200 gramos o más de grasa en un día en temporadas de abundancia, y aun así mantenía su esbelto físico. Claro que también comía cantidades muy limitadas de carbohidratos, producía niveles moderados de insulina y sobresalía en el uso de grasa almacenada como combustible. Esta descomposición de macronutrientes le permitía desarrollar y conservar el tejido muscular, y le proveía suficiente combustible tanto para las largas caminatas como para las breves carreras.

Los alimentos de origen animal son saludables y nutritivos, y te ayudarán a reducir el exceso de grasa corporal, desarrollar músculo magro y promover en general el desempeño máximo del cuerpo. Aunque respeto mucho a quienes tienen objeciones filosóficas hacia el consumo de carne, debemos recordar que lo que sugiere la Sabiduría Convencional de que los alimentos de origen animal están directamente relacionados con la obesidad y las cardiopatías, y que el vegetarianismo es en cierto sentido más saludable son aseveraciones muy imprecisas. Nos guste o no, nuestro cuerpo ha evolucionado durante dos millones de años con el consumo de alimentos de origen animal, desde que comer carne se convirtió en factor de supervivencia y detonador de la expansión poblacional en la tierra (nuestra capacidad para migrar a latitudes más elevadas dependía de que desarrolláramos genes de "adaptación a la carne").

Pirámide alimenticia del cavernícola para una pérdida de peso sin esfuerzo, extraordinaria salud y máxima longevidad

Hierbas, especias, extractos
Alto valor nutricional/ de antioxidantes
Indulgencias sensatas
Chocolate amargo, vino tinto
Suplementos
Multivitaminas/minerales/ antioxidantes, omega-3, probióticos, polvo de proteína/sustituto alimenticio, vitamina D

Alimentos a comer con moderación
Frutas: de producción local, de temporada, altas en antioxidantes (moras, fruta deshuesada)
Lácteos altos en grasa: crudos, fermentados, no pasteurizados
Tubérculos amiláceos, quinoa, arroz salvaje: opción de carbohidratos para atletas
Otros frutos secos, semillas y sus respectivas mantequillas: opción para refrigerio

Grasas saludables
Grasas de origen animal, mantequilla y aceite de coco (para cocinar)
Aguacate, productos de coco, aceitunas y aceite de oliva, nueces de macadamia (para comer)

Verduras
De producción local y orgánicas. Porciones abundantes de sabor, nutrición y antioxidantes

Carne – Pescado – Aves – Huevos
Principal fuente de calorías: grasas saturadas (energía, saciedad, función celular y hormonal) y proteínas (material de construcción, masa magra). Preferir productos orgánicos, locales y de animales alimentados con pasto.

Nueces de macadamia: Son preferibles a otras nueces y semillas por la inquietud de moderar la ingesta de omega-6. Otros frutos secos y semillas tienen proporciones omega-6 a omega-3 desfavorables.

Carne, pescado, aves, huevo: Son la fuente principal de calorías. "Prefiere productos locales y de animales alimentados con pasto." Los productos locales son superiores a los orgánicos, pues es posible que los animales orgánicos hayan tenido una alimentación complementada con cereales (mayor popularidad, mayores elementos de producción en masa), lo que reduce su valor nutricional en comparación con un animal de pastoreo.

Vitamina D: Sirve para enfrentar el desafío de obtener suficiente luz del sol en ciertas temporadas del año lejos de los trópicos.

Otros: La quinoa es un carbohidrato suplementario (es un tipo de chenopodium, no un cereal; buen valor nutricional, no posee antinutrientes). Enfatiza el consumo de aguacate, coco y aceitunas. Modera la ingesta de fruta (es fácil excederse, sobre todo cuando se intenta disminuir la grasa).

Es un hecho que ninguna cultura ni sociedad ha sobrevivido durante largos periodos con una dieta libre de carne. Aunque parecería mucho más fácil vivir y evolucionar sin tener que correr para perseguir a los animales, la verdad es que necesitamos la carne como fuente de energía rica en nutrientes concentrados para fomentar el desarrollo acelerado del cerebro, cualidad distintiva que nos puso en la cima de la cadena alimenticia.

Extraordinariamente, se requieren a diario alrededor de 500 calorías sólo para alimentar el cerebro humano (tanto el del humano primitivo como el del actual). Hay evidencias antropológicas que sugieren que las grasas saturadas, las proteínas y los ácidos grasos omega-3 de alimentos de origen animal aportaban tanto las materias primas como la energía necesaria para que el cerebro humano creciera más y se fuera haciendo más sofisticado en el transcurso de la evolución. Nuestra capacidad para capturar y cocinar la carne (pues cocinarla la hace más fácil de masticar, tragar y digerir) fue crucial para distinguirnos de nuestros primos los simios vegetarianos.

En este punto de la discusión es importante reconocer que, en la última década, algunos estudios sobre el consumo de carne roja han inspirado titulares alarmantes que sugieren que el consumo "excesivo" de carne roja podría asociarse con un ligero incremento en el riesgo de cáncer y cardiopatías. No obstante, en todos los estudios que se han realizado hasta el momento no hay distinción ni separación entre grupos que comían carnes rojas de producción local, de animales de pastoreo u orgánica, y aquellos que comían la típica carne llena de hormonas y antibióticos, de res alimentada con cereales que se produce a nivel masivo y se vende en cualquier supermercado. Tampoco se ha hecho una evaluación seria sobre los efectos negativos de la ingesta excesiva de carbohidratos cuando se trata de la metabolización de la carne (recuerda que la combinación de carbohidratos y grasas es lo que incrementa la producción de triglicéridos en el hígado). Asimismo, la mayoría de estos estudios (en los que los participantes son responsables de llevar registro de lo que comen) incluyen en la categoría general de carnes rojas todo tipo de carnes frías procesadas (salchichas, carne seca procesada, tocino, salami, etc.), las cuales suelen contener nitrosaminas y otros potenciales carcinógenos. Se ha demostrado que estos agentes aceleran la formación y el crecimiento de las células cancerígenas en el cuerpo, y, como te imaginarás, los mandamientos del cavernícola sugieren que evites estos tipos de carne por completo.

Los autores de estas investigaciones ofrecen otra posible explicación para el aumento en el riesgo: la sobrecocción de la carne. Quizá has escuchado que algunos tipos de carne achicharrada, quemada o sobrecocida pueden contener subproductos alterados químicamente por el calor que se conocen como aminas heterocíclicas, las cuales pueden ser carcinógenas si se consumen con frecuencia durante periodos prolongados. Puesto que la humanidad ha cocinado con fuego durante cientos de miles de años, al parecer hemos desarrollado una serie de adaptaciones genéticas naturales que nos permiten comer casi cualquier alimento cocinado adecuadamente sin problema. Además, algunos estudios indican que comer alimentos con alto contenido antioxidante (como verduras, frutas, hierbas y especias, e incluso vino tinto y chocolate amargo) junto con las carnes cocidas puede neutralizar en esencia cualquier subproducto potencialmente dañino de la cocción excesiva. Sin duda, los mandamientos del cavernícola defienden que si sólo consumes carnes "limpias" (no carnes procesadas y cargadas de nitrosaminas), usas técnicas de cocción apropiadas (como horneado lento, menor cocción, ollas de lenta cocción), consumes variedad de alimentos de origen animal, evitas las carnes fritas o cocinadas a altas temperaturas, y comes ciertos tipos de carne cruda (sushi, tártara, etc.), es probable que elimines por completo casi cualquier riesgo.

Aunque es indiscutible que nuestro cuerpo prospera gracias a los nutrientes ricos y únicos que aportan los alimentos de origen animal, es posible —aunque muy difícil— ser saludable y tener una dieta nutritiva sin consumir carne. Además será un gran desafío obtener suficientes proteínas y grasas —o simplemente obtener suficientes calorías— para sostener un estilo de vida activo al tiempo que se evitan los cereales, los azúcares y las leguminosas, alimentos que por elección o costumbre constituyen un gran porcentaje de las calorías de vegetarianos y veganos. Si eliges un consumo moderado o alto de cereales para compensar la ausencia de carne, es probable que te enfrentes a varios problemas de salud, como detallaré en el siguiente capítulo.

Las grasas de origen animal que se usan para cocinar (mantequilla, grasa de pollo, manteca, sebo) han sido satanizadas por la Sabiduría Convencional como parte del movimiento a favor de las grasas poliinsaturadas que ha abarcado las últimas generaciones. No obstante, las grasas saturadas (las cuales se solidifican a temperatura ambiente, a diferencia de las poliinsaturadas) son las más benéficas para cocinar. Aunque no tienen gran cantidad de micronutrientes y es preferible limitarlas a favor de fuentes calóricas con mayor

densidad nutricional (como la carne o las verduras que co-
cinas con ellas), no son malas para tu salud en lo absoluto
como nos han hecho creer. Por su parte, las grasas poliinsaturadas se oxidan con facilidad al calentarse, contienen demasiados ácidos grasos omega-6 y contribuyen en gran medida
a los padecimientos oxidativos e inflamatorios detallados
en el capítulo 3. Las verduras y frutas de colores brillantes
aportan altos niveles de antioxidantes fundamentales para
la buena salud. Los flavonoides, carotenoides y una miría-
da de otros fitonutrientes importantes que están presentes en
estos alimentos pueden servir como una primera y potente
línea de defensa contra el daño oxidativo del envejecimiento,
el estrés y la inflamación. Además, los antioxidantes y otros
fitonutrientes parecen tener propiedades anticancerígenas y
ayudan a la función inmune, la buena digestión y la preser-
vación de la masa muscular, componente fundamental de la
longevidad para quienes son de edad avanzada.

Aunque llevar un estilo de vida saludable y balanceado
activará los genes que hacen que nuestros propios sistemas
antioxidantes (catalasa, superóxido dismutasa y glutatión)
luchen con fuerza contra la descomposición celular y del ADN,
las investigaciones sugieren que quizá necesitemos antioxidantes adicionales provenientes de alimentos y suplementos.
Ciertamente, la mayoría de los alimentos procesados, carnes
y carbohidratos amiláceos carecen de antioxidantes, pero las
verduras, las frutas y las nueces son las mejores fuentes de
estos antioxidantes naturales.

Recordarás que en el capítulo 3 discutí que la oxidación era
un componente central de las cardiopatías; los antioxidantes,
por su parte, protegen nuestro cuerpo del daño oxidativo. Eso
implica que si quieres estar sano y evitar enfermedades, las
verduras (y las frutas selectas en moderación) deberán tener
un papel preponderante en tu dieta. También es aparente
que los métodos modernos de procesamiento de alimentos,
los cuales incluyen la siembra de frutas y verduras en tierra

desprovista de importantes minerales, así como el uso generalizado de pesticidas, pueden obstaculizar aún más nuestra meta de obtener suficientes antioxidantes. En consecuencia, muchas personas podrían beneficiarse de un programa sensato de suplementos alimenticios.

Por ejemplo, se ha demostrado que las plantas rojas (granadas, cerezas, melón) ayudan a reducir el riesgo de cáncer de próstata, así como también algunos tumores. Las verduras y frutas verdes (aguacates, limones, pimientos, calabacín) tienen alto contenido de carotenoides, los cuales tienen un poderoso efecto antienvejecimiento y son muy útiles para la vista. Las frutas y verduras amarillas y naranjas (plátano, papaya, zanahoria, piña) aportan betacaroteno para el buen funcionamiento del sistema inmune, así como bromelaína, la cual se ha observado que ayuda a la buena digestión, la salud de las articulaciones y la reducción de los trastornos inflamatorios. Asimismo, se ha demostrado que las verduras crucíferas (en forma de "cruz", con tallo y hojas), incluyendo el brócoli, las colecitas de Bruselas, la col rizada, la arúgula, el nabo, la col china, el rábano picante y la coliflor, tienen propiedades anticancerígenas, antienvejecimiento y antimicrobianas específicas. Las nueces y semillas aportan altos niveles de ácidos grasos insaturados benéficos, fibra, fitonutrientes, antioxidantes (como vitamina E y selenio) y una serie de nutrientes esenciales (manganeso, magnesio, zinc, hierro, cromo, fósforo y folato).

Los alimentos de origen vegetal también promueven de forma natural el equilibrio benéfico entre acidez y alcalinidad (también conocido como equilibrio "básico" o no acídico). Casi todas las células prefieren un ambiente ligeramente alcalino para funcionar como es debido, pero algunos procesos metabólicos, incluyendo la producción normal de energía celular, dan como resultado la liberación de productos de desecho ácidos. La acumulación de los desechos ácidos es tóxica para el cuerpo, por lo que debe esforzarse mucho todo el tiempo para mantener un ambiente ligeramente alcalino, medido según los niveles estándar de pH. Aunque hemos desarrollado sistemas de amortiguación altamente refinados para equilibrar nuestro pH, ingerir demasiados alimentos productores de ácido y no suficientes alimentos alcalinos hace mucho más difícil alcanzar la homeostasis en términos del pH.

Como ya habrás adivinado, consumir alimentos muy procesados, azúcares, cereales, alimentos fritos, alcohol, cafeína, cigarros, bebidas carbonatadas, edulcorantes artificiales y diversas drogas recreativas y medicamentos derivan en la mayor producción de ácido en el cuerpo, situación que antecede a varios problemas de salud y enfermedades. En contraste, al comer suficientes alimentos alcalinos (verduras, frutas, nueces y semillas) optimizas el equilibrio ácido/base y mejoras el metabolismo para quemar grasas, desarrollar músculo y disminuir tu susceptibilidad a toxinas ambientales y alimenticias. Los productos lácteos y de carne también son ácidos, lo que hace esencial equilibrar su consumo con suficientes verduras y frutas que inclinen la balanza hacia la alcalinidad.

Carne y pollo

Muchos de los argumentos de la Sabiduría Convencional en contra de comer productos de origen animal pueden combatirse con facilidad si se consumen productos de animales locales, alimentados con pasto u orgánicos. Esto es lo más recomendado, sobre todo si pensamos en la pésima calidad de muchos de los animales criados en masa, los cuales suelen recibir hormonas (para que crezcan más rápido y así aumenten las ganancias), pesticidas (provenientes de sus propios alimentos de baja calidad; los vegetarianos sostienen que entre 80 y 90% de los pesticidas a los que estamos expuestos al comer provienen de la carne, aunque la Agencia de Protección Ambiental de Estados Unidos difiere) y antibióticos (para evitar el esparcimiento de enfermedades resultantes de la alimentación inmunosupresora y de la vida en comederos o gallineros sucios y atiborrados). Hormonas, pesticidas y antibióticos: estos tres chiflados pueden arruinar por completo tus intentos por comer de manera saludable.

Además, el ganado, los pollos y otros animales de engorda en la actualidad reciben una dieta de cereales fortificados, los cuales tienen un efecto similar en ellos que en el cuerpo humano. Si compras tus productos cárnicos en una cadena de supermercados o una tienda de venta de productos al mayoreo, hay muchas probabilidades de que termines consumiendo la carne de un animal malnutrido, resistente a la insulina y quizá incluso enfermo, la cual además tiene mayores proporciones de ácidos grasos omega-6 y en términos nutricionales no se parece en lo más mínimo a la carne fresca, magra y silvestre de los animales que cazaba Grok. Finalmente, hay razonamientos humanos para evitar comer carne: los animales que por lo regular nos comemos suelen consumir la mitad de las cosechas; sus desechos contaminan el aire, los ríos y los arroyos, y muchos afirman que los someten a los peores tratos en instalaciones insalubres (lo cual se detalla en libros como *Fast Food Nation*, *The Omnivore's Dilemma*, *Diet for a New America* y hasta *Skinny Bitch*).

Por estas razones, te insto a buscar las mejores fuentes de carne alimentada con pasto siempre que sea posible, por lo regular en mercados de productores locales. Si no es posible conseguir carne de ganado de pastoreo local, la siguiente mejor opción es la carne con certificación orgánica. Sin duda hay una jerarquía de opciones que están a distintos grados de distancia de la opción ideal. Mientras que ésta sería la de un animal silvestre con mucha carne magra y una dieta nutritiva alta en ácidos grasos omega-3, no hay muchos animales así rondando las ciudades. Fuera de la carne de animales de pastoreo de granjas locales pequeñas o aquélla con certificación orgánica, no hay mucha regulación en la industria, por lo que ciertas descripciones como "natural" y "de granja" no significan nada en realidad (en el recuadro de "Conoce tu corte de carne" encontrarás más información al respecto).

Por fortuna, cada vez se populariza más la costumbre de consumir productos locales u orgánicos, por lo que se irá haciendo más sencillo encontrar productos de origen animal más saludables en tu localidad. De no ser así, haz uso de los excelentes recursos que encontrarás en internet. Además de estar libres de hormonas, pesticidas y antibióticos, los animales de pastoreo ofrecen entre dos y seis veces más omega-3 y grasas monoinsaturadas que los animales de engorda. Si por cuestiones de presupuesto o disponibilidad te encuentras comiendo fuentes de carne alejadas del ideal, elige siempre los cortes más magros posibles y elimina la grasa excesiva. Esto limitará significativamente tu exposición a las toxinas. Ahora bien, puedes añadirle algo de grasa deliciosa cocinando tu corte magro con mantequilla.

Conoce tu corte de carne

A continuación encontrarás algunas de las leyendas comunes con las que se comercializan los productos cárnicos para ayudarte a tomar decisiones informadas. Muchos de los términos no son oficiales ni regulados de forma alguna.

Local, de pastoreo: Es la mejor opción de carne; es buena en términos de sustentabilidad y huella de carbono mínima. El pollo, la res o el cordero de crianza local que pasta en el campo consume no sólo pasto, sino también larvas y bichos que son ricos en nutrientes como ácidos grasos omega-3 y gran variedad de vitaminas y minerales de los que carecen los animales que son criados en confinamiento.

Orgánico certificado: Son animales alimentados con pastura o cereales pero que no reciben antibióticos, hormonas, radiación, ingredientes artificiales ni aguas residuales, ni han sido modificados genéticamente. Asimismo, se les cría en "condiciones en las que tienen libertad de movimiento, hacen ejercicio y liberan el estrés propio de la especie". Los productores de carne orgánica deben demostrar que siguen estas condiciones para obtener la certificación oficial por parte de los gobiernos. Los animales quizá no sean de producción local (y quizá incluso viajaron grandes distancias para llegar a tu mesa), y quizá recibieron alimentos a base de cereales para complementar las calorías obtenidas en la granja. Esto implica que su perfil nutrimental es ligeramente o incluso significativamente inferior que el de los animales cien por ciento de pastoreo.

Certificada: Es carne con certificaciones de calidad, clase o grado (por ejemplo, carne angus certificada).

Libre de sustancias químicas: Éste es un término ambiguo sin definición ni reconocimiento oficial, por lo que su presencia en un empaque no significa nada en realidad.

Convencional: Cuando la etiqueta del producto carezca de cualquier leyenda especial, lo más probable es que estés comprando carne de animales de engorda, producidos en masa, alimentados con cereales que tienen residuos de pesticidas, hormonas de crecimiento y antibióticos. Asimismo, son animales que suelen recibir un trato inhumano.

Etiqueta del país de origen: Especifica el lugar en el que el animal fue criado, sacrificado y procesado. Al igual que con las frutas y verduras, lo preferible es consumir carne de producción local.

De granja: Sólo se usa en el caso de aves, e indica que el animal tuvo "acceso" a exteriores. No tiene una definición legal ni verificación por parte de terceros, y por lo regular se usa indiscriminadamente. Ese "acceso" puede referirse a instalaciones grandes en interiores (en las cuales los animales permanecen porque los han condicionado para ello) con una puerta a una pequeña área exterior. Nada garantiza que su carne esté libre de hormonas o antibióticos.

Fresca: Implica que la carne no ha sido congelada (que la temperatura interna no ha bajado de 3°C bajo cero) antes de la venta; no implica nada con respecto a cómo fue criado, alimentado o sacrificado el animal, ni tampoco requiere verificación oficial.

Alimentada con pasto, engorde final a pasto, engorde a pasto, etc.: Éstos son animales que tuvieron acceso a pasto, pero no hay garantía de que hayan tenido una dieta cien por ciento libre de cereales, a menos de que se especifique en la etiqueta. Aun en ese caso, no hay garantía de que la carne esté libre de hormonas o antibióticos. Estos términos no están regulados ni verificados por autoridades competentes, por lo que los productos que los ostentan son inferiores a la carne orgánica certificada.

Libre de hormonas/antibióticos: Tampoco hay definición legal ni verificación gubernamental. Sugiere una mejoría de los productos convencionales, pero es inferior a la carne orgánica certificada.

Designaciones humanitarias: Implican que los animales fueron criados y sacrificados en condiciones dignas y humanitarias. La producción de estos animales suele tener estándares estrictos con respecto al acceso a exteriores, además de que llevan dietas libres de hormonas, pesticidas y antibióticos, y no viven en confinamiento. Asimismo, por lo general hay verificación externa, por lo que los animales con certificaciones humanitarias probablemente sean la siguiente opción después de la carne de producción local y de la orgánica certificada.

Kosher: Son carnes preparadas bajo supervisión y lineamientos rabínicos. Esta designación se refiere más bien a los métodos de sacrificio, de segregación de implementos y de instalaciones de producción (por ejemplo, la carne no puede mezclarse con productos lácteos), así como a otros factores que pueden o no estar relacionados con la calidad sanitaria de la carne.

Natural: Es carne libre de sabores, colorantes o conservadores artificiales. No tiene conexión alguna con la crianza, alimentación o sacrificio del animal, y carece de verificación externa.

Dieta vegetariana: Esta leyenda habla sólo de la alimentación del animal, pero no garantiza que haya tenido acceso a pastura ni que haya recibido un trato humanitario.

Pescado

El pescado representa una fuente rica de ácidos grasos omega-3 (en particular las fracciones importantes de omega-3 conocidas como DHA y EPA que no están presentes en la mayoría de los alimentos), proteínas completas, vitaminas B complejas, selenio, vitamina D, vitamina E, zinc, hierro, magnesio, fósforo, antioxidantes y otros nutrientes. Un estudio realizado en 2006 en la Escuela de Salud Pública de Harvard indica que el consumo regular de pescado ayuda a disminuir sustancialmente el riesgo de cardiopatías, y que los beneficios (en especial el contenido de omega-3) superan los riesgos potenciales de ingerir toxinas provenientes de las aguas contaminadas.

Se ha demostrado que el consumo regular de pescado ejerce un fuerte efecto antiinflamatorio, disminuye el riesgo de cardiopatías, ayuda a proteger a los niños contra el asma, modera la enfermedad pulmonar crónica, reduce el riesgo de desarrollar cáncer de mama y de otros tipos al frenar el crecimiento tumoral, y alivia un poco los síntomas de la artritis reumatoide y otros trastornos óseos y articulares. Las mujeres embarazadas y lactantes disfrutarán de gran variedad de beneficios al consumir pescado, incluyendo el sustento para el desarrollo cerebral y retinal durante el crecimiento del feto y la primera infancia, así como una reducción del riesgo de parto prematuro.

Aunque los beneficios de comer pescado son considerables, debes aprender a elegir sabiamente los productos que consumirás, para evitar pescados que puedan estar contaminados con toxinas ambientales, así como ciertos pescados de piscifactoría que nunca deberías comer (algunas especies criadas en granjas están bien, pero ya llegaremos a ese punto). El riesgo de ingerir pescado contaminado con toxinas ambientales (metales pesados como mercurio, bifenilos policlorados, dioxinas y otras toxinas) puede contrarrestarse enfatizando el consumo de pescado capturado por pescadores locales en aguas oceánicas remotas y libres de contaminantes. Las fuentes más saludables son los pescados pequeños y grasosos de agua fría, como el salmón silvestre de Alaska, sardinas, arenque, anchoas y caballa.

Ciertos pescados están en la cima de la cadena alimenticia marina, como el pez espada o el tiburón. Éstos hay que evitarlos debido a su tendencia a acumular contaminantes concentrados. No obstante, la inquietud popular de que se debe limitar el consumo de pescado por la contaminación de mercurio es un poco exagerada. El Consejo de Administración Pesquera Regional del Pacífico Oeste, con sede en Hawai, afirma que casi todos los pescados del océano Pacífico (excepto el pez espada y el tiburón) contienen niveles sustancialmente elevados de selenio (un potente antioxidante), lo cual contrarresta la toxicidad del mercurio. "Es más probable que nuestro pescado favorito nos proteja de la toxicidad del mercurio a que nos la provoque", afirma el Consejo.

La razón principal para evitar ciertas especies de pescado de piscifactoría es que suelen ser criados en condiciones poco sanitarias, parecidas a las de los animales de granja, y están expuestos a altas cantidades de productos químicos peligrosos, como dioxinas, dieldrina, toxafeno y otros pesticidas o residuos tóxicos. Estas sustancias (provenientes de sedimentos contaminados contenidos en su alimentación) se absorben con facilidad en las células grasas. El pescado criado en estas condiciones puede estar expuesto constantemente a su propio excremento y con frecuencia consumen colorantes artificiales (para que su color se asemeje al de las variedades silvestres; por ejemplo, el salmón silvestre obtiene su color rosado del carotenoide astaxantina que obtienen en su dieta natural) y antibióticos que los protejan del elevado riesgo de contraer infecciones o enfermedades derivadas de vivir en cautiverio. Se estima que los desperdicios de una granja de salmón grande equivalen a la cantidad de aguas residuales de una ciudad de 10 000 personas. Un reporte publicado en 2004 en la revista *Science* advierte que el salmón de granja contiene 10 veces más toxinas que el salmón silvestre, y que no debe comerse sino rara vez —como una vez cada cinco meses— debido a que incrementa el riesgo de desarrollar cáncer. ¿No creen que sería más sensato no comerlo nunca?

Mientras que el salmón silvestre proporciona entre 19 y 27% de omega-3 de su grasa total, el salmón del Atlántico cultivado (que es la especie que se cultiva con más frecuencia) contiene mucho menos omega-3, menos proteína y niveles mucho mayores de ácidos grasos omega-6 (que obtienen de su alimento comercial, distinto de las algas ricas en omega-3 que nutren a los peces silvestres). Otra preocupación es que se estima que cada año tres millones de salmones se escapan de sus piscifactorías y se reproducen libremente en las mismas zonas que los salmones silvestres.

Busca salmón silvestre de Alaska, aun si tu presupuesto te obliga a elegir pescado congelado a veces, el cual es menos costoso. También puedes elegir como alternativa saludable y menos costosa el salmón plateado de piscifactoría, sobre todo si es de tanques. Evita el salmón del Atlántico cultivado por la posible contaminación ambiental e industrial, así como por su inferior valor nutrimental.

Una vez habiéndote advertido sobre los riesgos de ciertos tipos de pescado de granja, debo compartirte que hay algunas otras categorías de pescado de piscifactoría que tienen niveles mínimos de toxinas y perfiles nutrimentales superiores que las hacen aceptables para su consumo. Sólo necesitas investigar un poco. Si decides comer este tipo de pescado, insiste en fuentes locales para reducir el riesgo de exponerte a contaminantes provenientes del agua, ya que hay países donde se producen cantidades industriales de pescado bajo regulaciones químicas laxas. La tilapia, el pez gato, el cangrejo de río y el barramundi de granjas locales tienen buenos perfiles nutrimentales y un riesgo mínimo de toxinas. La trucha de granja de Estados Unidos o Canadá es comparable en términos nutricionales con la trucha silvestre, y hay pocas inquietudes con respecto a la posibilidad de que contenga contaminantes. Los mariscos de granja están bien porque no comen alimentos artificiales y viven en condiciones similares a los mariscos silvestres, como los que se adhieren a objetos fijos. No obstante, haz el esfuerzo de comer mariscos frescos y no congelados.

Otra forma de consumir de forma responsable es entablar una buena relación con tu pescadero o pescadería local. Es más probable que ahí consigas pescado fresco. También huele de cerca los productos exhibidos. El pescado fresco de agua dulce no debe tener olor, y el de mar quizá pueda tener un ligero aroma a agua salada. El pescado descompuesto tiene un olor muy particular que imagino que no necesito describirte. También pregunta sobre la fuente de la cual proviene el pescado, para evitar comprar pescado importado de ciertas regiones de Asia, sin importar si es de piscifactoría o silvestre.

Finalmente, ten en cuenta que la calidad, sustentabilidad y salubridad de los distintos tipos de pescado está en flujo constante. Por lo tanto, no olvides hacer tu tarea.

Huevo

Puedes disfrutar libremente de comer huevo pues es una excelente fuente de proteínas, grasas, vitaminas B complejas y folato. No obstante, asegúrate de conseguir huevo local, de gallinas de pastoreo u orgánicas, pues contienen hasta 20 veces más omega-3 que los de gallinas de granja alimentadas con cereales. El concepto popular de la Sabiduría Convencional de que se debe descartar la yema para evitar el colesterol es errado, pues la yema es uno de los alimentos más nutritivos que podrías encontrar, ya que está cargada de ácidos grasos omega-3 y los otros nutrientes ya mencionados. Por el contrario, la clara, a pesar de ser una buena fuente de proteína completa, tiene un contenido nutricional relativamente bajo. Asimismo, y contrario a la Sabiduría Convencional, no hay evidencia de que el consumo de huevo esté asociado con el colesterol en la sangre ni con el riesgo de cardiopatías.

Un estudio de la Facultad de Medicina de Harvard realizado a 115 000 personas durante un periodo entre ocho y 14 años demostró que no hay una correlación entre el consumo de huevo y las cardiopatías o las apoplejías. Un estudio de 2008 publicado en el *International Journal of Obesity* sugiere que comer dos huevos en el desayuno (y no sólo las claras) es más sano que comer un *bagel*. En el mercado de productores locales de tu comunidad debes poder encontrar huevo de pastoreo de excelente calidad. De no ser así, hay muchas cadenas de supermercados, tiendas de alimentos orgánicos, cooperativas, etc., en donde abundan las fuentes de huevo orgánico. Si se te dificulta encontrar huevo orgánico en tu comunidad, haz una búsqueda en internet sobre las opciones que hay cerca de ti.

La vida cavernícola de bajo presupuesto

Comprendo que en ocasiones comprar productos orgánicos de origen animal puede ser prohibitivo. Acepto con humildad las críticas a los mandamientos del cavernícola por considerarlos "elitistas", tema filosófico sobre el cual ahondaré en el capítulo 9. Por ahora defenderé el estilo de vida saludable y ahondaré en la cuestión de prioridades, incluyendo destinar parte importante de tu presupuesto a los mejores alimentos que puedas costear, incluso si esto implica que tu dieta se vuelva potencialmente más costosa (no necesariamente, si estás dispuesto a hacer un esfuerzo adicional) o engorrosa.

Si eliminas o reduces mucho los carbohidratos procesados de tu dieta te ahorrarás la gran mayoría de productos poco nutritivos y costosos que hay en las tiendas. Cambiar las aguas embotelladas, los jugos y todo tipo de bebidas endulzadas y procesadas por un sistema de filtración de agua en el hogar puede ahorrarte mucho dinero y mejorar la calidad de tu alimentación. Pasar de consumir alimentos procesados como barras energéticas sintéticas y remplazos de comidas (Kelly Korg gasta alrededor de 70 dólares al mes en sus dos malteadas diarias de polvo de proteína) a comer alimentos reales como combinación de frutos secos, carne seca o huevos frescos también puede representar un ahorro al tiempo que mejora tu calidad alimenticia.

Considera también la opción de sembrar tus propias frutas y verduras en tu jardín trasero o en un terruño rentado en un huerto comunitario. Quizá incluso haya un mercado de productores locales o una cooperativa en tu área en la que puedas intercambiar tu tiempo por comida. También puede ser económico organizarte con amistades para dividir un animal completo. En última instancia, las estrategias de consumo cavernícola inteligentes pueden ayudarte a que tu gasto en comestibles no se incremente tanto.

Incluso los mayores detractores de los altos precios de los alimentos locales u orgánicos pueden beneficiarse si analizan a profundidad sus gastos y ponen los alimentos saludables en la cima de sus prioridades. Tienes el derecho y la obligación —para contigo y tus seres queridos— de aspirar a una dieta de la más alta calidad. Sí, requerirá más tiempo, energía y hasta dinero, pero la ganancia será mucho mayor que la de cualquier otro cambio de estilo de vida que estés considerando (comprar un televisor nuevo, o un auto nuevo, o ropa nueva, o tomar vacaciones, etc.). Y no quiero sonar trillado, pero invertir en tu salud hoy te dará dividendos mucho mayores y permanentes que tu inversión para el retiro.

Ahora que ya me bajé del pedestal, debo admitir que tus inquietudes realistas pueden ser mucho mayores de las que he expuesto en estas páginas. Es importante mirar siempre el panorama completo y comprender que los mandamientos del cavernícola son un estilo de vida, no un campo militar. Si te tomas la molestia de elegir la fruta que estimule menos la producción de insulina o de pronto te toca comer una hamburguesa convencional en la comida de la empresa, pero tienes la diligencia de tirar el pan a la basura antes de comértela, te felicito porque ya has generado conciencia e inercia en el sentido adecuado. Cada paso que des hacia la vida primitiva te acerca mucho más a tus objetivos de salud y bienestar, y te ayuda a regresar al buen camino cuando ocurran las desviaciones inevitables.

Verduras

Es preferible elegir verduras de producción local, de temporada y orgánicas siempre que sea posible. Las verduras brillantes y ostentosas del supermercado por lo regular se cultivan de formas objetables, pues les rocían pesticidas, las cosechan demasiado temprano (y las maduran de forma artificial exponiéndolas a gas etileno), viajan largas distancias hasta su destino (lo cual no es muy ecologista) o hasta están genéticamente modificadas para ser más grandes y coloridas, aunque eso implique sacrificar su contenido nutrimental.

Puede tomar tiempo acostumbrarse a llevar una dieta que gire en torno a las verduras, pues estamos muy acostumbrados a elegir como primera opción los tentempiés procesados altos en carbohidratos. No sigas el ejemplo de los restaurantes que sirven porciones de verduras pequeñitas que parecen sólo decorativas; sírvete porciones abundantes que opaquen a todo lo demás en tu plato. Disfrútalas crudas, al vapor, horneadas o asadas, e incluso a la mantequilla, si quieres. Cocina o rebana porciones extra para prepararlas con facilidad al día siguiente o para botanear después. Desapégate de las tradiciones culturales centradas en los almidones o los cereales, y prepara comidas silvestres y coloridas. Acompaña tus huevos de desayuno con zanahoria o betabel al vapor, o ármate una comida con col rizada, calabacín y pollo. Prueba nuevas recetas a base de verduras. Experimenta con nuevos ingredientes y pide consejos sobre cuáles son las mejores formas de prepararlos.

Aunque casi todas las verduras poseen un excelente valor nutrimental, algunas ofrecen niveles especialmente altos de antioxidantes. Uno de los recursos más objetivos para determinar el poder antioxidante de cualquier verdura, fruta, hierba o alimento en general es el método CARO (capacidad de absorción de radicales de oxígeno). En lo personal, aspiro a consumir al menos 10 000 unidades CARO al día, lo cual se obtiene con facilidad con unas cuantas porciones de las mejores frutas y verduras que puedas encontrar. He aquí una lista (en orden alfabético, no jerárquico; pero no te preocupes, todas son ganadores) de algunas de las verduras con mayor cantidad de antioxidantes. Haz el esfuerzo especial de incluirlas de forma regular en tus comidas.

1) Aguacate
2) Ajo
3) Berenjena
4) Betabel
5) Brócoli
6) Calabacín
7) Cebolla

8) Col rizada
9) Coles de Bruselas
10) Coliflor
11) Espinaca
12) Pimiento rojo
13) Zanahorias

Si por cuestiones de presupuesto o disponibilidad decides comer frutas y verduras producidas de forma convencional, infórmate sobre los distintos niveles de exposición residual de cada tipo de verdura. Ten cuidado en especial de evitar fuentes convencionales de verduras con superficie amplia (las hortalizas de hoja verde, incluyendo espinaca y lechuga, son tratadas con algunos de los pesticidas más potentes) o con cáscaras comestibles (quizá las verduras más contaminadas con pesticidas son los pimientos; también evita el apio, el pepino, los ejotes, la calabaza de invierno y la zanahoria convencionales). Si por alguna razón terminas comprándolas, remójalas o lávalas con jabón o con alguna solución para lavar frutas y verduras, la cual puedes encontrar en tiendas de productos naturistas.

Nueces de macadamia

Las nueces de macadamia tienen un lugar especial por encima de otras nueces y semillas debido a su valor nutricional superior. Son predominantemente grasas monoinsaturadas (84% más que cualquier otro fruto seco o semilla), lo que hace menos probable que se almacenen como grasa y ayudan a aumentar el colesterol HDL y a reducir el LDL. Tienen la proporción más favorable de omega-6 a omega-3 (con cantidades mínimas de ambos).

Las nueces de macadamia contienen todos los aminoácidos esenciales, varias formas de fibra saludable, altos niveles de vitaminas, minerales y nutrientes de origen vegetal y pequeñas cantidades de carbohidratos. Los flavonoides y caretonoides de las nueces de macadamia tienen maravillosas propiedades antioxidantes, además de que su exquisito sabor las convierte en un tentempié ideal. Es difícil encontrar mantequilla de nuez de macadamia, pero vale la pena el esfuerzo y el gasto adicional.

Productos de coco

Integrar productos de coco (aceite, leche, mantequilla, agua, ralladura y otros derivados) a tu alimentación te aportará una gran variedad de beneficios a la salud y remplazan convenientemente alimentos de la dieta convencional como leche, harina y aceites de cocina poliinsaturados que pueden poner en riesgo tu salud. El coco es una excelente fuente de un tipo especial de grasa —ácidos grasos de cadena media— que es difícil de encontrar incluso en una dieta saludable. Aunque todos los aceites de origen vegetal tienen cierta proporción de ácidos grasos monoinsaturados, poliinsaturados o saturados, hay otra clasificación basada en el tamaño molecular o la longitud de la cadena de carbono de cada ácido graso. Casi todos los aceites que consumimos entran en la categoría de ácidos grasos de cadena larga. El de coco tiene una composición distintiva de cadena media que se ha demostrado que protege contra cardiopatías, cáncer, diabetes y muchas otras enfermedades degenerativas; que mejora la función inmune y la metabolización de la grasa, y que protege contra el daño hepático causado por alcohol y otras toxinas, además de tener propiedades antiinflamatorias e inmunopotenciantes.

Casi un tercio de la población mundial ha considerado el coco parte fundamental de su alimentación durante siglos. En particular, las culturas polinesias con una gran ingesta de coco y una dieta alta en grasas saturadas padecen rara vez de cardiopatías. Las culturas del Pacífico asiático adoran las propiedades curativas del coco y lo usan muchísimo en su medicina tradicional, sobre todo para trastornos dermatológicos y digestivos, pues tiene potentes propiedades antimicrobianas.

Dado su alto contenido de grasas saturadas, el aceite de coco es especialmente resistente a la oxidación y a la formación de radicales libres, incluso al calentarlo a temperaturas altas durante la cocción. Desafortunadamente, durante décadas se le ha satanizado junto con otras grasas saturadas, comenzando por la migración de la dieta estándar a las grasas poliinsaturadas en los años sesenta. El coco es sin duda el más saturado de los aceites de origen vegetal; con 92% de ácidos grasos saturados, a temperatura ambiente es sólido, pero se derrite al subir la temperatura. Aunque podría parecer un detalle insignificante, cocinar y preparar recetas con aceite de coco en lugar de hacerlo con aceites poliinsaturados puede ser uno de los cambios alimenticios más saludables que puedes hacer.

Para iniciarte en el camino del coco, te recomiendo tomar un frasco de aceite de coco en alguna tienda de productos naturistas u orgánicos y usarlo para cocinar en sartén. Compra algo de leche de coco y úsala como base líquida de licuados o como sustituto de leche de vaca. Consigue hojuelas de coco y disfrútalas en licuados, espolvoreadas sobre ensaladas o combinadas con frutos secos. En ocasiones especiales en las que necesites una bebida con carbohidratos durante o después de hacer ejercicio, el agua de coco es una opción ideal. El puré de coco untado en verduras o sobre unos cuadritos de chocolate amargo es exquisito (búscalo en tiendas de productos naturistas o productos gourmet). También infórmate en internet a medida que vayas explorando este exquisito y nutritivo alimento.

Refrigerios primitivos favoritos de Mark

Carne seca: ¿Qué es más primitivo que esto? Prueba la carne seca de búfalo, pavo y venado. Elige productos naturales de procedencia saludable (revisa la etiqueta para que no tenga aditivos artificiales).

Apio: Disfrútalo con queso crema o mantequilla de nuez de macadamia.

Queso cottage: Disfrútalo con nueces, moras, vinagre balsámico y otros ingredientes creativos.

Chocolate amargo: Cualquier problema de antojo de azúcar relacionado con tu transición a la alimentación primitiva puede atenuarse con un par de cuadritos de chocolate amargo (busca alguno con contenido de cacao de 75% o más).

Pescado: Una lata de atún o de sardinas (sí, en aceite) remplaza con facilidad una comida completa en términos de nutrientes y saciedad.

Moras frescas: Frambuesas, moras azules, zarzamoras, fresas; todas ellas son del agrado de Grok, pues son muy nutritivas y llenadoras. Si las combinas con un poco de crema espesa, tendrás un postre ideal.

Huevo duro: Espolvoréale algo de sal, especias y un poco de aceite de oliva para tener un tentempié exquisito.

Nueces de macadamia: Es uno de los refrigerios predilectos de la dieta cavernícola debido a su alto contenido de grasas monoinsaturadas (y su delicioso sabor).

Otros frutos secos y semillas: Almendras, nueces pecanas, nueces de la India; semillas de calabaza, de girasol y de ajonjolí; mantequillas de frutos secos, excepto de maní. Disfrútalos con cierta moderación, tomando en cuenta los índices de omega-6 a omega-3 deseados.

Aceitunas: Son una excelente fuente de ácidos grasos monoinsaturados y una razón fundamental por la cual es tan apreciada la dieta mediterránea.

Mezcla de frutos secos y fruta seca: Favorece un mayor contenido de los primeros que de la segunda. Está bien que contenga un poco de fruta seca o unas chispas de chocolate amargo, pero evita las pasas cubiertas de yogurt, las lunetas y otros ingredientes altos en carbohidratos, como el cacahuate.

En MarksDailyApple.com encontrarás cientos de ideas para refrigerios y recetas. También hay docenas de listas sobre las 10 mejores opciones de lo que se te ocurra en términos de carne, verduras, frutas, productos de temporada, recetas, alimentos a evitar y hábitos alimenticios saludables.

Frutas

Aunque las frutas son una excelente fuente de fibra, vitaminas, minerales, fenoles, antioxidantes y otros micronutrientes, se sugiere comerlas con moderación por varios motivos. En primer lugar, los métodos de cultivo modernos y los tratamientos con sustancias químicas han dado como resultado frutas más grandes, brillantes, uniformes y superdulces, cuyo contenido de micronutrientes es inferior al de las frutas pequeñas, variadas, muy fibrosas, de color opaco y menos azucaradas (que, por lo tanto, estimulan una menor producción de insulina) que recolectaba Grok. En segundo lugar, estas dulcísimas reinas de belleza están disponibles todo el año gracias a los métodos agrícolas y de transporte modernos. En tercer lugar, la fructosa, que es el carbohidrato predominante en la fruta, puede provocar serios problemas metabólicos si se consume en exceso, lo cual pasa con frecuencia si hay fruta disponible todo el año, pero también cuando se combina con la ingesta excesiva de cereales y azúcares de la dieta estándar.

Cuando consumimos fructosa el hígado la convierte no sólo en carbohidratos útiles en forma de glucosa, sino también en triglicéridos (grasa). Para quienes hacen mucho ejercicio y constantemente agotan el glucógeno muscular, la fruta es una excelente opción para recuperar con eficiencia el glucógeno del hígado. No obstante, si tus reservas de glucógeno están completas, como ocurre cuando no realizas ejercicios intensos y breves de forma regular, el hígado bien puede transformar con mucha facilidad las fresas de la comida dominical en grasa y liberarla al torrente sanguíneo.

Los niveles elevados de triglicéridos en la sangre interfieren con la función de la hormona leptina, lo que provoca que comas en exceso en lugar de que dependas de la grasa que tienes almacenada para usarla como energía. Es probable que un tercio de la población mundial sea intolerante a la fructosa en cierto grado, lo cual se evidencia a través de síntomas como la flatulencia, los cólicos, la distensión, el síndrome de intestino irritable y la diarrea. El consumo excesivo de fructosa también se vincula con fatiga, resistencia a la insulina, diabetes e hipertensión.

Por lo tanto, comer mucha fruta te puede hacer engordar... incluso más que si comes demasiada grasa, pues al menos la grasa te hará sentir satisfecho. No quiero disuadirte de comer fruta, pero creo que es importante reconocer que es una fuente de azúcar y que se debe consumir con moderación. La postura más simple y sensata es intentar emular a Grok y comer sólo frutas de producción local y de temporada (a menos de que vivas en una zona en donde el clima limite mucho la producción de fruta), sobre todo si quieres deshacerte de la grasa sobrante.

Elige las mejores frutas

Las tres principales categorías que intervienen en la calidad de la fruta son los métodos de producción, el valor nutricional (las cantidades de antioxidantes, así como el contenido de azúcar, influyen en el metabolismo) y el riesgo de exposición a pesticidas. La tabla de clasificación de frutas contenida en esta sección detalla qué tipo de frutas puedes disfrutar en abundancia, cuáles debes comer con moderación y cuáles debes evitar por completo. Con respecto a los métodos de producción, las frutas orgánicas (o de producción local sin pesticidas) tienen un valor nutricional mucho mayor que las frutas convencionales. Algunos expertos estiman que las frutas orgánicas tienen 10 veces más micronutrientes clave que sus contrapartes convencionales. Las frutas orgánicas deben generar altas cantidades de antioxidantes que las defiendan de las plagas, algo de lo cual las frutas convencionales no tienen que preocuparse, gracias a que las tratan con herbicidas y pesticidas sintéticos.

Ahora bien, ser orgánico no siempre es garantía de ser la mejor opción. Las frutas orgánicas de tierras lejanas tienen menos sabor y son menos nutritivas porque las cosechan de manera prematura y hacen un viaje largo para llegar al mercado. Aun si la fruta local no tiene certificación orgánica, es probable que el productor local utilice mecanismos de producción menos agresivos que los productores comerciales, y que la cosecha de la fruta se haya hecho hasta que haya madurado y esté repleta de nutrientes y sabor. Quienes viven en ciudades progresistas con mercados de productores locales y cooperativas alimenticias quizá incluso puedan encontrar fruta etiquetada como silvestre. Como lo implica su nombre, esta fruta es lo mejor que puedes encontrar... si la encuentras.

Sé muy estricto (sobre todo con los niños, pues ellos están en mayor riesgo de sufrir daños causados por los pesticidas) con respecto a evitar las frutas convencionales con cáscara suave y comestible que sea difícil de lavar, como las moras. Puedes ser menos estricto cuando se trate de frutas con cáscara dura que se pela, pues ésta ofrece una barrera protectora contra los productos químicos. Si no tienes otra opción más que comer fruta convencional, lávala muy bien con jabón o con alguna solución especial. Evita la fruta modificada genéticamente, pues hay diversas inquietudes filosóficas y sanitarias con respecto a los efectos secundarios que puede tener su consumo, y es lo más alejado que puedes estar de vivir como Grok. Los organismos modificados genéticamente no han sido investigados lo suficiente como para que pueda garantizarse que es seguro ingerirlos.

La mayoría de las frutas aportan importantes beneficios a la nutrición, pero algunas (las cuales están detalladas en la tabla) tienen niveles relativamente bajos de antioxidantes y su impacto en la producción de insulina es mayor. El doctor Loren Cordain, fundador del movimiento de alimentación paleo, clasifica las frutas según su nivel de fructosa metabólica total (FMT) para tomar en cuenta su impacto en la glucosa en sangre. Las frutas con FMT alta (a veces llamadas "con alta azúcar" o "con alto índice glicémico") deben consumirse con moderación, sobre todo si estás intentando deshacerte de la grasa sobrante.

Ahora bien, con respecto a la popularidad de los jugos, es importante señalar que las frutas enteras son mucho mejores que los jugos, aunque éstos sean de la fruta más nutritiva y fresca. El jugo tiende a tener mayor contenido de azúcar y menor de otros micronutrientes que su fuente original, pues el proceso de exprimirlo o procesarlo elimina la cáscara rica en nutrientes y la fibra, de modo que el jugo representa una fuente concentrada y menos llenadora de carbohidratos que los alimentos enteros. Recordarás que el licuado de fresa de Kelly Korg contenía 71 gramos de azúcar. ¡Es como comerse 51 fresas grandes! Sugiero enfáticamente evitar los jugos y darle prioridad a las frutas enteras.

Si te agobia mirar de arriba abajo la página para descifrar qué frutas son buenas y cuáles no, ¡tranquilo! Si ya dejaste las azúcares procesadas, los cereales, las leguminosas y las grasas poliinsaturadas, y has empezado a ocuparte de tus elecciones de fruta, vas por buen camino. No soy de la idea de que debas aislarte en una parrillada mientras los demás disfrutan una hamburguesa con elote asado y un trozo de sandía. Disfruta la sandía sin culpa (pero olvídate de los dos primeros y lleva tu propio trozo de salmón silvestre a la parrillada). Basta con que te restrinjas un poco con ciertas frutas, sobre todo si tienes la meta de perder grasa.

PRIMER MANDAMIENTO DEL CAVERNÍCOLA

Clasificación de frutas

Puedes ser más selectivo si tomas en cuenta los métodos de producción, el riesgo de consumo de pesticidas, los índices glicémicos/de antioxidantes (las mejores frutas son aquellas con muchos antioxidantes y bajo índice glicémico) y su FMT. Cada lista clasifica las frutas de mejor a peor.

Métodos de producción

1) **Silvestre:** Son difíciles de encontrar. Planta las tuyas o búscalas en mercados de productores locales.
2) **Orgánicas, locales, libres de pesticidas:** Es una de las primeras opciones por su valor nutricional, su buen sabor y su inocuidad.
3) **Convencional local:** Es superior a la fruta orgánica de lugares lejanos debido a su frescura y que se cosecha en el momento ideal. Lávala bien con jabón o solución para verduras.
4) **Orgánica y de origen lejano:** Está por debajo de la fruta convencional de producción local debido al efecto negativo del transporte y de la cosecha prematura.
5) **Convencional de origen lejano:** Evítala debido a su bajo valor nutricional y al riesgo de que contenga pesticidas. (Pista: si no es fruta de temporada en tu área, no la comas.)
6) **Fruta modificada genéticamente:** ¡Ni lo pienses! En vez de eso, pregúntate: "¿Qué haría Grok?"

Valor nutricional

Esta lista está hecha combinando mi conocimiento no científico sobre niveles de antioxidantes, índice glicémico y valores de fructosa metabólica. Te puede resultar útil, pero no olvides la condición general: fruta local, de temporada, y nada de cereales.

1) **Excelente:** Altos niveles de antioxidantes, bajo índice glicémico, baja FMT, incluyendo todo tipo de moras, la mayoría de las frutas de semilla grande (cerezas, duraznos, chabacanos), el aguacate, el melón casaba, el limón amarillo, el limón verde, el tomate y la guayaba.
2) **Bueno:** Niveles inferiores de antioxidante, mayores índices glicémicos y FMT media, incluyendo manzanas, plátanos, melón, toronja, kiwi y granada.

3) Moderado o restringido: Nivel bajo de antioxidantes, alto índice glicémico y FMT elevada, incluyendo dátiles, frutas secas (todas), uvas, mangos, melones, mandarinas, naranjas, papaya, ciruelas y nectarinas.

Riesgo de pesticidas

1) Riesgo bajo: Fruta con cáscara dura, no comestible, incluyendo plátanos, aguacates, melones, naranjas, mandarinas, piña, kiwi, mango y papaya.

2) Riesgo alto: Fruta de cáscara suave y comestible, incluyendo manzanas, duraznos, chabacanos cerezas, uvas, peras, moras y tomates.

Las 10 frutas favoritas de Mark

Naturalmente, doy por sentado que elegirás variedades locales, libres de pesticidas y orgánicas. Consulta las tres secciones previas para garantizar que el riesgo de consumir pesticidas se reduzca al mínimo y que la fruta elegida sea lo más nutritiva posible; evita frutas problemáticas. Ésta es mi clasificación personal, pero cualquier cosa de la lista funciona de maravilla.

1) Moras azules, fresas, frambuesas, zarzamoras, arándanos y casi cualquier otra mora
2) Aguacates
3) Cerezas
4) Manzanas
5) Duraznos
6) Peras
7) Higos
8) Toronjas
9) Kiwis
10) Chabacanos

Hierbas y especias

Ninguna disertación sobre alimentación saludable puede estar completa si no se incluyen las hierbas y las especias. Aunque estos aditivos deliciosos tienen un mínimo de calorías, están cargados de cantidades significativas de micronutrientes importantes. Hay gran cantidad de evidencias que sugieren que las hierbas y especias son buenas para la salud cardiovascular y metabólica, pueden ayudar a prevenir algunos cánceres y otras enfermedades, y mejoran la salud mental y la cognición. Algunos de los valores antioxidantes más elevados de todos los alimentos pueden hallarse en las hierbas y las especias. Ciertos marinados y preparaciones herbales tienen una capacidad antioxidante tan potente que se ha demostrado que mitigan o eliminan problemas potenciales que pueden surgir al cocer la carne en exceso.

Las hierbas suelen ser plantas verdes o partes de plantas que se usan para darle mayor sabor a los alimentos. Los extractos herbales han sido utilizados durante miles de años en la medicina oriental y siguen teniendo mucha popularidad en nuestros tiempos, gracias a sus propiedades inmunológicas potentes y a que son benéficos para la salud. Las especias, por otro lado, suelen ser semillas, frutas y partes de plantas secas. Se usan para resaltar los sabores, dar color y ayudar a evitar el crecimiento bacteriano en los alimentos.

Te apuesto que Grok se deleitó con las múltiples variedades de plantas que se encontró en su camino. A lo largo de la historia, las hierbas y especias han desempeñado un papel fundamental en la alimentación humana y en la cultura en general. Durante la Edad Media las especias eran moneda de cambio con bastante valor económico. Su popularidad para dar sabor y preservar los alimentos fue lo que catalizó la ferviente exploración del mundo realizada por aventureros como Marco Polo, Cristóbal Colón y Fernando de Magallanes.

Las propiedades específicas de cada hierba o especia podrían llenar un libro entero. Un par de superestrellas que son fáciles de integrar a las comidas de todos los días son la cúrcuma (la cual ofrece efectos antiinflamatorios potentes y alto contenido de antioxidantes) y la canela (la cual regula el azúcar en la sangre y tiene propiedades antibacteriales, antiinflamatorias y antioxidantes).

Alimentos a comer
con moderación

Aunque quizá no es exactamente lo que comían nuestros ancestros, el consumo moderado de los siguientes alimentos puede aportar beneficios nutrimentales a la dieta sin tener consecuencias negativas, siempre y cuando no se abuse de ellos. Además, quiero que el estilo de vida cavernícola sea lo más accesible y disfrutable posible para tanta gente como se pueda. Si tu objetivo es perder grasa, quizá quieras eliminar algunos de ellos de la lista.

Café

El consumo de café con moderación es benéfico, siempre y cuando evites usar la cafeína como muleta para elevar tus niveles de energía. Comer y ejercitarte de forma adecuada debe permitirte despertar sintiéndote fresco y energizado cada mañana, y evitar la depresión vespertina provocada principalmente por el hábito de consumir muchos carbohidratos. Haz un esfuerzo por beber café orgánico, pues muchos de los países productores de café no tienen regulaciones sobre el uso de pesticidas y fertilizantes artificiales.

Las investigaciones sobre los efectos de la cafeína en el cuerpo no son decisivas. Algunos estudios sugieren que la cafeína es capaz de reducir el riesgo de cardiopatías y cáncer, y de mejorar la metabolización de la grasa, sobre todo durante el ejercicio. Otros estudios no son concluyentes, y otros más sugieren que la cafeína es dañina para el sistema cardiovascular, no mejora la metabolización de la grasa y estresa las glándulas suprarrenales al ser un estimulante artificial del sistema nervioso central.

Parece razonable afirmar que no es muy saludable ingerir una bebida que puede mantenerte en vela cuando lo que en realidad necesitas es un descanso. No obstante, parece que una o dos tazas al día no le hacen daño a nadie. Yo mismo disfruto un café a diario, acompañado de crema y una pizca de azúcar (porque una no es ninguna). Es un elemento cálido y reconfortante de mi rutina matutina, sobre todo en las frías mañanas de invierno de Malibú...

Productos lácteos enteros

Algunos puristas del mundo de la alimentación paleo descartan por completo el consumo de cualquier producto lácteo, pero yo he concluido después de extensas investigaciones que ciertos tipos de lácteos son apropiados para algunas personas y otros no. La verdad es que lo más probable es que Grok no comiera muchos lácteos que digamos. Sin duda no iba por la vida ordeñando bestias salvajes, y esa fase de la ganadería no empezó sino quizá hace apenas unos 10 000 años. Por otro lado, dado que se comía casi completos los animales que cazaba, también es probable que Grok consumiera de cuando en cuando la leche contenida en las glándulas mamarias de las hembras (junto con el hígado, el riñón, el corazón, los pulmones, los intestinos, la médula ósea y el cerebro), por lo que no es del todo preciso afirmar que no consumía lácteos en lo absoluto.

Los lácteos no necesitan ser parte esencial de la dieta de ningún ser humano (a pesar de las campañas que fomentan su consumo), y a muchos de nosotros nos iría bien si no volviéramos a comerlos jamás. Sin embargo, si eres de los afortunados que no exhibe problemas agudos al comerlos (como intolerancia a la lactosa o sensibilidad a la caseína), y deseas conservar ciertos lácteos en tu dieta, algunos de ellos pueden ser una fuente decente de nutrientes y son aceptables según los parámetros de los mandamientos del cavernícola. Sólo asegúrate de elegir con cuidado los lácteos que consumes para reducir al mínimo los problemas potenciales y obtener el mayor beneficio nutricional posible.

Las mejores alternativas lácteas son productos crudos, fermentados, sin pasteurizar, sin endulzar y altos en grasas, como ghee, mantequilla, mantequilla clarificada, crema entera, media crema, queso maduro, queso cottage, queso crema, yogurt griego entero, kéfir y leche bronca entera. Consume sólo lácteos orgánicos de vacas alimentadas con pasto o de pastoreo para evitar las hormonas, pesticidas y antibióticos que abundan en los lácteos comerciales. Elimina de tu dieta el yogurt endulzado con fruta, los postres congelados y otros productos lácteos con alto contenido de carbohidratos. Asimismo, evita a toda costa la leche pasteurizada, homogeneizada, deslactosada y descremada.

Los productos lácteos fermentados pueden ayudarte a evitar problemas inmunitarios y reacciones alérgicas hacia la lactosa y la caseína contenidas en la leche de vaca. También representan una buena fuente de probióticos (bacterias saludables para tus intestinos). Los productos lácteos crudos o broncos son poco procesados, lo que implica que su valor nutrimental es mayor. Además, los lácteos enteros (altos en grasa) tienen niveles bajos de la proteína caseína, lo cual discutiré más adelante. ¿Cómo no te va a encantar un estilo de vida que te permita comer mantequilla y crema entera (productos hechos prácticamente a base de saludables grasas animales saturadas)? Elegir lácteos orgánicos te protege de los potenciales daños de las hormonas, los pesticidas y los antibióticos que abundan en los productos lácteos comerciales.

El queso, por su parte, es muy atractivo y puede desempeñar un papel secundario en una dieta saludable. Incluso es preferible que parezcas un poco pretencioso al elegir los quesos maduros de alta calidad y despreciar el engrudo industrializado que suele acompañar los nachos. El queso maduro es un alimento fermentado, por lo que casi no contiene lactosa. Además, el queso contiene grasas y proteínas de alta calidad, así como muchos otros nutrientes esenciales, y su capacidad de saciar es igual de importante que los beneficios a la salud ya mencionados. Para darle un giro a tu dieta, prueba algún queso de leche bronca que no esté pasteurizado, pues es una maravillosa fuente de nutrientes.

Ya que te ofrecí las opciones posibles y aceptables de lácteos, detengámonos en por qué la leche no necesariamente "es buena para el cuerpo". La lactosa es un carbohidrato de la leche que es difícil de digerir para quienes dejaron de producir lactasa (la enzima que ayuda a digerir la lactosa) después de los tres o cuatro años de edad. Esto es congruente con la transición genéticamente programada de la leche materna (que contiene cantidades significativas de lactosa) a los alimentos sólidos.

La incidencia de intolerancia a la lactosa varía mucho dependiendo de la herencia ancestral, lo cual se cree que es un ejemplo raro de cambio genético reciente a través de la presión selectiva de la evolución. La gente con ancestros ganaderos (los cuales consumían muchos lácteos), como los suecos y los holandeses, suele ser muy tolerante. Otros grupos étnicos, como aquellos de descendencia africana o asiática (es decir, la mayor parte de la población), exhiben altos índices de intolerancia a la lactosa. Si examinas con detenimiento tus hábitos alimenticios, quizá descubras la presencia recurrente de distensión, gases, cólicos o diarrea después del consumo de lácteos, lo cual indica que tienes algún grado de intolerancia a la lactosa y debes evitar la leche y otros productos lácteos con alta cantidad de lactosa, incluyendo el helado.

La caseína, por su parte, es una proteína que se cree que tiene propiedades que estimulan la autoinmunidad y puede desatar reacciones alérgicas muy graves en algunas personas, sobre todo en quienes han padecido el síndrome del "intestino permeable" como resultado de una intolerancia concurrente a los cereales. Se cree que la caseína desata o exacerba padecimientos como la celiaquía, la enfermedad de Crohn, el síndrome de intestino irritable, el asma y hasta el autismo en ciertas personas. Se ha tenido éxito en el tratamiento holístico de estos padecimientos con una dieta libre de trigo y de lácteos. Loren Cordain, autor especializado en dieta paleo, señala que una sustancia conocida como factor de crecimiento epidérmico contenido en la leche y otros lácteos puede incrementar el riesgo de desarrollar cáncer y fomentar el crecimiento tumoral, y también sugiere que la leche y otros lácteos empeoran los casos de acné.

De hecho, estos aspectos negativos son poca cosa cuando contemplamos las consecuencias de consumir hormonas, pesticidas y antibióticos contenidos en la leche y los lácteos comerciales (lo cual ya discutí a profundidad en el contexto de la carne de producción comercial). Por fortuna, los peligros y las objeciones al uso común de hormonas recombinantes de crecimiento bovino (agente que se les da a las vacas para aumentar la producción de leche) están bien documentados, lo que ha inspirado a algunas naciones progresistas a prohibir su uso y a los usuarios conscientes a evitar consumir leche producida con esta hormona de crecimiento.

Los métodos modernos para procesar la leche también son objetables. La leche homogeneizada y pasteurizada sin duda está libre de bacterias peligrosas, pero también carece de bacterias benéficas, vitaminas y enzimas debido al proceso de cocción. Asimismo, el proceso de homogeneización altera las grasas saludables de la leche al disminuir el tamaño de los glóbulos de grasa, lo que interfiere con su capacidad de ser digeridos. En términos generales, aunque no exhibas síntomas agudos de intolerancia a la leche, lo sensato es concluir que durante los primeros dos años de vida el consumo de leche debe limitarse a leche materna. De ahí, es cuestión de elegir sabiamente los lácteos que comerás y no ponerlos en la base de tu alimentación.

Si acaso te repugna la idea de limitar tu ingesta de leche, veamos más de cerca algunas de las creencias erradas de la Sabiduría Convencional sobre la leche. Si bien es cierto que la mayoría de los lácteos son una excelente fuente de calcio, el cuerpo humano no requiere tanto calcio como nos han hecho creer. Varias naciones occidentales con alto consumo de lácteos exhiben una alta incidencia de osteoporosis, lo que sugiere que el calcio no es la única ni la principal respuesta a la salud ósea. Los expertos coinciden en que el magnesio, la vitamina D, la vitamina K, el potasio y otros agentes son también de absoluta importancia para los huesos. Asimismo, al igual que con el omega-3 y el omega-6, estos agentes necesitan obtenerse en cantidades adecuadas para proporcionar óptimos beneficios a los huesos, para lo cual la dieta occidental está reprobada. Hoy en día tendemos a consumir demasiado calcio (sobre todo proveniente de lácteos), lo que merma nuestra capacidad de absorber magnesio, pues ambos elementos compiten por los mismos mecanismos de absorción del cuerpo.

Para empeorar las cosas, muchos no consumimos suficiente magnesio (contenido en hortalizas de hoja verde, frutos secos, semillas y pescados) ni sintetizamos suficiente vitamina D (a partir de la exposición al sol, como se detalla en el capítulo 7). Muchos expertos creen que la ingesta de vitamina D puede ser incluso más importante que la de calcio para la salud ósea. Asimismo, el estrés crónico llega a jugar un papel fundamental en la osteoporosis, pues el cortisol (la hormona del estrés) inhibe la absorción de calcio en los huesos, lo que provoca que el calcio consumido no sea efectivo. ¿Cómo ves? Así que darte un descanso de tu día atareado para recibir unos cuantos rayos de sol en una tumbona puede ser mejor para tus huesos que beber un vaso de leche o tragar una serie de píldoras.

Dado que ya hemos discutido la importancia de promover un ambiente alcalino en el cuerpo, debo señalar que los lácteos son acidificantes, lo cual, de hecho, merma la capacidad de absorción de calcio. Para saciar tus necesidades de calcio, lo mejor es consumir alimentos alcalinos, con alto contenido de calcio y fáciles de asimilar, como hortalizas de hoja verde, frutos secos, naranja, brócoli y camote, o pescado rico en calcio, incluyendo salmón y sardinas. Dicho lo anterior, lo preferible es omitir los lácteos y darle prioridad a los alimentos cavernícolas básicos, que son carne, verduras, frutas, frutos secos y semillas. Si acaso en alguna ocasión te desvías un poco del camino cavernícola, cuando pienses en el espectro de alimentos que van de mejor a peor, la lista anterior de lácteos permitidos sigue siendo una opción preferible a los cereales.

Grasas y aceites aprobados

Muchas grasas y aceites ofrecen beneficios significativos, pero por lo regular son altos en calorías y tienen pocas vitaminas y minerales. Evidentemente, Grok no consumía aceites, pero su ingesta de ácidos grasos omega-3 de origen animal y vegetal era bastante elevada. Hoy en día necesitamos toda la ayuda que podamos recibir para alcanzar un equilibrio óptimo de ácidos grasos esenciales. Muchos aceites ayudan a incrementar la ingesta de omega-3 y de otras grasas saturadas y monoinsaturadas saludables. Sugiero consumirlos con moderación, pues es preferible disfrutar el delicioso sabor de alimentos naturalmente grasos, como aguacates, coco, nueces de macadamia, pescado de agua fría, carne y huevos para obtener las grasas necesarias.

Para cocinar, las grasas de origen animal (mantequilla, ghee, manteca, grasa de tocino y el sebo) son muy buenas opciones, porque son termoestables, incluso a altas temperaturas. El mejor aceite para consumir con los alimentos es el aceite de oliva extra virgen hecho en casa, y sólo de primera presión en frío (sé que suena complicado, pero en breve explicaré estas distinciones). El aceite de oliva, que es el más monoinsaturado de los aceites, ofrece beneficios cardiovasculares bien documentados (aumenta el colesterol HDL y disminuye el LDL) y tiene propiedades antiinflamatorias y antioxidantes potentes. Es muy bueno para cocinar a baja temperatura, pero ten cuidado de calentarlo durante mucho tiempo a altas temperaturas, pues eso puede alterar los beneficios de cualquier aceite.

Como probablemente ya sabes, múltiples métodos de procesamiento del aceite de oliva afectan sustancialmente su calidad, y el extra virgen se considera el aceite en su forma más pura. El uso del mote "extra virgen" suele usarse sin restricción, y suele haber una disparidad tremenda en la calidad del aceite de oliva extra virgen de producción local y los importados de Grecia, Italia y España (los que comprenden la mayor parte de los aceites de oliva que se consiguen en el supermercado). Como con la fruta, apégate al aceite de producción local o al menos nacional para que sea lo más fresco posible. La distinción adicional de "primera presión en frío" sugiere que las aceitunas sólo fueron prensadas una vez y el aceite se embotelló de inmediato, en lugar de ser prensadas varias veces para obtener el mayor rendimiento posible de la cosecha (que es el método más común, sobre todo en el caso de aceites importados de bajo costo). Quizá sea necesario que contactes al productor para determinar si el aceite que has comprado es sólo "de primera presión en frío".

Notarás la diferencia del aceite de oliva extra virgen de producción local y prensado en frío una sola vez al probarlo y compararlo con un aceite importado de sabor ligero y soso. El olor y el sabor son muy potentes, e incluso el alto nivel de tocoferoles (un antioxidante poderoso) puede llegar a causar picazón en la garganta. Según mis observaciones, nada se compara con una enorme ensalada cavernícola rociada generosamente de aceite de oliva.

Los aceites con alto contenido de omega-3 son una buena forma de darle un empujón a tu ingesta de omega-3 si no comes mucho pescado de agua fría. Las cápsulas de aceite de pescado con omega-3 son un buen suplemento diario, o también puedes conseguir aceites con omega-3 embotellados en las tiendas de productos naturistas o productos gourmet. Estos aceites son muy delicados y se dañan con facilidad con el calor, la luz, el oxígeno y el paso del tiempo. Por lo tanto, es común encontrarlos refrigerados en frascos pequeños.

Aunque el aceite de linaza es el más común y tiene un alto contenido de omega-3, las investigaciones recientes señalan que el tipo predominante de omega-3 que contiene el aceite de linaza, conocido como ácido alfa-linoleico (ALA), es difícil de asimilar en el organismo. Este ácido debe ser descompuesto por enzimas en fracciones de omega-3 más fáciles de procesar, como ácido docosahexaenoico (DHA) y ácido eicosapentaenoico (EPA). Incluso en esas circunstancias no hay garantía de que el cuerpo pueda realizar la conversión de manera eficiente. Algunos aceites alternativos son los de hígado de bacalao, de borraja, de krill, de salmón y de semilla de cáñamo, también conocida como semilla de *hemp*. Siempre compara las fechas de caducidad de varias botellas de la misma marca y compra la que tenga la fecha más lejana.

Lo mejor es almacenar los aceites (de todo tipo, pero en particular aquéllos con alto contenido de omega-3) en el refrigerador y consumirlos a la brevedad, por lo regular durante las seis semanas posteriores al primer uso. Recuerda que aunque los aceites con omega-3 son saludables, pueden ponerse rancios, y si se exponen al aire se oxidan un poco. Si detectas un olor ligeramente rancio en cualquier aceite, o si ha estado guardado durante más de seis meses, desecha el producto de inmediato.

Grasas y aceites dignos de un cavernícola

La lista de grasas aprobadas (en orden alfabético) contiene una serie de grasas saturadas e insaturadas, las cuales tienen distintos usos ideales. Revisa la lista con detenimiento, abastece tu refrigerador y asegúrate de usar cada una para su fin óptimo.

1) **Aceite de ajonjolí tostado:** este aceite de sabor intenso es ideal para sofritos de verduras, carne o ensaladas. Algunos sanadores holísticos promueven sus propiedades antibacteriales para sanar heridas y evitar infecciones.

2) **Aceite de coco:** su termoestabilidad y sus múltiples beneficios inmunológicos y a la salud lo hacen una excelente opción para cocinar; busca marcas orgánicas.

3) **Aceite de oliva:** elige aceites de producción local o nacional, sólo de única presión en frío y extra virgen, y disfruta su sabor. Lo mejor es no usarlo para cocinar por su poca termoestabilidad. Si no tienes otra opción para cocinar, caliéntalo a la temperatura más baja posible.

4) **Aceite de palma:** la variedad no procesada (no lo confundas con el típico aceite de palma parcialmente hidrogenado) es ideal para cocinar.

5) **Aceites con alto contenido de omega-3:** estos aceites delicados sirven como excelentes aderezos de ensaladas o suplemento de licuados proteínicos para darles un empujón de omega-3. Elige aceites de borraja, hígado de bacalao, krill, salmón, semilla de cáñamo o aceites oleicos de girasol o de cártamo (no los confundas con sus derivados poliinsaturados poco saludables) como alternativa a la linaza.

6) **Aceites marinos:** los aceites de pescado o de krill suelen venir en forma de suplementos encapsulados y son una excelente fuente de ácidos grasos omega-3.

7) **Grasas de origen animal:** grasa de pollo, pato o ganso; manteca (de cerdo); sebo de res o de cordero, y otras grasas de origen animal son excelentes para cocinar porque su composición saturada las hace termoestables, lo que significa que no se oxidan a altas temperaturas.

8) **Mantequilla:** es una excelente opción para cocinar o para resaltar el sabor de verduras al vapor; es también una buena fuente de vitaminas A y E, así como de selenio.

Otros frutos secos y semillas, y sus respectivas mantequillas

Las nueces y semillas son alimentos concentrados que representan una fuente de energía (hay quienes la llaman "fuerza de vida") para las futuras generaciones de la planta de la que provienen, y están cargadas de proteínas, ácidos grasos, enzimas, antioxidantes y múltiples vitaminas y minerales. Es conveniente llevarlas con uno a todas partes para un refrigerio a cualquier hora del día. Estimulan una producción de insulina muy baja y te mantendrán saciado por horas hasta la siguiente comida. Muchos estudios prestigiosos (el Estudio de Salud Femenina de Iowa de 40 000 mujeres, el Estudio de Salud del Personal de Enfermería de la Facultad de Salud Pública de Harvard de 127 000 mujeres, y el Estudio de Salud del Personal Médico de 22 000 hombres están entre los más destacables) sugieren que el consumo regular de frutos secos reduce significativamente el riesgo de cardiopatías y diabetes.

No obstante, se sugiere consumir los frutos secos con cierta moderación debido a sus proporciones de omega-6 a omega-3 y su densidad calórica. Casi todos, excepto la nuez de macadamia, contienen mayores variedades de ácidos grasos omega-6 que de omega-3. Por ejemplo, la nuez de Castilla es reconocida por ser una excelente fuente de ácidos grasos omega-3 —contiene más que cualquier otra nuez o semilla—, pero contiene cinco veces más omega-6 que omega-3. Además, algunas personas que adoptan el estilo de vida cavernícola tienden a abusar de los frutos secos para intentar llenar el vacío que dejan los cereales, los azúcares y las leguminosas. Si sueles botanear de forma distraída durante el día y cambias los carbohidratos por frutos secos, quizá consumas demasiadas calorías adicionales que a largo plazo pondrán en riesgo tu capacidad de perder grasa. Es importante que recuerdes que, tratándose de frutos secos y otros alimentos altos en grasas, un poco es más que suficiente. Un puñado de nueces saciará tu apetito y te aportará ácidos grasos para quemar durante horas. A diferencia de los refrigerios a base de carbohidratos, no experimentarás bajones de insulina que te harán ansiar más comida en las horas siguientes.

Las almendras, las avellanas, las nueces pecanas, los piñones, los pistaches, las nueces de Castilla, las semillas de linaza, la chía, las semillas de calabaza (las cuales tienen una proporción de omega-6 a omega-3 de 2:1; la mejor entre las semillas) y las semillas de girasol son muy nutritivas y llenadoras; son excelentes para acompañar ensaladas o para botanear. Los cacahuates, aunque muy populares, deben ser evitados, pues técnicamente son una leguminosa y no un fruto seco. Además son muy alergénicos y también pueden contener hongos peligrosos que producen aflatoxina, un potente carcinógeno. Evidentemente, no consumas frutos secos que hayan sido procesados con recubrimientos azucarados o grasosos, ni con otros ingredientes dañinos.

Con ayuda de un procesador de alimentos pequeño muele los frutos secos y espolvoréalos sobre ensaladas, verduras al horno o hasta omeletes. Las nueces enteras (con todo y cáscara) duran hasta un año sin descomponerse. Las nueces peladas tienen menor vida útil, y las que están rebanadas incluso menos. Guárdalas en el refrigerador (o en el congelador, si tardarás más de seis meses en consumirlas) para que conserven su frescura por más tiempo. Si percibes que tienen un sabor rancio, un olor graso, que están decoloradas, escamadas o que parecen tener hongos, tíralas a la basura. La preocupación de exponerte a pesticidas al consumir nueces es mínima, gracias a las cáscaras, así que no te preocupes por comprar nueces orgánicas, las cuales de por sí son muy difíciles de encontrar.

Las mantequillas de frutos secos y semillas son una alternativa versátil y deliciosa para combinar tu porción diaria de nueces y semillas con distintos alimentos y refrigerios. Elige mantequillas procesadas en frío que sólo estén licuadas (a temperaturas bajas y sin ingredientes adicionales, excepto sal) y refrigéralas siempre. Muchos autores de libros de salud afirman que las mantequillas de nueces y semillas crudas son mucho más nutritivas que las de nueces o semillas tostadas, por lo que sugiero que elijas productos de nueces y semillas crudas de ser posible. Se cree que la mantequilla de almendra es la mejor opción además de la de macadamia. Las almendras tienen más proteínas que cualquier otra nuez (20% del total de calorías) y poseen grandes cantidades de antioxidantes, vitaminas, minerales y esteroles vegetales que promueven la buena salud y reducen el riesgo de desarrollar enfermedades.

Carbohidratos complementarios

Los camotes, la quinoa y el arroz salvaje son las mejores opciones de carbohidratos para deportistas que requieren carbohidratos adicionales para reabastecer el glucógeno muscular gastado. Estos pocos individuos que caen en la categoría de quienes necesitan carbohidratos complementarios mantienen sus niveles ideales de grasa corporal sin esfuerzo y entrenan tanto que en ocasiones pueden padecer agotamiento repentino y debilitante, y dificultades de recuperación (piensa, por ejemplo, en los ciclistas del Tour de France, los basquetbolistas o los corredores).

Si consideras que necesitas carbohidratos complementarios, los camotes y el boniato son mucho mejores que las almidonosas papas, sin importar el tipo. Técnicamente, la quinoa no es un cereal, sino un seudocereal de la familia *Chenopodioideae* cercano al betabel, la espinaca y el cardo. Los vegetarianos y los entusiastas del estilo de vida cavernícola que buscan un alimento que se asemeje a los cereales en sabor adoran la quinoa por su alto contenido de proteínas (contiene los nueve aminoácidos esenciales y entre 12 y 18% de sus calorías son proteína) y porque no tiene gluten. El arroz salvaje tampoco es un grano, sino una planta acuática. Ofrece un mejor valor nutricional que los granos, un perfil casi completo de aminoácidos esenciales (14% de sus calorías son proteína) y también es libre de gluten. Estos carbohidratos complementarios deben ser considerados un manjar especial, pues es probable que sean innecesarios, sobre todo si estás intentando deshacerte del exceso de grasa corporal.

Agua: nunca es tarde para obedecer a tu sed

"Hay que beber ocho vasos de agua al día para tener una buena salud." "Cuando sientes sed, es porque ya es demasiado tarde y te has deshidratado." Hemos oído estas frases toda la vida como parte de los 10 (o 20 o 1 000) mandamientos de la Sabiduría Convencional, junto con "bebe leche para obtener calcio", "come cereales para obtener fibra", "evita asolearte para que no te dé cáncer", "bájale a las grasas para bajar de peso" y otras fábulas. Aunque la hidratación adecuada es fundamental para la buena salud, no existe evidencia científica alguna que sostenga que es indispensable beber ocho vasos de agua al día.

El doctor Heinz Valtin, exdirector de fisiología de la Facultad de Medicina de Dartmouth y experto a nivel internacional en función renal, realizó investigaciones durante 11 meses con ayuda de un bibliotecario profesional y descubrió que no hay estudios concluyentes que confirmen que se debe beber ocho vasos de agua al día. Valtin cree que el mito surgió en los años cuarenta del siglo pasado, cuando el Instituto Nacional de Medicina emitió sus primeras recomendaciones sobre ingesta de nutrientes alimenticios, incluyendo agua. La sugerencia de consumir dos litros de agua al día (que equivale a ocho vasos de 250 ml) para tener una hidratación óptima da por sentado la olvidada noción de que "buena parte de esa agua se obtiene de los alimentos sólidos que consumimos".

Ciertamente, la leche bronca es 90% agua, el pollo 54%, la carne de res molida 53%, la pizza 50%, el pan blanco 30% (aunque no comeríamos pizza ni pan, ¿cierto?), etc. La cafeína y el alcohol, bebidas que constituyen una porción significativa de la ingesta total de fluidos de muchos adultos, durante mucho tiempo han sido considerados diuréticos que te deshidratan al aumentar el flujo urinario. Aunque esto sí ocurre si los bebes en exceso, una taza al día de café, una botella de cerveza o una copa o dos de vino en realidad contribuyen a los niveles de hidratación y no derivan en una pérdida notable de fluidos.

Cuando se incluyen variables como clima cálido y mayores niveles de actividad, el mecanismo de la sed funciona de maravilla para dictarte cuánto necesitas beber al día. Este mecanismo ha evolucionado durante milenios para prevenir la deshidratación, que es una de las formas más rápidas de morir. Hasta la fecha no existen evidencias arqueológicas de que Grok llevara consigo alguna especie de cantimplora, sino que se las arreglaba bien bebiendo agua de río con ayuda de las manos, lamiendo el rocío de las hojas y manteniendo una hidratación adecuada con la pura alimentación.

Aunque tu ingesta de agua fluctúe significativamente, tus riñones y sistema endócrino funcionan de manera muy eficiente para promover niveles óptimos de fluidos en el torrente sanguíneo. Cuando hay una concentración del volumen sanguíneo ligeramente mayor de lo normal, se activa un agente conocido como hormona antidiurética que aumenta la capacidad de absorción de agua de los riñones, la cual redirige hacia el torrente sanguíneo. Según el doctor Valtin y otros especialistas, si la sangre se concentra apenas 2%, el mecanismo de activación de la sed se activará justo a tiempo y te dictará que consumas fluidos adicionales. Sólo cuando la sangre se concentra a 5% surgen inquietudes médicas sobre la posibilidad de deshidratarse. El doctor Valtin afirma también que la orina de un color más oscuro indica que se debe beber acaso un vaso de agua, y no hay evidencia que valide que la orina debe ser clara para indicar una hidratación adecuada.

Aun si nuestra ingesta de agua es muy variada, el cuerpo hace maravillas para mantener concentraciones sanguíneas normales. Y sí, sí es posible tomar demasiada agua. La hiponatremia es un padecimiento serio y a veces fatal en el que los niveles de sodio se diluyen demasiado en la sangre como consecuencia de un consumo excesivo de agua. Además, algunos creen que beber un exceso de fluidos durante la comida o cerca del horario de comida dificulta la digestión y la excreción debido a que los ácidos estomacales que son indispensables para el proceso digestivo se diluyen.

Como alternativa al mantra industrial de las compañías de agua embotellada que te invitan a preguntarte "¿cuántos litros llevas hoy?" sin importar tu nivel de sed, te recomiendo consumir cantidades sensatas de fluido todos los días y guiarte por tu sed para mantenerte bien hidratado. A veces requerirás ocho vasos de agua, pero a veces incluso menos de la mitad. El ejercicio pesado, las altas temperaturas, el peso corporal y el contenido de agua de los alimentos que consumas son variables significativas, como es de esperarse.

Si tienes dudas, ¡obedece a tu sed! (quizá el único eslogan publicitario que contiene cierta verdad).

Indulgencias sensatas

Las siguientes indulgencias pueden promover la buena salud si te las permites de forma sensata. La clave está en la moderación. Con eso en mente, he aquí algunos cuantos alimentos que Grok jamás disfrutó (o muy rara vez), pero que pueden incorporarse a los mandamientos del cavernícola sin mucho problema.

Alcohol

El vino tinto es la mejor opción de bebida alcohólica por sus increíbles beneficios antioxidantes. Estudios recientes han demostrado que el resveratrol del vino tinto es muy saludable, por lo que incluso se han hecho suplementos alimenticios a base de extractos de vino tinto. La cerveza es marginal (pues está hecha de cereales), mientras que los licores y los cocteles que llevan bebidas dulces están fuera de lugar. No olvides que las calorías del alcohol (siete por gramo) no tienen valor nutrimental y por lo regular son las primeras que se queman durante la digestión, lo que significa que la quema de grasa almacenada se interrumpe cuando te permites la indulgencia del alcohol.

Asimismo, varios estudios han demostrado que consumir alcohol en exceso (más de una o dos copas diarias) puede incrementar el riesgo de desarrollar cáncer (así como de tener accidentes automovilísticos, divorciarse, pelearse en un bar y otras tribulaciones), así que dejemos bien en claro que no defiendo más que el consumo extremadamente responsable de alcohol, y que mi recomendación de bebida es el vino tinto.

Chocolate amargo

El chocolate amargo es rico en antioxidantes y componentes neuroestimulantes conocidos como fitoquímicos fenólicos o flavonoides. Los valores de antioxidantes del polvo de cacao y del chocolate amargo son más altos que casi los de cualquier fruta o verdura. El chocolate es uno de los alimentos que más se antojan en todo el mundo, debido a una sustancia conocida como feniletilamina, la cual se ha descubierto que desencadena una sensación similar al enamoramiento. Elige chocolate amargo, come porciones moderadas y disfrútalo con toda conciencia y sin culpa alguna.

Asegúrate de optar por chocolate amargo de la mayor calidad posible, puesto que no todos los chocolates son iguales, tanto en términos de sabor como en términos de beneficios a la salud. Entre mayor sea el contenido de cacao, más beneficios te aportará. Esto significa que el chocolate con leche no es nada saludable, comparado con su primo amargo. Las barras de chocolate comerciales tienen muy poco contenido de cacao y aditivos como azúcar y sólidos de leche (incluso aunque la etiqueta diga que es chocolate amargo), los cuales ya sabemos que interfieren mucho con los beneficios a la salud.

Recomiendo elegir chocolate con 75% de cacao o más (cualquier chocolate con más de 50% de cacao se considera amargo). No obstante, entre más te acerques a 100%, la falta de dulzura dificulta la capacidad de disfrutar de la indulgencia (en mi opinión, la cantidad ideal es 85%). Quizá te tome algo de tiempo acostumbrarte al sabor, pero una vez que estés en sintonía con el delicioso sabor del chocolate amargo con alto porcentaje de cacao, es probable que le pierdas el gusto al chocolate con leche, el cual te terminará pareciendo demasiado dulce. Al elegir una marca compara etiquetas para seleccionar el chocolate con mayor contenido graso y menor cantidad de carbohidratos.

El chocolate orgánico te dará la tranquilidad de saber que el proceso de producción estuvo libre de pesticidas, pues hay gran inquietud sobre el uso de pesticidas en la producción de cacao en países con pocas regulaciones y estándares de seguridad cuestionables.

Por último, unas palabras sobre los suplementos

Dada la falta de ciertos nutrientes fundamentales hasta en las dietas más saludables y los niveles excesivos de estrés de la atareada vida moderna, consumir ciertos suplementos alimenticios de la más alta calidad puede ser muy efectivo para mantenerte en sintonía con la vida cavernícola y mejorar tu salud en general. El hecho de que Grok no consumiera suplementos no quiere decir que nosotros no podamos beneficiarnos de dosis pequeñas de ciertas sustancias naturales concentradas que nos ayuden a tener una salud ideal.

Aunque el consumo de suplementos es una elección personal y a veces una decisión difícil de justificar en términos de presupuesto, te invito a que consideres la opción de incluir unos pocos suplementos para mantenerte en sintonía con la vida cavernícola y promover la expresión óptima de los genes. Si tienes una vida muy activa o factores de estrés elevados, también querrás echarle un vistazo a un régimen más amplio de suplementos. A continuación encontrarás un repaso de algunos suplementos que pueden ayudar a enfrentar los principales desafíos de nuestra vida y alimentación modernas.

Fórmula multivitamínica/mineral/antioxidante

Comer, hacer ejercicio y vivir según los mandamientos del cavernícola te ayudará a mitigar mucho del daño oxidativo que los humanos padecemos como consecuencia de la dieta estándar, la falta de ejercicio o el ejercicio crónico, la falta de sueño y de luz solar y, en general, el exceso de estrés. Tu sistema antioxidante interior funciona muy bien cuando estás sano y relajado; sin embargo, llevarlo al límite con comidas chatarra, viajes excesivos, estrés emocional y ejercicio crónico puede poner en jaque los sistemas digestivo, inmunológico y endócrino, entre otros aspectos de la salud.

Necesitamos una extensa combinación de antioxidantes a diario, pues funcionan de formas muy distintas y en partes diferentes de las células. Tomar demasiado de un solo antioxidante (e ignorar los demás) tiene efectos potencialmente negativos, como lo demuestran los resultados de estudios realizados con el consumo exclusivo de vitamina. Desafortunadamente, muchas de las mejores fuentes de vitaminas, minerales y antioxidantes dietéticos han desaparecido o se han vuelto estériles por culpa de las técnicas agrícolas modernas. En la industria de la fruta, por ejemplo, obtener el mayor contenido de azúcar posible ha remplazado la inquietud de obtener frutas con gran valor nutrimental.

Si tomas una fórmula antioxidante de amplio espectro y de buena calidad (que contenga nutrientes difíciles de conseguir, como todo el espectro de vitaminas E —no sólo alfa-tocoferol—; carotenoides mixtos —no sólo beta-caroteno—; tocotrienoles, acetilcisteína, ácido alfa lipoico, cúrcuma, resveratrol, cardo mariano, CoQ20 y quercetina, entre otros), estos agentes trabajarán de forma sinérgica para mitigar el daño oxidativo. Por ese motivo recomiendo tomar a diario un multivitamínico de alta potencia cargado con antioxidantes adicionales.

Aceite de pescado con omega-3

En los tiempos de Grok, casi cualquier animal que cazaba era una fuente decente de los vitales ácidos grasos omega-3. El pescado que cazaba comía algas para producir ácidos grasos omega-3 ricos en EPA y DHA (los cuales ayudaron al desarrollo del cerebro humano durante unos 200 000 años). Los animales que capturaba se alimentaban de plantas que generaban niveles elevados de omega-3. Aun cuando la vegetación que Grok comía le daba mayores niveles de omega-3 de los que contienen las plantas hoy en día, en su dieta diaria la proporción de ácidos grasos omega-6 (proinflamatorios y dañinos) y omega-3 (antiinflamatorios y benéficos) era casi de 1:1.

En nuestros tiempos hasta el ser humano más consciente puede consumir proporciones disparejas de estos ácidos grasos y por lo tanto vivir en un estado constante de ligera inflamación sistémica. Normalizar tu proporción de omega-6 a omega-3 implica reducir al máximo la ingesta de omega-6 y aumentar la de omega-3 por medio de muchos pescados grasosos de agua fría y con dosis diarias de suplementos a base de aceite de pescado o de krill altamente purificado. Las investigaciones sobre aceites de pescado son muy positivas y demuestran que tienen beneficios como reducir el riesgo de cardiopatías y cáncer, disminuir los triglicéridos, mejorar la movilidad de las articulaciones, reducir la intolerancia a la insulina y mejorar la función cerebral y el estado de ánimo. Las farmacéuticas incluso comienzan a reconocer el poder de esta "medicina natural" y han empezado a promover que se recete aceite de pescado (que en su marca cuesta cuatro veces más que otros suplementos de la misma calidad). A pesar de lo sana que es mi dieta, rara vez hay un día en el que no consuma un suplemento de aceite de pescado con omega-3.

Probióticos

Grok comía tierra... a diario, todo el día. Pues cuando no tienes la costumbre de lavarte las manos, ni tus alimentos, ni ninguna otra cosa, es casi inevitable. Pero esa tierra contenía miles de millones de microorganismos (en su mayoría bacterias y levaduras) que entraban a diario a su boca y poblaban sus intestinos. La mayoría eran bacterias "benéficas" que le ayudaban a digerir mejor los alimentos y a prevenir infecciones. De hecho, buena parte del sistema inmune de Grok (y del nuestro, en consecuencia) evolucionó para depender de esta flora "saludable" con la que tenemos una relación simbiótica. Grok también comía de cuando en cuando organismos dañinos que tenían el potencial de provocarle enfermedades, pero mientras la flora benéfica superara en número a los chicos malos, todo salía bien. Varios billones de bacterias conviven de manera simbiótica en el tracto digestivo humano, algunas de las cuales son buenas y otras no. Y buena parte de tu estado de salud depende de cuál de los dos bandos está ganando la pelea intestinal.

El problema en nuestros tiempos no es sólo que evitamos comer tierra, sino que promovemos la asepsia al grado de que casi eliminamos por completo todo tipo de bacterias —incluso las sanas— de nuestra alimentación. Claro que, dado el tipo de microorganismos que prevalecen en el mundo civilizado, es probable que lo mejor que podamos hacer sea lavar y cocinar concienzudamente todos nuestros alimentos. En la mayoría de la gente sana la exposición a gérmenes comunes no desencadena problemas de salud. Siempre y cuando haya bastantes bacterias intestinales benéficas (los alimentos probióticos las contienen de forma inherente, aunque los lavemos); siempre y cuando no nos estresemos en exceso (las hormonas de estrés también matan la flora saludable), no nos enfermemos demasiado (la diarrea y el vómito son formas en las que el cuerpo se deshace de las bacterias dañinas, aunque arrastra consigo a las bacterias buenas), no comamos demasiados alimentos procesados (con azúcares, cereales, grasas trans y parcialmente hidrogenadas, y aditivos artificiales que promueven el crecimiento de bacterias y levaduras dañinas al tiempo que aniquilan la flora saludable), ni tomemos antibióticos (los antibióticos suelen matar todas las bacterias, sean buenas o malas, pues ése es su trabajo), y siempre y cuando comamos bien, esas bacterias saludables pueden prosperar y mantenernos sanos.

Claro está que el equilibrio bacteriano saludable en el tracto intestinal se ve amenazado con frecuencia de todas las formas posibles ya mencionadas (incluso en el caso de personas muy saludables), lo que implica que todos podemos beneficiarnos de tomar suplementos probióticos. No es necesario que los tomes a diario, pues una vez que has plantado las "semillas" en un intestino saludable, éstas tienden a multiplicarse y florecer con facilidad por sí solas. En vez de eso, opta por consumir probióticos adicionales en épocas de estrés, cuando te enfermes y hayas tomado un tratamiento con antibióticos, cuando viajes (en especial a otros países, en donde las bacterias foráneas —incluso las benéficas de alimentos sanos— pueden alterar tu tracto digestivo) o cuando detectes cualquier señal de alteración de la función inmune (pues el sistema digestivo influye en gran medida en la inmunidad del cuerpo). El giro después de unos cuantos días de tomar probióticos puede ser sorprendente, y es mejor que comer tierra.

Polvo proteínico/remplazo alimenticio

Restringir tu ingesta de carbohidratos procesados suele implicar la renuncia a refrigerios rápidos y convenientes o a colaciones. Estamos tan condicionados a agarrar un panecillo, una barra energética, unas frituras, unas galletas o cualquier otro producto a base de cereales o azúcares que con frecuencia carecemos de opciones convenientes, transportables y no perecederas que sean también saludables. Aunque no son precisamente ancestrales, los polvos proteínicos/remplazos alimenticios combinan lo mejor de la tecnología del siglo XXI con la ideología cavernícola: son una fuente inmediata y deliciosa de nutrientes que no contiene demasiados carbohidratos ni grasas no saludables. Prefiero la proteína de leche microfiltrada para obtener una buena muestra de todos los aminoácidos esenciales y no esenciales, así como sólidos de leche de coco para obtener grasas saludables que puedan venir en forma de polvo.

También recomiendo buscar productos que sepan bien siendo mezclados sólo con agua, de modo que no sea necesario añadir fluidos dulces o leche. De ese modo, siempre puedes añadirle un trozo de fruta si quieres que tenga un poco más de calorías y sabor. Cuando tengo prisa y necesito un impulso inicial rico en proteínas, me hago un licuado en menos de un minuto que cubre los requisitos alimenticios básicos. Añadirle algo de aceite en omega-3 te protege en dos áreas cavernícolas esenciales. Por su parte, la proteína de leche microfiltrada, aunque proviene de la leche, tiene cantidades insignificantes de lactosa, por lo que casi toda la gente intolerante a la lactosa puede consumirla.

Vitamina D

Los suplementos de vitamina D son útiles cuando no es posible tomar el sol lo suficiente como para sintetizar y almacenar cantidades abundantes de este agente (el cual es técnicamente una hormona precursora, y no una vitamina). La luz del sol es por mucho la mejor fuente de vitamina D, pues hasta la dieta más sana aporta apenas una fracción de los requerimientos diarios de vitamina D. Seguir la estrategia básica esbozada en el capítulo 7 sobre cómo exponerte de manera adecuada al sol deberá permitirte mantener niveles suficientes de vitamina D en la sangre todo el año, pues ésta se almacena en las células adiposas para el invierno.

Desafortunadamente, muchas ratas de ciudad carecen de vitamina D por varias razones: el estilo de vida de interiores es muy común, la ingesta de pescados de agua fría es mínima (que es la principal fuente dietética de vitamina D), se evita la exposición al sol (o se abusa del bloqueador solar) por miedo infundado al cáncer de piel. Obtener suficiente vitamina D es bastante difícil para quienes viven en latitudes por encima de los 49° (como en la frontera entre Estados Unidos y Canadá, en París, en el centro de Alemania y cerca de la frontera sur de Rusia, etc.), y para quienes tienen piel oscura pero no viven en zonas tropicales.

Fuera de estas categorías, la mayoría podemos beneficiarnos del consumo rutinario de suplementos de vitamina D durante el invierno, cuando no siempre hay suficientes rayos de sol que faciliten la producción de vitamina D. Hay países donde éste es el caso durante tres o cuatro meses al año, y otros donde ocurre hasta durante siete u ocho meses cada año.

Los expertos defensores de la vitamina D recomiendan obtener un promedio de 4 000 UI de vitamina D al día. Puedes obtener fácilmente entre 5 000 y 10 000 UI durante una sesión de asoleo de media hora durante el verano. En invierno recomiendo complementar con 2 000 UI de vitamina D al día. Si te cuesta trabajo recordar tomarte a diario las pastillas, puedes tomar varias de una sentada y no pasará nada. Yo soy de piel clara, vivo en Los Ángeles y me expongo mucho al sol durante el verano, pero aun así tomo suplementos durante el invierno para asegurarme de que mis niveles de vitamina D en sangre sean los adecuados.

Si tienes dudas, considera la opción de hacerte análisis de sangre específicos para "vitamina D 25" o "suero 25(OH)D". Asegúrate de pedir estos análisis en particular, pues muchos médicos no suelen saber qué estudios son los más precisos. El rango ideal de vitamina D es de 40-60 ng/ml, pero si tienes menos de 40 ng/ml es importante que emprendas acciones inmediatas para tomar más sol o consumir con diligencia suplementos de vitamina D. Aunque no seas el tipo de persona que acostumbre tomar pastillas, es muy recomendable tomar suplementos de vitamina D porque las fuentes alimenticias no bastan, los suplementos no son costosos y mantener niveles adecuados de vitamina D es fundamental para una buena función celular y para prevenir algunos tipos de cáncer, incluyendo el melanoma.

Las categorías ya mencionadas representan los que creo que son los tipos de suplementos alimenticios más útiles, pero hay muchas otras categorías y suplementos individuales que sirven para cubrir necesidades más específicas. Entre ellos están la fosfatidilserina, la cual mejora la función cognitiva y modera los picos de cortisol en el torrente sanguíneo, y los compuestos para mejorar las articulaciones (con glucosamina, condroitina, MSM y cofactores enzimáticos) que trabajan en el tejido conectivo y ayudan a aliviar el dolor articular. Un buen médico puede recomendarte otros productos para cubrir tus necesidades particulares.

Calidad de los suplementos

Sin importar qué marca de suplementos elijas, debes estar muy al pendiente, pues es una industria mínimamente regulada por los gobiernos. Los buenos productores trabajan en un ambiente sumamente bien controlado en donde cada materia prima que se añade a los productos está certificada y proviene de buena fuente. Contacta a los productores de los suplementos y pregúntales si pueden demostrar la procedencia de la fuente, la potencia y la pureza de cada ingrediente. Pregúntales si producen sus productos en ambientes manufactureros análogos a los de la industria farmacéutica y fíjate qué tan bien sellados están los productos que están a la venta.

Será fácil darte cuenta por sus respuestas escritas o telefónicas si los suplementos que consumes o que estás planeando consumir están bien hechos. Examina las etiquetas y elige aquellos que no contengan aditivos como colorantes, ceras, conservadores y otras sustancias artificiales. Las encontrarás contenidas en la categoría de ingredientes "inactivos" u "otros". Te sorprenderá descubrir qué tan comunes son estos agentes en muchas de las marcas de vitaminas más famosas que venden en los grandes supermercados y farmacias. Debes entender que los suplementos de mejor calidad son bastante más costosos que las botellas enormes que encontrarás en las tiendas mayoristas. Muchos de esos productos, aunque no todos, ofrecen una potencia y biodisponibilidad mínimas (es decir, la facilidad para digerirlos y procesarlos en el cuerpo), y son un desperdicio de dinero.

RESUMEN DEL CAPÍTULO

1. Carne y aves: Elige productos de animales de pastoreo y de producción local (o en todo caso, productos con certificación orgánica) para evitar las carnes de animales de engorda de baja calidad que han sido engordados con cereales y están repletos de hormonas, pesticidas y antibióticos.

2. Pescados: Dale prioridad a los pescados silvestres de aguas lejanas y libres de contaminantes. Los pescados grasosos de agua fría (anchoas, arenque, macarela, salmón, sardinas) tienen los mayores niveles de ácidos grasos omega-3. Elige sólo pescados de piscifactoría aprobados (salmón coho, mariscos, trucha nacional y otras especies locales) y evita los otros pescados de piscifactoría (incluyendo el popular salmón del Atlántico), los que están en la cima de la cadena alimenticia (tiburón, pez espada), los pescados capturados por métodos ambientalmente cuestionables o los pescados importados de Asia (sean salvajes o de granja).

3. Huevos: Las gallinas locales y de pastoreo dan huevos con mayor valor nutrimental y cantidades de omega-3. Además, las yemas de huevo están entre los alimentos con mayor densidad nutricional. ¡Disfrútalos!

4. Verduras: Las verduras deben ocupar un lugar primordial en tu alimentación y comprender la sección más grande de tu "plato" diario. Las verduras coloridas tienen altos niveles de antioxidantes, fenoles, fibra, vitaminas, minerales y otros micronutrientes. Consumir verduras (y frutas) ayuda a promover la alcalinidad del organismo, favorece la función inmune y reduce el riesgo de desarrollar enfermedades. Las hortalizas de hoja verde oscura son una excelente opción a consumir de forma regular como base para cualquier plato fuerte. Comer verduras sin restricción (y frutas de temporada con cierta moderación) seguirá dándote como resultado un promedio total de carbohidratos diarios de 150 gramos o menos.

Es fundamental elegir verduras locales orgánicas para obtener el mayor valor nutrimental posible y evitar la contaminación de pesticidas. Debes elegir sólo verduras (y frutas) orgánicas si se trata de alimentos de superficie amplia (como las hortalizas) y cáscara comestible (pimientos, zanahorias, calabacín, moras, duraznos). No es necesario que seas tan estricto con plantas que tengan cáscara dura y no comestible (plátanos, aguacates, melones, naranjas).

5. Nueces de macadamia: Las nueces de macadamia merecen una distinción especial debido a su perfil alimenticio superior a base sobre todo de grasas monoinsaturadas, así como de fitonutrientes, fibra, antioxidantes y múltiples vitaminas y minerales. Las nueces de macadamia son bastante llenadoras, por lo que son ideales para refrigerios y controlar el apetito, y se ha demostrado que reducen el riesgo de enfermedades. Otras nueces, semillas, y sus respectivas mantequillas son un componente saludable de la dieta cavernícola, aunque se recomienda cierta moderación debido a su densidad calórica y a la necesidad de regular la ingesta de ácidos grasos omega-6.

6. Productos de coco: Los ácidos grasos de cadena media del coco aportan beneficios excepcionales a la salud y son difíciles de obtener, incluso en las dietas más sanas. Incorporar aceite de coco, leche de coco, hojuelas de coco y otros derivados de esta fruta puede servir como excelente sustituto de algunos ingredientes de la alimentación tradicional estándar. Asimismo, el aceite de coco es excelente para cocinar debido a su alta composición de grasas saturadas que lo hacen termoestable.

7. Frutas: Las frutas son una excelente fuente de fibra, vitaminas, minerales, antioxidantes y otros nutrientes. Elígelas sabiamente, apegándote a frutas locales, de temporada, libres de pesticidas y con altos niveles de antioxidantes. Las moras frescas contienen niveles magníficos de antioxidantes y nutrientes. Se recomienda consumir frutas con moderación debido a que las frutas modernas que están disponibles todo el año suelen ser demasiado dulces, en especial si estás intentando perder grasa, pues el azúcar de la fruta se convierte en grasa en el hígado.

8. Hierbas y especias: Las hierbas y especias contienen tremendas cantidades de macronutrientes y antioxidantes que hacen más que sólo darle más sabor a tus comidas. Procura que sean orgánicas para evitar contaminación por pesticidas.

9. Alimentos a comer con moderación: Algunos alimentos modernos son aceptables, siempre y cuando no se abuse de ellos, como café, lácteos enteros (de preferencia de leche bronca y lácteos fermentados); grasas y aceites aprobados; otras nueces, semillas y sus respectivas mantequillas; carbohidratos complementarios (camotes, quinoa, arroz salvaje), y agua (obedece a tu sed).

10. Indulgencias sensatas: Disfrútalas de forma consciente, pero sin culpa. El vino tinto y el chocolate amargo (75% de cocoa o más) ofrecen múltiples beneficios a la salud, lo que los hace opciones ideales para disfrutar de forma responsable.

11. Suplementos: Los suplementos pueden desempeñar un papel fundamental para adaptar las recomendaciones cavernícolas a las realidades caóticas de la vida moderna. Los suplementos son una fuente conveniente de nutrientes concentrados que ayudan a compensar las deficiencias de nutrientes (tierra poco fértil o métodos de producción cuestionables) de los alimentos actuales. Las siguientes categorías son un apoyo adicional incluso para la más saludable de las dietas: fórmula multivitamínica/mineral/antioxidante, aceite de pescado con omega-3, fórmula probiótica, polvo proteínico/remplazo alimenticio y vitamina D.

CAPÍTULO 5

Segundo mandamiento del cavernícola: Evita cosas venenosas

"¡Suelta ese cuchillo y aléjate del plato!"

Cuando estés frente a los Arcos Dorados, es probable que vayas camino a las puertas del cielo.

DOCTOR WILLIAM CASTELLI,
director del Estudio Cardiaco de Framingham

Quisiera que nos detuviéramos por un instante a reflexionar sobre nuestras prioridades y nuestra visión de una vida larga, alegre, saludable y en forma. Cuando surge el tema de la alimentación con la familia, los amigos o los conocidos, es fascinante escuchar la letanía de razonamientos, mecanismos de defensa fallidos, creencias autolimitantes y argumentos confusos o ignorantes provenientes de gente inteligente que cree comer saludablemente. Pero una vez más la Sabiduría Convencional ha logrado manipular a las mejores y más brillantes mentes de la ciencia nutricional.

Es muy notable cuánto éxito ha tenido la mercadotecnia para adoctrinarnos a seguir estilos de vida que producen enormes ganancias a las grandes corporaciones multinacionales —y devastadoras consecuencias para la salud de los consumidores— durante generaciones y generaciones. Los mensajes publicitarios son tan ubicuos en la modernidad que es difícil y hasta estresante tomar el control de tu salud y nadar en contra de las normas culturales de la comida rápida, los desayunos tradicionales altos en carbohidratos y el consumo excesivo de todo tipo de refrescos, jugos, bebidas energéticas, tés y cafés.

Hasta los intentos más nobles de hacer lo correcto se quedan cortos: los "alimentos saludables" de producción masiva, como los polvos para remplazar comidas, las barras energéticas y otros "combustibles" altamente procesados que les venden a los atletas, o las dietas de purificación/desintoxicación con ideas de dudosa procedencia, como no comer nada más que arroz integral durante una semana (imagínate la inundación de insulina). Finalmente, muchos de nuestros hábitos alimenticios están motivados por detonadores culturales, sociales, emocionales o relacionados con el estrés, más que por el hambre.

Aunque es cierto que saborear ocasionalmente una porción moderada de alguna golosina es parte de disfrutar la vida, es algo muy distinto ingerir comida chatarra con regularidad y sin conciencia sólo porque es parte de las actividades que hacemos regularmente (hot dogs en el partido, palomitas en el cine). Si de pronto te das cuenta de que estás surcando esas aguas (o peor aún, convertir la clásica frase de Sir Edmund Hillary sobre por qué subió al Monte Everest —"Porque ahí está"— en un pretexto), te pido que reflexiones bien sobre este tema y tomes acciones concretas. Recuerda que tus ancestros trabajaron inimaginablemente para sobrevivir, prosperar y crear las maravillosas oportunidades que tenemos hoy de llevar una vida sana, feliz, activa y larga. Como suelo decir aquí, tus genes quieren que seas sano, y no mereces nada menos de lo que tus genes pueden ofrecerte.

El argumento más común que escucho al respecto es: "Todo con moderación". Sin duda es un consejo sabio, pero Mark Twain puso este proverbio en perspectiva cuando dijo: "Todo con moderación, hasta la moderación". Como demuestran los Korg, vivimos en un mundo en donde las medidas extremas son necesarias para evitar las enfermedades graves (recuerda que tres cuartas partes de la población estadounidense actual morirá de cardiopatías o de cáncer), así como para disfrutar de salud, condición física, niveles de energía y composición corporal óptimos.

Estoy a favor de disfrutar la indulgencia ocasional, pero ¿por qué no sacarla de la lista de alimentos aprobados de la más alta calidad? Échale un vistazo a la etiqueta de alguna barra de chocolate popular y compárala con otra de chocolate oscuro orgánico delicioso, alto en antioxidantes y sin aditivos, sustancias químicas ni grasas modificadas químicamente (y revisa también la diferencia de carbohidratos). Esta indulgencia sensata y muy satisfactoria apenas si podría describirse como sacrificio o riesgo, y te permitirá pasar junto a la máquina expendedora de dulces sin siquiera parpadear.

Cruzada contra los cereales

Quizá el elemento más difundido y dañino de la Sabiduría Convencional alimenticia es que los cereales son saludables, la "base de la vida", como nos han hecho creer toda la vida. Aunque sin duda han tenido popularidad a nivel mundial durante los últimos 7 000 años, en realidad no son muy saludables para consumo humano. Hace dos millones de años, cuando el primer *Homo erectus* se levantó y fue evolucionando hasta el primer *Homo sapiens*, entre 200 000 y 100 000 años atrás, y éste siguió evolucionando hasta hace como 10 000 años, los humanos fueron cazadores-recolectores. Los primeros *Homo sapiens* obtenían su comida de entre 100 y 200 fuentes distintas de alimentos naturales, incluyendo carne, frutas, verduras, nueces y semillas. Los cereales no entraban en esta ecuación.

Hace alrededor de 10 000 años las fuerzas conspiraron para generar un cambio sustancial en la dieta humana. La extinción generalizada de grandes mamíferos en los principales continentes se combinó con el aumento de la población que obligó a los humanos a idear nuevas formas de obtener comida. Quienes vivían cerca del agua utilizaban botes, canoas, redes y mejores herramientas de pesca para obtener mayores botines. Los que vivían tierra adentro refinaron sus herramientas y estrategias de cacería para incluir más aves y mamíferos pequeños en su dieta.

Al aumentar la competencia por alimentos de origen animal se desarrollaron las innovaciones agrícolas de forma independiente en casi todas las sociedades avanzadas del mundo (egipcia, maya, etc.). Los cereales salvajes (los cuales representaban una parte muy pequeña de algunas dietas primitivas, pero eran difíciles de cosechar y no se consumían en cantidades considerables) y las leguminosas, tiempo después, fueron domesticados, y los humanos tomaron más y más calorías de estos alimentos que cultivaban con facilidad, tendencia que ha continuado hasta nuestros tiempos... con consecuencias fatales.

El doctor Loren Cordain, autor de *La dieta paleolítica*, lo explica así:

Para bien o para mal, ya no somos cazadores-recolectores. Sin embargo, nuestra configuración genética sigue siendo la del cazador-recolector paleolítico, una especie cuyos requerimientos nutricionales están bien adaptados a las carnes, frutas y verduras salvajes, no a los cereales. Hay una cantidad significativa de evidencia que sugiere que la configuración genética y fisiológica de los humanos puede no estar del todo adaptada al consumo de altas cantidades de cereales (cultivados). Nos hemos desviado hacia el camino de la dependencia absoluta de los cereales (cultivados), del cual no hay vuelta atrás.

En términos culturales, el cultivo de cereales es la variable clave que permitió el desarrollo y progreso de la civilización moderna. Grandes poblaciones podían ahora vivir permanentemente en proximidad, y el trabajo podía especializarse, lo cual derivó en avances exponencialmente continuos en conocimiento y modernización. No obstante, como prosigue Cordain, "[los cereales] permitieron que la cultura humana se desarrollara y evolucionara hasta que el hombre se convirtió en la especie dominante de la tierra, pero esta dominancia no ha sido gratuita... En general se acepta que la agricultura es responsable de muchos padecimientos de la sociedad, incluyendo la guerra, la inanición, la tiranía, las epidemias y las divisiones de clase".

El doctor Jared Diamond, biólogo evolucionista, fisiólogo y profesor de geografía de la UCLA, ganador del premio Pulitzer, autor de *Armas, gérmenes y acero*, afirma incluso que la agricultura "ha sido el peor error en la historia de la humanidad" y que "seguimos luchando con el desastre en el cual nos ha metido la agricultura, y no es muy claro si podremos resolverlo".

Los costos para las personas también fueron significativos. El surgimiento de la agricultura significó una reducción de la esperanza de vida humana, así como del tamaño del cuerpo y del cerebro, y un incremento en la mortalidad infantil, las enfermedades infecciosas y la aparición de padecimientos antes desconocidos como osteoporosis, trastornos óseos y desnutrición. Conforme los avances médicos y culturales fueron eliminando la mayoría de los riesgos de salud rudimentarios que enfrentaban los humanos primitivos (mortalidad infantil, depredadores, infecciones menores que se volvían mortales, etc.), ahora podemos vivir lo suficiente para desarrollar, padecer y morir de enfermedades relacionadas con la alimentación, incluyendo ateroesclerosis, hipertensión, diabetes tipo 2 (antes conocida como *diabetes adulta*, hasta que millones de niños empezaron a desarrollarla en años recientes).

La base de la pirámide de las enfermedades

La mayoría de las calorías que aportan los cereales están en forma de carbohidratos, por lo que hacen que los niveles de glucosa en la sangre se eleven con rapidez. Los alimentos altos en carbohidratos, como el azúcar y los cereales (y, en menor medida, las leguminosas, las cuales discutiremos más adelante), fueron introducidos recientemente y de forma repentina a la alimentación humana (decir 10 000 años sí es reciente en términos evolutivos), y se consumen en cantidades masivas. Estos azúcares y cereales agreden nuestro delicado sistema hormonal, el cual está más adaptado a la que hoy en día se consideraría una dieta baja en carbohidratos y alta en grasas.

Toma en cuenta que maltratas tus genes de *Homo sapiens* llevando una dieta alta en carbohidratos aun cuando tengas cuidado de favorecer los cereales integrados por encima de los refinados. Sí, aunque el arroz y el pan integrales se digieren más despacio que el refresco, tu cuerpo igual debe producir una cantidad considerable de insulina para lidiar con el exceso de carbohidratos que solemos consumir hoy en día.

Una dieta alta en cereales estresa el fundamental mecanismo de regulación de insulina del cuerpo. Después de comer cualquier tipo de pan o un tazón de cereal (todos los cuales contienen granos) y un vaso de jugo para desayunar, tu páncreas libera insulina en el torrente sanguíneo para ayudar a regular los niveles de glucosa en la sangre. Aun después del rutinario desayuno recién descrito, muchas personas técnicamente se vuelven diabéticas de forma temporal, pues sus niveles de glucosa en la sangre se elevan a niveles peligrosos para la salud. Ya sabes cómo es la dinámica. Después de comer se libera insulina en el torrente sanguíneo para promover el almacenamiento de glucosa como glucógeno muscular o su conversión a grasa. Si experimentas esto lo suficiente, subirás de peso y desarrollarás resistencia a la insulina y síndrome metabólico.

Si en vez de eso tomaras un desayuno cavernícola que consiste de un delicioso omelet de verduras con queso y algo de tocino, tendrías una respuesta insulínica moderada, lo que derivaría en niveles balanceados de energía durante las horas posteriores a tu comida, en lugar de un subidón de azúcar y el posterior bajón de insulina. Además, si mantienes balanceados tus niveles de glucosa en la sangre, podrás acceder a la grasa corporal almacenada y usarla como energía hasta la siguiente comida balanceada.

Los fitatos que tanto odiamos

Hay mucha evidencia que sostiene que nuestra fuerte dependencia de los cereales —y de los carbohidratos simples y productos con azúcar en general— provoca múltiples deficiencias de vitaminas, minerales y otros nutrientes. La mayoría de los cereales contienen sustancias llamadas fitatos que en el tracto digestivo se unen con facilidad a minerales importantes como el calcio, el magnesio y el zinc, lo que hace más difícil su absorción. Irónicamente, los cereales integrales no procesados —y supuestamente más saludables— son los que contienen mayor cantidad de fitatos. Las deficiencias minerales son comunes en los países subdesarrollados que dependen casi en su totalidad de cereales para su supervivencia (los humanos en todo el mundo obtienen un promedio de 48% de sus calorías de los cereales, según Worldwatch.org; las naciones más pobres obtienen hasta 80% de las calorías totales de los cereales).

Los cereales también interfieren con la metabolización de la vitamina D y están vinculados con deficiencias de vitaminas A, C y B12. Estos nutrientes no están presentes en los cereales (a menos, claro, que hayan sido "fortificados" y se les hayan agregado las vitaminas faltantes, si bien con un valor nutricional bastante reducido). La falta de estas vitaminas básicas es bastante común en países del tercer mundo (¿notas el patrón?). No obstante, ni siquiera los occidentales con dietas más balanceadas, que también dependen mucho del consumo de cereales, consumen alimentos más nutritivos, como carnes, verduras, frutas, nueces y semillas. En Estados Unidos, 45% de la población no consume una sola porción de fruta o jugo al día, y 22% no consume una sola porción de verdura.

Gluten y lecitina, partículas que te perjudican

Ciertas proteínas contenidas en los granos (y también en ciertas leguminosas y lácteos) se asemejan a las de virus y bacterias, por lo que al ser ingeridas desencadenan una respuesta autoinmune (en la que tu sistema inmune ataca células saludables por error). El gluten —una proteína grande, soluble en agua, que genera la elasticidad de la masa para pan (y que también es el principal pegamento de la pasta para papel tapiz)— se encuentra en la mayoría de los cereales comunes, como el trigo, el centeno y la cebada, y también en los frijoles. Hoy en día los investigadores creen que una tercera parte de la población mundial es intolerante o sensible al gluten. Esa tercera parte (y hasta más, creo yo, aunque a nivel subclínico) "reacciona" ante la presencia de gluten con una respuesta inflamatoria perceptible. Con el tiempo, quienes se sabe que son intolerantes al gluten pueden desarrollar una inmensa cantidad de trastornos: dermatitis, dolor articular, problemas reproductivos, reflujo estomacal y otros trastornos digestivos, trastornos autoinmunes y celiaquía. Esto no significa que los demás no estemos viviendo también algunos efectos negativos más leves que no se manifiestan de manera tan evidente.

Los cereales y las leguminosas también contienen niveles bajos de toxinas vegetales naturales conocidas como lecitinas. Los investigadores han descubierto también que las lecitinas son capaces de inhibir la función gastrointestinal normal al dañar las delicadas vellosidades que recubren el intestino delgado. Es en estas vellosidades (también conocidas como *microvilli*) donde más se absorben los nutrientes de los alimentos que consumimos, pues contienen enzimas digestivas que ayudan a descomponer los carbohidratos en el último componente de su proceso digestivo, y permiten que formas adecuadas de nutrientes (glucosa, aminoácidos, grasas, vitaminas y minerales) sean absorbidos hacia el torrente sanguíneo desde el intestino.

El daño de las lecitinas a los *microvilli* permite que moléculas grandes sin digerir se infiltren al torrente sanguíneo. El sistema inmune, siempre alerta, percibe estas moléculas de proteína desconocidas (no necesariamente lecitinas, sino cualquier cosa que ingieras que se debía procesar bien en el tracto digestivo antes de llegar a la sangre) y desencadena una respuesta inmune habitual para lidiar con ellas. Desafortunadamente, estas proteínas sin digerir pueden parecerse a otras moléculas que están en la membrana de las células saludables, y el sistema inmune se confunde y ya no sabe bien quién es el enemigo. Ocurre entonces una respuesta autoinmune, la cual algunos expertos creen que es la causa principal de muchas enfermedades comunes, como artritis reumatoide, lupus, tiroiditis de Hashimoto, esclerosis múltiple y muchas más.

Los millones de personas que han sido diagnosticadas como celíacas o intolerantes al gluten tampoco toleran bien una dieta alta en leguminosas o incluso en "cereales libres de gluten", pues no están haciendo más que exponerse a otros tipos de lecitinas, y también promoviendo la producción excesiva de insulina.

El lado oscuro de los cereales integrales

Es probable que estés consciente de lo poco saludables que son la harina de trigo refinado, el arroz blanco, la pasta y otros cereales a los que se les ha quitado su fibra natural y otros nutrientes durante el proceso de manufactura, y de cómo la Sabiduría Convencional ha alabado durante décadas los cereales integrales por considerarlos el eje de una alimentación saludable. Curiosamente, los alimentos con cereales integrales pueden considerarse *menos saludables* que sus primos refinados por muchos motivos.

Cuando ingieres un producto refinado, como pan blanco, refresco o dulces, obtienes calorías vacías y un gran porrazo de insulina, pero eso es todo. Además, la producción total de insulina ocasional es la misma si comes una rebanada de pan blanco que si es de pan integral. Lo único que tiene a su favor el pan integral es la cantidad mínima de proteína y micronutrientes. No obstante, las ventajas nutricionales de comer cereales integrales son en realidad insignificantes, sobre todo en comparación con cualquier verdura, fruta, nuez, semilla o producto orgánico de origen animal con mayor valor nutricional caloría a caloría (y, a diferencia de los cereales integrales, saben bien).

Los cereales integrales conllevan más problemas justo por ser integrales; por definición, tienen tres componentes intactos: el endospermo (almidón), el salvado (fibra) y el germen (aceite). Los cereales integrales aportan niveles más elevados de fitatos, glútenes y lecitinas dañinos que promueven la inflamación y dañan tus sistemas inmune y digestivo. Aunque obtienes la tan apreciada dosis de fibra de los cereales enteros, ésta también puede ser negativa. Una ingesta excesiva de fibra (que viene de la mano de una dieta alta en cereales integrales) puede aumentar el apetito e interferir con la digestión saludable, la absorción de minerales y la defecación (más sobre esto en MarksDailyApple.com). Es posible obtener cantidades óptimas de fibra de los alimentos cavernícolas (verduras, frutas, nueces y semillas), y también eliminar el riesgo de consumirla en exceso.

Para fines de pérdida de peso y prevención de enfermedades, un gramo de carbohidrato proveniente de cereales integrales no es mejor que un gramo proveniente de cereales refinados, y en realidad puede ser más dañino. No sugiero que elijas los cereales refinados por encima de los integrales, sino que elimines todos los cereales de tu vida y les des preferencia a los alimentos cavernícolas.

Adiós a la fatiga, la enfermedad y el sufrimiento

Comprender que los efectos a largo plazo de la hiperinsulemia crónica (niveles altos de insulina en la sangre) son trastornos como la inflamación sistémica general, la obesidad, la diabetes, la cardiopatía y el cáncer debería bastar para convencerte de que es fundamental adoptar una forma más natural de comer. Consumir alimentos bajos en carbohidratos y libres de cereales no sólo te aportará la gratificación inmediata de regular tus niveles de energía, sino que también puede ayudarte a lograr el control de peso permanente y muy posiblemente te salve la vida.

El único requisito fundamental para mejorar la metabolización de la grasa y poder controlar tu peso a largo plazo es reducir la cantidad total de insulina que produces. Los niveles altos de insulina promueven el almacenamiento de grasa y las enfermedades. Los niveles moderados de insulina (típicos de una alimentación cavernícola) estimulan la quema de grasas y la buena salud. ¡Así de simple!

Aunque podría sonar exagerado o redundante, debemos entender que esa voz razonable y "evolutiva" que desafía las creencias de la Sabiduría Convencional sobre los cereales se enfrenta a miles de millones de dólares de propaganda corporativa y gubernamental que trata de obligarnos a que nos ajustemos a hábitos alimenticios para los que no estamos hechos, que no nos nutren y que son dañinos para nuestra salud.

Si eres uno de los pocos afortunados que no es muy sensible al gluten, las lecitinas y los fitatos, podrías ser la excepción a mis maldiciones absolutas contra los alimentos que se consideran la base de la alimentación en todo el mundo. Aunque no presentemos síntomas agudos, sigo creyendo que todos somos genéticamente "alérgicos" de algún modo a los alimentos que no están alineados con el estilo de vida cavernícola. Quizá podrías intentar eliminar los cereales durante 21 días y anotar cualquier mejoría general que experimentes. Te apuesto a que tus niveles de energía después de las comidas se regularán, tu digestión y excreción mejorarán, y la frecuencia de enfermedades menores o trastornos inflamatorios disminuirá, además de que lograrás controlar mejor tu peso. No hay una sola buena razón para basar tu dieta en el consumo de cereales, pero sí hay muchas para no volverlos a comer jamás.

Ácidos grasos poliinsaturados

En las últimas décadas la Sabiduría Convencional ha hecho la transición absurda de las grasas saturadas a las poliinsaturadas de consumo generalizado. Las grasas poliinsaturadas se oxidan con facilidad y se hacen rancias con rapidez (ya sea en la estantería o en tu cuerpo), sobre todo si se les calienta para cocinar. Las grasas poliinsaturadas oxidadas tienen un efecto inflamatorio en el sistema, provocando diversos problemas de salud y una alteración de las funciones inmune y hormonal normales.

El sistema endócrino es especialmente vulnerable a los efectos de la ingesta de grasas poliinsaturadas, por lo que se desacelera el metabolismo, disminuyen los niveles de energía y la función tiroidea se va haciendo más lenta. Un alto consumo de este tipo de grasas es el culpable principal de la resistencia a la insulina, la obesidad, la diabetes, las cardiopatías, el cáncer, los problemas inmunológicos, la artritis y otros trastornos inflamatorios. Evita por completo las siguientes categorías de grasas poliinsaturadas, y remplázalas con grasas y aceites aprobados que encontrarás en el capítulo anterior.

Aceite de canola: El aceite de canola es publicitado como un aceite excelente para cocinar y comer gracias a su alto contenido de grasas monoinsaturadas. Desafortunadamente es un producto altamente refinado y genéticamente alterado que se deriva de la planta de la colza. Se cree que la planta es tóxica para humanos y animales, y sobre todo que afecta la función respiratoria. Casi todos los aceites de canola pasan por un proceso de desodorización que convierte algunos de sus omega-3 naturales en grasas trans dañinas. Su popularidad en nuestros tiempos es un ejemplo clásico de cómo la Sabiduría Convencional saca de contexto los hechos (el aceite de canola tiene alto contenido de grasas monoinsaturadas; las grasas monoinsaturadas son saludables) o los distorsiona a expensas de nuestra salud.

Margarina: Ésta contiene gran cantidad de ingredientes dañinos y se procesa con aditivos químicos a altas temperaturas. Aunque la mayoría de las margarinas hoy en día afirman estar "libres de grasas trans", las grasas poliinsaturadas que algunas de ellas contienen siguen elevando potencialmente el colesterol malo (LDL), disminuyendo el colesterol bueno (HDL) y suprimiendo la función inmune y la sensibilidad a la insulina. Las investigaciones sugieren que su consumo también implica un mayor riesgo de cáncer y cardiopatías.

Otros aceites poliinsaturados de origen vegetal o de semillas: Éstos incluyen los aceites de maíz, cártamo, girasol, soya, semilla de algodón, entre otros. Estos aceites, muy populares en los alimentos empacados y congelados, así como embotellados, están muy refinados de forma repudiable. Contienen proporciones bajas de omega-6 a omega-3, y se cree que alteran la función endócrina. Son una mala elección para cocinar, pues son muy vulnerables a oxidarse cuando se calientan.

Manteca vegetal: Es similar a la manteca de cerdo en apariencia, pero se produce químicamente para crear una grasa trans. El nombre de una de las marcas más populares es acrónimo de "aceite cristalizado de semilla de algodón". Mala para tu salud. ¡Aléjate de inmediato!

Grasas trans y parcialmente hidrogenadas

Quizá el elemento más dañino y peligroso de la dieta moderna es el consumo extendido de grasas procesadas y tóxicas: grasas hidrogenadas, parcialmente hidrogenadas y trans. No son exactamente iguales, pero son bastante parecidas, y todas son el diablo. Usaré el término "parcialmente hidrogenadas" porque es el que más se utiliza en la producción de alimentos y es un término más común en etiquetas de comida que el de "hidrogenadas". De hecho, las grasas parcialmente hidrogenadas son más objetables que las enteramente hidrogenadas.

Las grasas trans y parcialmente hidrogenadas se hallan en casi todos los alimentos procesados del supermercado, incluyendo las comidas congeladas, los alimentos para el desayuno, los dulces y los postres; refrigerios empacados (como galletas y papas); alimentos fritos; pan dulce horneado (donas, croissants y panqués), y mantequilla de maní, sopas y hasta productos hechos con cereales (pan, cereal, pasta y arroces mixtos). Una cifra que suele citarse es que 40% de todos los productos que se encuentran en un supermercado cualquiera contienen grasas trans o parcialmente hidrogenadas.

Las grasas parcialmente hidrogenadas se oxidan con facilidad y generan reacciones en cadena de radicales libres que dañan las membranas celulares y los tejidos del cuerpo, y afectan la función inmune. Puesto que el cerebro, el sistema nervioso y el sistema cardiovascular constan principalmente de membranas lipídicas, cualquier disfunción en estas áreas fundamentales puede ser devastadora. El cuerpo no reconoce como extrañas a las grasas trans, sino que las incorpora a las membranas celulares y les pide que funcionen como lípidos naturales. Claro que éstas no funcionan de forma normal, sino que sólo ocupan el espacio que suele reservarse para las grasas saludables y causan estragos en la homeostasis.

Varios científicos consideran que la membrana celular es el cerebro de cada célula (en contraste con la suposición habitual de que es el núcleo el que lleva la batuta), puesto que la membrana recibe retroalimentación del ambiente externo (por ejemplo, cuando nutrientes ingeridos, como la glucosa, entran al torrente sanguíneo, o cuando un virus ataca células saludables, o hay un mayor flujo sanguíneo estimulado por el ejercicio) y actúa en consecuencia (es decir, activa la expresión de ciertos genes o la liberación de ciertas hormonas).

Cuando remplazas las moléculas naturales de las membranas celulares con moléculas sintéticas disfuncionales, como las grasas parcialmente hidrogenadas, el complejo sistema de señalizaciones se ve afectado. En pocas palabras, la ingesta rutinaria y prolongada de estos agentes tóxicos contribuye en gran medida al aumento alarmante no sólo de cánceres relacionados con la alimentación, sino de muchas otras enfermedades y trastornos de salud adversos. Muchos expertos creen que hay una conexión directa entre el consumo de alimentos procesados y la obesidad (más allá de la contribución directa de calorías excesivas), pues teorizan que la resistencia a la insulina podría exacerbarse con la presencia de moléculas de grasa disfuncionales acumuladas en las membranas celulares.

Las investigaciones sugieren que el consumo de grasas trans y parcialmente hidrogenadas promueve la inflamación, el envejecimiento y el cáncer. En *The New England Journal of Medicine* se reseñan numerosos estudios y se reporta un fuerte vínculo entre el consumo de grasas trans y las cardiopatías (incluyendo la fuerte tendencia de las grasas trans de elevar significativamente el colesterol malo y disminuir los niveles de colesterol HDL). La Facultad de Medicina de Harvard estima que las grasas parcialmente hidrogenadas son responsables de hasta 100 000 muertes prematuras cada año en Estados Unidos. Por su parte, la Academia Estadounidense de las Ciencias afirma que no se ha determinado una "cantidad segura" de ácidos grasos trans en la dieta estadounidense. La buena noticia es que cuando cambias tu dieta y eliminas estos agentes tóxicos, con el tiempo tus células se reparan y remplazan esas moléculas disfuncionales con moléculas sanas.

Otros alimentos a evitar

Cereales... ¿ya lo había dicho?

Trigo, maíz, arroz, avena, centeno, cebada, mijo, cereales para el desayuno, pastas, panes, panqués, pan dulce, galletas, etc. Impulsado por la Sabiduría Convencional, yo consumí cereales sin reparo como principal fuente de calorías alimentarias durante unos 40 años. No fue sino hasta que los eliminé por completo de mi dieta que tuve unas cuantas epifanías. Aquellos cólicos ocasionales que le atribuía al estrés era más probable, en realidad, que se debieran a alergias al trigo (aunque su intensidad era culpa del estrés, sin duda). Esa sensación de aletargamiento que aparecía después de cenar pasta y que yo le atribuía a la fatiga de un largo día de trabajo se trataba en realidad de mi cerebro experimentando el agotamiento de glucosa por la insulina liberada en mi torrente sanguíneo después de la comida. La distensión que me obligaba a desabotonarme el pantalón después de un atracón y que le atribuía al exceso de comida era una ligera alergia al gluten. La artritis leve en los dedos que empecé a notar en el campo de golf a los 40 años y que le achacaba al envejecimiento probablemente se debía a la naturaleza inflamatoria de las abundantes cantidades de cereales que seguía consumiendo a diario.

Estas tribulaciones rutinarias que durante mucho tiempo consideré que eran una parte triste pero inevitable de la vida desaparecieron por completo una vez que hice la transición completa al régimen alimenticio del cavernícola. He conocido muy pocas personas que coman muchos cereales y que afirmen estar en su peso ideal, tener niveles de energía satisfactorios e inalterables, y jamás experimentar molestias digestivas. Cuando menos vale la pena realizar una prueba de 21 días sin cereales para determinar tu nivel de intolerancia y echarle un vistazo a las posibles ventajas. Es probable que aunque ahora estés en un buen momento físico, al dejar los cereales experimentarás una estabilización notable de tus niveles de energía diaria, mejorías en la función inmune y disminución de las molestias digestivas ligeras.

Leguminosas

La alfalfa, los frijoles, las lentejas, el maní, los chícharos y los productos de soya se clasifican como leguminosas. Aunque pueden ser una fuente decente de proteínas, fibra, potasio y antioxidantes, también aportan niveles significativos de carbohidratos y de las mañosas lecitinas de las que ya hablamos. Como afirma el doctor Loren Cordain, autor de *La dieta paleolítica*: "La mayoría de las leguminosas en estado maduro no son digeribles o resultan tóxicas para la mayoría de los mamíferos, aun si se consumen en cantidades moderadas". El hecho de que debamos alterar las leguminosas para el consumo humano, cociéndolas, remojándolas o fermentándolas, debería ser razón suficiente para evitar o reducir al mínimo su consumo (todas las frutas y verduras genuinamente seguras para consumo pueden comerse crudas o cocidas). Aunque corra el riesgo de tocar un tema delicado, los frijoles que se consumen en grandes cantidades en muchas culturas del mundo (lentejas, frijol negro, frijol pinto) traen como consecuencia molesta las flatulencias, causadas por la fermentación de carbohidratos que no son digeribles.

Aunque la soya ha adquirido gran popularidad como alternativa saludable a la carne, los productos de soya no fermentada contienen componentes que podrían interferir con la producción de hormonas tiroideas y tienen un efecto estrogénico (feminizante) comprobado en algunos tejidos. Ciertos productos de soya tienen un valor nutricional decente, y aquellos que están fermentados (tempeh, natto, etc.) son menos objetables.

Dicho lo anterior, no hay una sola buena razón para consumir leguminosas. Bueno, excepto como fuente complementaria de carbohidratos para el selecto grupo de bestias quemacalorías que no tienen nada de grasa sobrante, a quienes no les afectan las lecitinas y que buscan formas de reabastecer el glucógeno muscular consumido.

Entiendo que mucha gente tiene una fuerte inclinación hacia las leguminosas y que éstas tienen una buena reputación como alimentos saludables, sobre todo entre los vegetarianos, quienes tienen opciones de proteínas limitadas. No será un desastre si en ocasiones untas tus verduras de humus durante una cena, fríes algo de tempeh con verduras como platillo principal o disfrutas una rica guarnición de chícharos, lentejas o frijoles al vapor. Sin embargo, poner énfasis en las leguminosas es una estrategia inferior que elegir verduras, frutas, nueces y semillas, así como comida de origen animal, como alimentos centrales y refrigerios.

Alimentos procesados

Todo lo que tenga aditivos químicos o cuyo estado natural ha sido muy alterado no requiere gran discusión. Date cuenta de que toda la vida te han bombardeado con publicidad para que consumas cosas etiquetadas y empacadas que han contribuido de forma directa y trágica a la obesidad, enfermedad y hasta muerte de tus familiares u otros miembros de tu comunidad. Así como es importante saber qué comían tus ancestros, también lo es saber qué no comían: Grok jamás tocó el azúcar refinada, las grasas trans o parcialmente hidrogenadas, los cereales, las leguminosas (bueno, quizá sí comía ocasionalmente pequeñas cantidades de cereales y leguminosas salvajes), los postres, los alimentos procesados o cualquier cosa que tuviera hormonas, pesticidas, antibióticos, herbicidas, fungicidas, conservadores y otras sustancias químicas.

Azúcar

Sé que las cosas dulces son muy adictivas. Finalmente, nuestros genes están programados para apreciar aquellos azúcares naturales que nuestros ancestros encontraban de cuando en cuando. Desafortunadamente, hoy en día encontramos azúcar en todas partes. Los productos con azúcar alteran la sensibilidad a la insulina y refuerzan la adicción tanto al azúcar como a los carbohidratos simples.

Ahora bien, ninguna discusión sobre el azúcar estaría completa sin la mención del jarabe de maíz alto en fructosa. La fructosa ha sido considerada desde hace mucho tiempo como un endulzante superior al azúcar de mesa (sacarosa), pues es la principal azúcar contenida en la fruta y genera una respuesta insulínica baja (la fructosa puede convertirse en glucosa en el hígado antes de usarse en el torrente sanguíneo, frenando así los picos de insulina y glucosa). Desafortunadamente la fructosa que en la actualidad endulza la mayoría de los alimentos y bebidas procesados proviene del maíz, no de la fruta. Este agente químico barato y extremadamente dulce se encuentra en la mayoría de los refrescos, bebidas energéticas, tés, jugos, alimentos horneados, postres y refrigerios que venden en el súper.

Ha quedado bien establecido que el jarabe de maíz alto en fructosa es incluso más lipogénico que la glucosa (es decir, que promueve más la acumulación de grasa), pues se convierte con facilidad en glucosa o triglicéridos en el hígado. Se ha observado que las dietas altas en este componente incrementan sustancialmente los niveles de triglicéridos, aumentan el riesgo de obesidad (sobre todo en niños, pues su consumo de refresco es excesivo en relación con su peso corporal) y contribuyen al desarrollo de problemas de salud graves como diabetes tipo 2, síndrome metabólico y esteatohepatitis no alcohólica.

Muchos consumidores conscientes creen que la miel y el néctar de agave son mejores alternativas. Desafortunadamente la miel tiene un efecto similar en los niveles de azúcar en la sangre que el azúcar de mesa, mientras que el néctar de agave tiene una mayor concentración de fructosa que el jarabe de maíz (y por lo tanto detona una producción indeseable de triglicéridos). ¡Nada en la vida es gratuito!

Los endulzantes artificiales también deben ser evitados a toda costa, no sólo por los riesgos que conlleva la ingesta de agentes químicamente procesados, sino porque engañan al cerebro y lo hacen pensar que acabas de consumir un alimento o una bebida muy dulce. Como resultado, tu sistema de respuesta hormonal estimula una liberación inapropiada de insulina, y empieza el ciclo de *subida-bajada bajada-subida* otra vez. Algunas investigaciones sugieren que el cerebro buscará incluso más calorías de "remplazo" después de haber sido engañado con alimentos dulces que en realidad no aportan calorías. Los índices de obesidad que van en aumento a pesar del uso extendido en bebidas y alimentos de endulzantes artificiales sin calorías sustentan esta teoría (de otro modo, en ausencia de otras variables, el consumo de estos endulzantes debería disminuir la ingesta calórica y la obesidad).

Todas las formas de azúcares y endulzantes naturales y procesados tienen un efecto nocivo en el sistema insulínico y la salud en general. Entre menos los consumas (hasta la stevia, que es menos objetable), menos los anhelarás. Intenta disminuir el consumo de dulces y refrescos un par de días y notarás que tu vida mejora inmensamente. Si puedes, sigue así durante 21 días para empezar a reprogramar tus genes a que no necesiten ni deseen estos agentes. Si logras no consumir postres ni dulces durante 21 días, estarás en camino de eliminar la adicción.

RESUMEN DEL CAPÍTULO

Evita lo siguiente:

1. Cosas venenosas: Haz un esfuerzo consciente por rechazar la influencia manipuladora de la publicidad corporativa que te seduce con elecciones alimenticias deficientes y tradiciones culturales que favorecen los malos hábitos alimenticios. Debes eliminar o moderar al máximo los carbohidratos procesados, incluyendo azúcares, cereales (arroz, trigo, pan, pasta, cereal, maíz, etc.) y leguminosas, por su efecto en los niveles de insulina y en la función inmune, así como por su bajo valor nutricional en comparación con plantas y animales.

2. Cereales: Aunque los cereales (y las leguminosas) han sido considerados alimentos fundamentales durante miles de años de civilización, nuestros genes no están bien adaptados para digerirlos, pues desencadenan una fuerte respuesta insulínica en comparación con los alimentos que han sostenido la vida humana durante dos millones de años: verduras, frutas, nueces, semillas y productos de origen vegetal. El patrón regular de estimular niveles altos de insulina en la sangre con una dieta alta en cereales y azúcares dificulta quemar la grasa corporal almacenada (y, por lo tanto, promueven el aumento de peso permanente) y es factor de riesgo para muchos problemas de salud a largo plazo, incluyendo cardiopatías y cánceres relacionados con la alimentación.

Los cereales tienen un valor nutricional mínimo en comparación con las verduras, frutas, nueces, semillas y productos de origen animal. Irónicamente, esto señala a los cereales como principal causante de las deficiencias nutricionales en todo el mundo. Los cereales también contienen agentes objetables que ponen en riesgo la salud en mayor o menor medida, dependiendo del nivel personal de intolerancia. Los fitatos contenidos en los granos pueden inhibir la absorción de minerales, el gluten puede alterar la función inmune y promover la inflamación y otras lecitinas inhiben la función gastrointestinal normal. Los cereales integrales no son más saludables que los refinados, y en realidad pueden tener un peor impacto en la salud en muchos casos, debido a que contienen altos niveles de los tres agentes anteriores.

3. Grasas poliinsaturadas: En las últimas décadas, tontamente hemos cambiado las grasas animales saturadas por estos aceites. Los aceites poliinsaturados se oxidan con facilidad, sobre todo cuando se les calienta para cocinar. Promueven la inflamación, tienen rangos desfavorables de omega-6 a omega-3, entorpecen la función inmune y hormonal, disminuyen el colesterol bueno (HDL) y aumentan el malo (LDL), y se asocian con obesidad, diabetes, cáncer y cardiopatías. Evitar por completo el aceite de canola, la margarina y otros aceites poliinsaturados de origen vegetal o de semillas, así como la manteca vegetal, es fundamental para una buena salud.

4. Grasas trans y parcialmente hidrogenadas: Estas moléculas alteradas químicamente que se encuentran en los alimentos muy procesados son bastante tóxicas para el cuerpo y contribuyen en gran medida a la inflamación, el envejecimiento precoz y muchos tipos de cáncer. Las grasas trans y parcialmente hidrogenadas promueven la oxidación desenfrenada y el daño causado por radicales libres en el cuerpo, además de que alteran la composición corporal normal y la función de las membranas celulares.

5. Otros alimentos: Las leguminosas suelen ser erróneamente clasificadas como verduras. Aunque tienen cierto valor nutricional, también estimulan una alta producción de insulina, pueden contener lecitinas dañinas y no resultan una mejor opción que los alimentos cavernícolas. Los alimentos y las bebidas con azúcar (sobre todo aquellos altos en jarabe de maíz alto en fructosa) carecen de nutrientes, estimulan la producción excesiva de insulina y son los principales factores del deterioro de la salud humana en la modernidad.

CAPÍTULO 6

Mandamientos del cavernícola para hacer ejercicio

Muévete, levanta y corre: emocionantes entrenamientos relámpago

> Quienes creen que no tienen tiempo para ejercitar su cuerpo tarde o temprano tendrán que hacerse tiempo para la enfermedad.
>
> Lord Edward Stanley,
> *tres veces primer ministro del Reino Unido (1799-1869)*

Los movimientos que determinaron cómo evolucionaron nuestros genes eran simples: agacharse, arrastrarse, caminar, correr, saltar, trepar, cargar, lanzar, empujar, jalar y muchos otros para los que no tenemos nombres. Este "programa de entrenamiento" primitivo ayudó a Grok a sobrevivir las dificultades de un ambiente hostil, explorar nuevos territorios, rastrear y explotar nuevos tipos de alimento, construir refugios y ponerse fornido.

Adquirir condición física espectacular es tan simple como mezclar muchos movimientos de baja intensidad con brotes intermitentes de ejercicios de alta intensidad. En realidad es innecesaria la increíble complejidad de la escena atlética de nuestros tiempos: los monstruosos equipos de gimnasio, los programas de entrenamiento ultradetallados y regimentados, y los artilugios sofisticados, como ciclómetros, unidades de GPS y calorímetros. Aunque sean cosas que nos dan estatus, también pueden desviarnos de los beneficios de tener un enfoque simple, variado e intuitivo ante el ejercicio. Por cierto, muchos chicos emplean los movimientos de Grok sin siquiera pensarlo (agacharse, arrastrarse, caminar, etc.) cuando se les permite jugar en un ambiente seguro al aire libre.

Desafortunadamente los traslados, el trabajo, el entretenimiento digital y las comodidades de la vida moderna reducen nuestras posibilidades de disfrutar un juego espontáneo y de ponernos en forma de manera natural. Además, la Sabiduría Convencional nos ha lavado el cerebro para que creamos que un cuerpo delgado y en forma es resultado de genes suertudos o de seguir una rutina de ejercicios regimentada y por lo regular muy estresante. Por ello no es ninguna novedad que los entusiastas bienintencionados terminen exhaustos o de plano se desilusionen por completo. Millones de personas soportan enfoques errados que las desaniman al no permitirles alcanzar su nivel máximo de desempeño y su composición corporal ideal.

Como mínimo, podrás tener salud óptima y condición física impecable con dos horas a la semana de caminar, un entrenamiento de fuerza abreviado a la semana de entre 10 y 15 minutos, un entrenamiento de fuerza completo a la semana de alrededor de 30 minutos, y una sesión de *sprint* cada siete a 10 días que dure entre 15 y 20 minutos (sólo algunos de los cuales son al máximo de esfuerzo). En total suman menos de tres horas de las 168 que tenemos a nuestra disposición cada semana. No es necesario soportar la fatiga y el agotamiento que muchos han padecido al seguir las recomendaciones de la Sabiduría Convencional de adoptar un programa de ejercicios consistente e innecesariamente complejo. Ni siquiera necesitas ser constante; de hecho, es mejor que seas irregular en tu rutina de ejercicios. Dice el dicho que "en la vida basta con un par de zapatos", pero aquí ¡ni siquiera necesitas zapatos! (véase más adelante el recuadro "Pies felices").

Pirámide de acondicionamiento del cavernícola para lograr una capacidad atlética funcional y diversa, y un físico delgado y bien proporcionado

Sprint
Ejercicios
"con todo"
Una vez cada 7-10 días
10 minutos de duración total

Levantar cosas pesadas
Sesiones breves e intensas
de movimiento funcional de todo el cuerpo
2 × por semana durante 10-30 minutos

Muévete con frecuencia, pero despacio
Caminar, hacer senderismo, andar en bicicleta, cardio ligero
a 55-75% de frecuencia cardiaca máxima entre 2 y 5 horas a la semana

Aunque es reconfortante saber lo bien que te puede ir haciendo el mínimo de esfuerzo, también te recomiendo que lleves los mandamientos del cavernícola para hacer ejercicio al límite. Si eres una rata de gimnasio que intenta ponerse fornido, si sueñas con salir en un catálogo de trajes de baño o si compites a nivel profesional en equipo o de forma individual (incluyendo deportes de resistencia), un enfoque primitivo de compromiso de tiempo comparativamente mínimo puede producir resultados muy superiores (y reducir el riesgo de lesiones y agotamiento) en comparación con una rutina frecuente de entrenamientos prolongados y extenuantes.

Por ejemplo, una semana de ejercicio óptimo para un amante del ejercicio podría incluir una caminata de dos horas, otra sesión de cardio ligero de una hora, dos sesiones de entrenamiento de fuerza de todo el cuerpo con duración máxima de 30 minutos, una sesión de *sprint* con cinco minutos acumulados de máximo esfuerzo y un día de "juego" desafiante (como jugar futbol, basquetbol o Ultimate). Esto suma alrededor de siete horas de ejercicio.

Si en la actualidad estás sumando 12 horas o más de cardio crónico a la semana, o yendo al gimnasio casi a diario para sesiones prolongadas de entrenamiento de fuerza que aíslan músculos específicos, te invito a reformular tu creencia de que "más es mejor" y de que "entre más intenso, mejor". Si tu nuevo estilo de vida cavernícola se te hace demasiado fácil y te tiene rebotando en las paredes por el exceso de energía, *haz tus entrenamientos pesados aún más pesados*, no más frecuentes ni más largos. Recuerda que la meta es detonar una óptima expresión de los genes, no ganar el premio de mayor asistencia al gimnasio ni coquetear con las lesiones o el agotamiento.

Para quienes estén interesados en los efectos del ejercicio cavernícola en la pérdida de peso, debemos empezar haciendo la suposición fundamental de que 80% del éxito en tus metas de composición corporal está determinado por cómo comes. Reprogramar tus genes a través de las señales alimenticias para obtener casi toda tu energía de la grasa almacenada te guiará hacia tu composición corporal ideal, sin importar la intensidad de tu entrenamiento. También debes tomar en cuenta que las sesiones de cardio ligero por sí solas no elevan tu ritmo metabólico lo suficiente como para estimular la reducción de grasa. No obstante, sí mejoran tu capacidad para metabolizar la grasa, tanto durante el ejercicio como en periodos de reposo. Por su parte, las sesiones breves e intensas de fuerza y de *sprints* elevan la temperatura corporal y estimulan el aumento del ritmo metabólico no sólo durante el tiempo que dura el entrenamiento, sino muchas horas después.

Suma todos los factores y tendrás la fórmula del éxito para controlar tu peso a largo plazo: comer como cavernícola, moverte con frecuencia pero despacio (optimizando tu sistema de quema de grasas) y levantar cosas pesadas y correr muy rápido cada tanto (estimulando el desarrollo del músculo magro y aumentando el ritmo metabólico). Este concepto de reprogramar tus genes "las 24 horas" (a través de hábitos alimenticios y de ejercicios cavernícolas) es el verdadero secreto para la pérdida de peso natural, sin esfuerzo y permanente, o para el control de peso. Compara este modelo con el conteo calórico de la Sabiduría Convencional, en el que la gente espera que perder 600 calorías durante una clase de aeróbics de 50 minutos le ayude a bajar de peso. ¿Te acuerdas de que Kelly Korg sorbió casi el doble de calorías durante su visita a la tienda de licuados?

Acondicionamiento cavernícola

Siguiendo un patrón de ejercicio balanceado como el de Grok, diseñado para promover la óptima expresión de los genes, desarrollarás lo que llamo acondicionamiento cavernícola. Esto significa que tendrás una amplia variedad de habilidades y atributos (fuerza, potencia, velocidad, resistencia) que te permitirán hacer casi todo lo que quieras (o, en el caso de Grok, sobrevivir a los múltiples desafíos de la vida primitiva) con un grado sustancial de competencia y un riesgo mínimo de lesiones.

Al liberarte de los ciclos de carbohidratos que alimentan los estresantes entrenamientos de cardio crónico es fácil alcanzar el rango ideal de grasa corporal de 8 a 15% para hombres y de 12 a 20% para mujeres. Te lo garantizo, sin importar quién eres ni cuánto historial de obesidad haya en tu familia. Para las mujeres, el programa de acondicionamiento cavernícola fortalecerá todo su cuerpo; no sólo reducirá los niveles de grasa corporal, sino que también tonificará sus brazos, piernas y torso.

Aunque a muchas mujeres les preocupa sólo el control de peso y no se sienten atraídas por otras metas atléticas competitivas, te sorprenderás —y también a todos los chicos del barrio— cuando despliegues tus aptitudes en el campo de futbol o en una carrera a pie. Cuando expandes tus horizontes más allá de "trotar a paso extenuante durante cinco canciones de mi reproductor de música", tu cuerpo empezará a mostrar los resultados, sobre todo al corregir el exceso de grasa en las habituales zonas problema, como glúteos, cadera, muslos y abdomen.

Para quienes son competitivos, pueden esperar superar sus habilidades básicas y transformarse en atletas más completos. Quienes dependen de la musculatura voluminosa para levantar mucho peso se volverán más delgados y mejorarán la relación potencia/peso (es decir, qué tan fuerte eres en relación con tu peso). Esto se traducirá en más dominadas, saltos más altos y verticales, y mayor rapidez. Quienes tienden a ser de complexión delgada y debiluchos adquirirán más músculo y mejorarán su fuerza y explosividad, expandiendo su repertorio no sólo para aguantar la competencia, sino para superarlos a todos.

La relación potencia/peso es un referente fundamental del acondicionamiento cavernícola porque tiene un fuerte componente funcional. Un tipo delgado como el difunto Bruce Lee era, por definición razonable, más poderoso que Hulk Hogan, pues su relación potencia/peso era superior. El atleta estadounidense Brian Clay, merecedor de la medalla de oro en decatlón olímpico en 2010, es el atleta cavernícola por excelencia. Con 1.80 m de estatura y pesando 79 kilos, Clay es más bajo que muchos de sus competidores, pero es capaz de un desempeño atlético sorprendentemente versátil. Aunque tiene un físico impresionante y se ve bien en traje de baño, no es demasiado voluminoso ni exageradamente definido como los tipos de venas saltonas que aparecen en las portadas de las revistas. Sin embargo, Clay puede correr, saltar obstáculos, brincar vallas y lanzar objetos como discos o jabalinas a niveles muy respetables cuando se comparan sus puntajes contra los especialistas en cada ramo. En la prueba SPARQ (acrónimo en inglés para velocidad, potencia, agilidad, reacción y rapidez), que suele usarse para evaluar a los posibles jugadores de futbol americano profesional, Clay logró una puntuación fenomenal de 130. En contraste, Reggie

Bush, un espécimen con físico excepcional que ganó el trofeo Heisman para la Universidad de California del Sur y se convirtió en corredor de los Santos de Nueva Orleans y de los Delfines de Miami, sacó 93.

Otros señalan las diversas exigencias del boxeo como ejemplo de distinción al "mejor atleta integral". Estrellas del basquetbol, como Kobe Bryant y LeBron James, conjugan una serie sorprendente de habilidades —velocidad y resistencia, fuerza y rapidez— para realizar hazañas casi sobrehumanas. (¿Has intentado alguna vez hacer una clavada con un giro de 360º? ¡No es tarea fácil!) Populares sitios web de ejercicio idealizan al atleta por excelencia como una combinación de gimnasta, levantador de pesas y corredor. En última instancia, reiteraré la filosofía cavernícola sobre los hábitos alimenticios. El cuerpo ideal que construyas depende de tus preferencias personales dentro de los lineamientos amplios de los mandamientos del cavernícola. Haz los ejercicios que más te entusiasmen, a nivel mental, emocional y genético.

Con respecto al plan de entrenamiento específico para alcanzar tus metas de acondicionamiento cavernícola, es mejor asegurarse de que tus decisiones estén coordinadas con tus niveles de energía y motivación, en lugar de ponerte horarios fijos. Haz *sprints* de cuando en cuando si estás muy motivado y lleno de energía. Da una vuelta por la cuadra o sube a la cima de la colina el fin de semana si sientes el deseo de hacerlo. O quédate en casa leyendo el periódico en la cama si estás cansado y no tienes ganas de entrenar.

Este enfoque no estructurado puede parecerte incómodo si estás en sintonía con la errónea Sabiduría Convencional que valora la regularidad y el exceso de dispositivos, y que juzga tu progreso según la medición obsesiva de datos cuantificables como kilómetros, calorías, repeticiones, tiempo en zona de frecuencia cardiaca o posición en el *ranking*. Grok no se preocupaba en lo más mínimo por tonterías como éstas. Su motivación para ejercitarse era pura: satisfacer sus necesidades básicas de comida y refugio, satisfacer su deseo innato de aventura, competencia y juego, y explorar las fronteras del espíritu humano, sin importar los resultados "medibles". Te invito a determinar el éxito de tu programa de ejercicio con base en cuánto te diviertas y cuánto crecimiento personal experimentes al alcanzar tus metas. Persigue desafíos que te entusiasmen, en lugar de preocuparte por el que según las revistas es el mejor entrenamiento o por las modas que glorifican los deportes extremos, como el triatlón *Ironman®*, al que consideran el máximo desafío atlético.

Reserva orgánica: La clave para la longevidad

Si en el rango de posibilidades estás lejos de ser un amante del ejercicio, ten en cuenta que los beneficios de un programa de ejercicio sensato se extienden más allá del éxito competitivo o de verse bien. Entre más músculo magro conserves a lo largo de tu vida, mejor funcionarán tus órganos, hasta el punto lógico de rendimiento deficiente; por ejemplo, un fisicoculturista tiene montones de músculo excesivo que cumple una función mínima y requiere gran cantidad de calorías. La función orgánica óptima se correlaciona con una mayor longevidad y con buena salud.

Los órganos, igual que los músculos, se rigen bajo la regla natural de "úsalos o piérdelos". Cuando empiezas tu rutina de 50 lagartijas, la decisión consciente de ejercitar esos músculos pone en marcha también a tu corazón, pulmones, hígado, suprarrenales y otros órganos. La química sanguínea cambia conforme quemas glucógeno y grasa, procesas el oxígeno y generas productos metabólicos (como ácido láctico) a mayor velocidad. Estás pidiéndoles a tus órganos que se mantengan a la par de tu estilo de vida activo, y en el proceso los fortaleces para que soporten mejor las exigencias de la vida diaria y el envejecimiento natural.

Por el contrario, cuando tu actividad disminuye, como en el clásico paradigma del envejecimiento, los músculos y los órganos pueden atrofiarse. Su función se deteriora porque ya no tienen razones para seguir funcionando al cien por ciento de eficiencia. Una persona sin condición física tiene menor densidad ósea, capacidad respiratoria (la cantidad de aire que inhalas y exhalas en cada respiración) y volumen de bombeo (la cantidad de sangre que bombea el corazón con cada latido) que una persona que se ejercita. El envejecimiento —al menos en Estados Unidos— debería en realidad llamarse "proceso de deterioro físico debido en gran medida a la inactividad física y a los malos hábitos que derivan en genes mal controlados".

Puesto que todos tus órganos y sistemas corporales trabajan de modo sinérgico, eres vulnerable a los efectos por lo regular fatales de tus puntos débiles. Por ejemplo, una víctima de un accidente o un paciente quirúrgico que no tienen condición física, que pierden mucha sangre y cuyo corazón sólo opera a 45% de su capacidad potencial no suelen tener las mismas oportunidades de supervivencia que una persona en forma con función cardiaca superior que vive esas mismas circunstancias. Los huesos de la gente sin condición se rompen con mayor facilidad. La neumonía es una causa común de muerte entre los ancianos porque sus débiles pulmones carecen de la capacidad para expulsar el moco cargado de gérmenes de forma efectiva.

Tercer mandamiento del cavernícola: Muévete con frecuencia, pero despacio

Aunque es posible beneficiarse del ejercicio aeróbico de baja intensidad casi por tiempo indefinido (por ejemplo, pasar el verano haciendo senderismo por el bosque o la montaña es muy bueno para la salud en general), también puedes obtener beneficios de salud y acondicionamiento sorprendentes si realizas una cantidad moderada de movimientos aeróbicos de baja intensidad (caminar a buen paso, andar en bicicleta sin prisa, o trotar si ya tienes buena condición). Debes aspirar a un mínimo de dos horas y a aumentar hasta cinco horas de movimiento aeróbico de baja intensidad a la semana, a sabiendas de que hasta los descansos de cinco minutos del trabajo o los paseos de 15 minutos en el vecindario con el perro contribuyen significativamente a tus requerimientos genéticos de movimiento frecuente.

Si consigues hacer una sola caminata larga durante el fin de semana y unos cuantos paseos breves o sesiones de cardio en máquina durante la semana, reducirás considerablemente el riesgo de padecer cardiopatías (comparado con la gente sedentaria), fomentarás la optimización de tu metabolismo, controlarás mejor tu peso y, en conjunto con los otros dos tipos de entrenamiento, adquirirás la amplia competencia atlética que caracteriza al acondicionamiento cavernícola.

Recuerda que estas recomendaciones son promedios. En ocasiones yo he pasado periodos extensos sin hacer ejercicio alguno (por lesiones o viajes). Esto no ha tenido repercusiones ni ha provocado cambios en mi composición corporal (pues me alimento como cavernícola), e invariablemente retomo el entrenamiento donde lo dejé sin problemas. En otras ocasiones, cuando las estrellas se alinean y tengo tiempo libre, me beneficio mucho de hacer más que el promedio recomendado (como cuando hago un viaje de aventura u otro tipo de vacación activa).

Mi definición de movimiento de baja intensidad es ejercicio sostenido a un rango de entre 55 y 75% de frecuencia cardiaca máxima (en un momento comentaré a qué me refiero con esto). Con este ejercicio aeróbico casual, tu corazón y otros sistemas trabajan un poco más para gastar el combustible sobrante y manejar las exigencias de oxígeno, pero no tanto como para estresarte. Las señales bioquímicas específicas que genera esta actividad aeróbica de baja intensidad aportan numerosos beneficios a la salud y al acondicionamiento:

Mejoramiento de la metabolización de la grasa: Entrenas tu cuerpo para utilizar con eficiencia los ácidos grasos libres como combustible, beneficio que se extiende las 24 horas del día, con una mayor tasa metabólica y preferencia de la grasa por encima de la glucosa (siempre y cuando comas como cavernícola). El ejercicio aeróbico de baja intensidad también ayuda a equilibrar los niveles de glucosa en la sangre y a regular el apetito.

"Entrar" y "salir" de la zona

Para determinar tus frecuencias cardiacas personales según el rango de 55 a 75%, debes realizar una prueba extenuante de frecuencia cardiaca máxima (con previa autorización de tu médico) o utilizar una fórmula para estimar tu máximo. Recomiendo una nueva fórmula propuesta por la Universidad de Colorado: 208 menos (0.7 × edad) = frecuencia cardiaca máxima estimada. Por ejemplo, Ken Korg, a los 40 años, tiene una frecuencia cardiaca máxima estimada de 180 pulsaciones por minuto [208 − 28 (0.7 × 40 = 28)]. Los entrenamientos aeróbicos de baja intensidad de Ken deben realizarse entonces en un rango de entre 99 pulsaciones por minuto (180 máximo × 55%) y 135 pulsaciones por minuto (180 máximo × 75%).

Cincuenta y cinco por ciento refleja el nivel mínimo de esfuerzo que se considera "ejercicio" legítimo. Una persona sin condición física puede alcanzar este porcentaje caminando de la puerta al buzón. Setenta y cinco por ciento parece sumamente sencillo, sobre todo si practicabas cardio crónico y con frecuencia excedías esa cifra. A 75% sudas con moderación, puedes conversar con facilidad sin perder el aliento y terminas sintiéndote fresco y lleno de energía, en lugar de un poco fatigado y con hambre, como ocurre con entrenamientos más extenuantes.

Monitorea tu frecuencia cardiaca durante los entrenamientos con una unidad inalámbrica o tomándote el pulso de la siguiente manera: coloca el dedo contra la carótida a un costado de tu cuello y cuenta cuántas pulsaciones hay en exactamente 10 segundos (con ayuda de tu reloj de muñeca o de un reloj de pared). Multiplica esa cifra por seis para determinar tus pulsaciones por minuto. No es necesario monitorear cada minuto del entrenamiento, pero hazlo con regularidad para no excederte. Es fácil salirse del rango si nada más nos fijamos en el esfuerzo que hacemos, pues 75% es muy cómodo. Sin embargo, exceder 75% con frecuencia altera los entrenamientos y los vuelve crónicos.

Lo mejor del entrenamiento de frecuencia cardiaca es que individualiza tu experiencia para garantizar que realices un entrenamiento óptimo. Este elemento "individual" —el cual puede determinar el éxito o fracaso del entrenamiento— suele ser ignorado por instructores de clase y grupos sociales que ejercitan juntos. En términos generales, pedirle a todo un grupo que mantenga el mismo ritmo es sinónimo de fracaso *para todos menos para los que tienen mejor condición física*. Como último comentario, está bien exceder 75% en ocasiones —cuando te sientes genial y quieres intentarlo—, siempre y cuando lo combines con descanso y periodos de recuperación adecuados.

Mejoramiento de la función cardiovascular: Aumentas tu red capilar (los vasos sanguíneos por los que se transporta el combustible y el oxígeno a las células de los músculos), las mitocondrias musculares y el volumen de bombeo (para bombear más sangre con cada latido), como también mejoras el transporte de oxígeno por parte de los pulmones.

Mejoramiento del sistema musculoesquelético: Fortaleces los huesos, articulaciones y tejido conectivo, de modo que puedes absorber mayores cargas de estrés sin colapsar. Esto es fundamental para la capacidad de recuperación después de realizar sesiones cavernícolas de alta intensidad.

Fortalecimiento del sistema inmune: Mejoras el funcionamiento de tu sistema inmune al estimular el flujo benéfico de las hormonas y desarrollar un sistema circulatorio más eficiente.

Aumento de la energía: Terminas los entrenamientos sintiéndote lleno de energía y fresco, en lugar de un poco fatigado y agotado por cumplir con un horario de entrenamientos muy intensos realizados con demasiada frecuencia.

En contra del cardio

En comparación con los beneficios integrales del ejercicio frecuente y a paso cómodo, tomarse más en serio el entrenamiento puede ser perjudicial si tu enfoque es errado. El cardio crónico a frecuencias cardiacas superiores al 75% estresa en exceso tu cuerpo, con el tipo de estrés al que no estamos adaptados genéticamente. Estimo que la gran mayoría de la gente que vemos ejercitándose en máquinas de cardio, corriendo por el vecindario o manteniendo el ritmo en clases grupales está excediendo ese 75% (por mucho) durante casi cada sesión.

Aunque un entrenamiento aeróbico entre 75 y 85% de frecuencia cardiaca máxima puede no parecer muy difícil en el momento, seguir un patrón sostenido de cardio crónico deriva en muchos problemas con el metabolismo, el manejo del estrés, la función inmune y la salud en general. A medida que incrementa la intensidad del ejercicio, la elección predilecta de combustible pasa de ser principalmente grasa (a intensidades inferiores a 75%, pues la grasa se quema bien en presencia de oxígeno, y la grasa almacenada es extensa, hasta en los maratonistas más delgados) a ser cada vez más glucosa (que se quema más rápido y con más facilidad cuando falta oxígeno por la aceleración del ritmo). Recordarás que uno de los objetivos principales de la alimentación y el ejercicio cavernícola es reprogramar tus genes para quemar más grasa, no menos.

Una rutina de cardio crónico requiere que consumas grandes cantidades de carbohidratos a diario para tolerarlo. Aunque los riesgos del exceso de almacenaje de grasa y de la hiperinsulinemia (producción excesiva de insulina) se moderan en cierta medida con un esquema de entrenamiento pesado, siguen siendo significativos porque los hábitos alimenticios se alteran.

Cuando agotamos las reservas de glucógeno en los músculos (recuerda que el glucógeno almacenado se convierte en glucosa para servir como combustible durante el ejercicio), el cerebro envía una señal poderosa para que nos reabastezcamos con carbohidratos que nos den energía rápida. Nuestro cerebro tiene la tendencia a decirnos que compensemos esta falta comiendo de más. Es un mecanismo de supervivencia que traemos programado en los genes para contrarrestar el riesgo de inanición y que nos heredó Grok. Si estás buscando principalmente reducir la grasa corporal con ejercicio cardiovascular vigoroso (como lo promete la Sabiduría Convencional), es probable que fracases a menos de que le bajes al ritmo y cambies tu dieta, limitando la ingesta de carbohidratos.

Además de los problemas de pérdida de peso, el cardio crónico aumenta la producción de cortisol (en todos los casos, menos en el de los atletas de alto rendimiento genéticamente superdotados), el cual desgasta el tejido muscular y suprime la producción de hormonas anabólicas clave, como testosterona y hormona del crecimiento humano. Este desequilibrio hormonal causado por el exceso de ejercicio contribuye al cansancio, el agotamiento, la supresión del sistema inmune, la pérdida de densidad ósea y cambios indeseables en la metabolización de la grasa. Además, el estrés provocado por el cardio crónico incrementa la inflamación sistémica (importante factor que influye en el desarrollo de cardiopatías, cáncer y casi cualquier otro problema de salud) y el daño oxidativo (por medio de la producción de radicales libres) entre 10 y 20 veces más de lo normal. Esto puede acelerar el envejecimiento, por lo que resulta irónico que personas de entre 40 y 50 años empiecen a entrenar para maratones con la esperanza de mejorar su salud y retrasar el envejecimiento, pues, por lo regular, el efecto es justo el opuesto.

Nacido para caminar... y correr

A los muy adoctrinados por la Sabiduría Convencional que creen que el cardio crónico es el camino a la salud, el acondicionamiento y el control del peso, los invito a revisar de nuevo la premisa de los mandamientos del cavernícola. Puesto que Grok era delgado, fuerte y muy activo, probablemente era capaz de correr largas distancias a un ritmo respetable, similar al de los atletas de alto rendimiento, pero lo más probable es que rara vez decidiera hacerlo. Cuando surgió el concepto de cacería organizada, parece que Grok se valió más de su capacidad de rastreo (gracias a su cerebro muy evolucionado) y de caminar o trotar (con su sistema superior de quema de grasas), en lugar de correr a toda velocidad tras su presa. De hecho, derrochar reservas de energía valiosas (e incrementar la metabolización de glucosa 10 veces) al correr a gran velocidad durante periodos prolongados habría apresurado la desaparición de la especie. Imagina a Grok corriendo durante horas persiguiendo a alguna presa y no logrando atraparla. Habría gastado una cantidad increíble de energía que no habría podido recuperar por falta de comida. Se habría convertido entonces en la presa de otro animal por culpa del agotamiento físico.

Un estudio taiwanés de 2007, publicado en el *British Journal of Sports Medicine*, reveló que un entrenamiento intenso durante tiempo sostenido (a 85% de esfuerzo máximo por al menos media hora) alteraba el funcionamiento del sistema inmune, destruía glóbulos blancos y promovía la inflamación de todo el cuerpo hasta por 72 horas. En comparación, hay literalmente cientos de estudios científicos que confirman los beneficios de realizar entrenamientos breves e intensos (como entrenamientos de intervalos en donde se combinan ejercicios con intervalos de descanso). Los intervalos y los *sprints* permiten mejorar con rapidez y eficiencia los factores clave de desempeño, incluyendo el VO2 máx (con cuánta eficiencia procesas el oxígeno durante ejercicios al máximo de intensidad), el desempeño competitivo y la composición corporal.

No puedo hacer suficiente énfasis en la importancia de *bajarle al ritmo* de tus entrenamientos de cardio para mejorar la salud y la condición física. Nótese que hablo de las grandes cantidades de entusiastas del ejercicio en los gimnasios y los parques que suelen ir a un paso "un poco incómodo" en nombre de "ejercitarse en serio", según los criterios de la Sabiduría Convencional. Si eres de los que se toma su tiempo y disfruta oler las flores mientras camina por el bosque, ¡felicidades! Ahora sólo prepárate para agregar algunos entrenamientos de *sprint* a la mezcla. De esa breve inversión saldrán grandes beneficios. Como detallaré a continuación, bajarle al ritmo (y agregar los entrenamientos descritos en el cuarto y quinto mandamiento) no sólo mejorará tu salud, sino que te permitirá lograr avances sorprendentes.

Estoy muy consciente de las múltiples voces apasionadas que defienden las virtudes psicológicas de los entrenamientos de resistencia prolongados y que afirman que impulsar al cuerpo con metas competitivas inspiradoras promueve la salud mental, emocional y física (a pesar de las advertencias ya mencionadas). Un fisiólogo del ejercicio amigo mío contradijo mi postura contra el cardio hace poco al recordarme que los atletas que terminan triatlones *ironman* en Hawai suelen ser más saludables que la población en general. Aunque tiene razón, no olvidemos que estamos lidiando con "promedios"; en palabras de Jay Leno, "hoy en día hay más gente con sobrepeso en Estados Unidos que personas con peso promedio. Así que la gente con sobrepeso ahora es el promedio. Lo cual significa que has cumplido tu propósito de año nuevo".

Asimismo, reafirmo que un viejo atleta a la antigua como yo (metas: llevar una dieta cavernícola sin carbohidratos procesados; cumplir con un par de entrenamientos de fuerza breves e intensos a la semana, en el gimnasio o al aire libre; realizar un entrenamiento de *sprint* intenso, y pasar un rato con los jóvenes jugando un partido de Ultimate los fines de semana) posee salud superior y mejor acondicionamiento físico general que los atléticos y fortachones (aunque por lo regular demacrados) especímenes triatlonistas que corren en tanga por la vía principal de Kailua-Kona, Hawái, cada octubre durante la semana que dura el *ironman* (no estoy mintiendo: corren sin camisa y en tanga).

Sí, sé que todos esos triatlonistas me vencerían por mucho en nado, ciclismo o carrera de larga distancia (aunque habría sido distinto en mis tiempos, pero me estoy saliendo del tema...), pero su resistencia superior tiene un costo elevado. En conjunto, tienden a sufrir de agotamiento recurrente y fatiga adrenal, lesiones constantes, enfermedades demasiado comunes por inmunosupresión (a mí me da gripa una vez cada cinco años; a muchos triatletas les dan cinco gripas al año) y, sobre todo, estrés generalizado, el cual suele señalarse como principal factor de riesgo de infarto.

Tras haber pasado muchos años inmerso en la comunidad de entusiastas del ejercicio competitivo y atletas de alto rendimiento, estoy consciente de que muchos estarán de acuerdo con mi mensaje, pero luego se darán la vuelta y volverán a sus habituales regímenes de entrenamiento agotador. Si el ejercicio serio es central en tu vida, no quisiera privarte de tu pasión. Sigue adelante y realiza el paseo de tres horas en grupo o la carrera de 10 kilómetros con los niños y las niñas grandes, pero hazlo sólo de cuando en cuando. Eso te aportará mayores beneficios de salud y disminuirá los factores de riesgo que conllevan los entrenamientos estresantes y frecuentes.

"¡Pero es demasiado fácil!"

Acepto que quienes tienen metas de resistencia competitiva no se sentirán satisfechos yendo despacio y pensando que pueden ganar la competencia con ese enfoque. Los beneficios de desempeño más directos provienen de los entrenamientos intensos que te acercan a tus metas competitivas. No obstante, aunque seas el corredor casual o el atleta profesional, debes establecer una base sólida de acondicionamiento aeró-

Guía de bolsillo de las desventajas del cardio crónico

Un programa consistente de entrenamientos sostenidos de intensidad media a alta (75% de frecuencia cardiaca máxima o más) puede estresar en exceso el cuerpo y tener consecuencias negativas como las siguientes:

Desequilibrio hormonal: El cardio crónico eleva los niveles de cortisol y disminuye los de testosterona y hormona del crecimiento humano. Esto altera la quema óptima de grasas, el desarrollo muscular, los niveles de energía y el deseo sexual. El agotamiento es una consecuencia común de buscar constantemente sentir el "subidón del corredor".

Lesiones: La fatiga muscular recurrente, el impacto repetitivo, los zapatos deportivos restrictivos y la inflamación causada por la liberación excesiva de hormonas catabólicas en respuesta al cardio crónico lastiman las articulaciones y el tejido conectivo.

Metabolismo: Quemar más azúcar (a más de 75% de la frecuencia cardiaca máxima) deriva en comer más azúcar, que deriva en producir más insulina, que deriva en almacenar más grasa.

Estrés: La oxidación excesiva y la detonación de la respuesta de lucha o huida ponen en riesgo al sistema inmune, aceleran el envejecimiento e incrementan el riesgo de padecer enfermedades.

Úsalo o piérdelo: El cardio crónico impide el correcto desarrollo de la potencia, la velocidad, la fuerza y la masa muscular magra, y produce desequilibrios musculares e inflexibilidad. El acondicionamiento físico absoluto se sacrifica para dar prioridad a la resistencia anaeróbica mínimamente funcional.

bico de baja intensidad antes de iniciar con entrenamientos más estresantes y de mayor intensidad.

Una vez que el fundamento aeróbico sólido esté en su lugar, tendrás entonces la capacidad de beneficiarte de los entrenamientos intensos ocasionales que te guiarán directamente al éxito competitivo, si ésa es tu meta. Los beneficios terciarios del entrenamiento de baja intensidad (mejor equilibrio, fuerza en los músculos posturales, mayor desarrollo mitocondrial y profusión capilar, y fortalecimiento de huesos, tendones y ligamentos para evitar lesiones) quizá no sean tan aparentes como romper tu propia marca personal de tiempo, pero uno no puede ocurrir sin el otro.

El concepto de primero sentar las bases y luego incrementar la intensidad ha demostrado su éxito en los regímenes de entrenamiento de los mejores atletas de rendimiento de las últimas cinco décadas a nivel mundial, empezando por el trabajo pionero del entrenador de carreras neozelandés Arthur Lydiard. Sus mejores discípulos, incluyendo al dos veces medallista de oro Peter Snell (hoy uno de los mejores fisiólogos del ejercicio en Dallas, Texas), demuestran que los entrenamientos de larga duración y baja intensidad, combinados con entrenamientos de intervalos intensos y descanso adecuado (otro concepto descabellado en la década de los sesenta), pueden hacerte ganar medallas de oro y romper récords mundiales en carreras de apenas 800 metros (las cuales duran menos de dos minutos).

Cuando terminé mi carrera como maratonista y triatleta de alto rendimiento, y emprendí la carrera de entrenador personal, mi régimen de entrenamiento cambió sustancialmente. Seguía moviéndome durante varias horas al día, pero pasé de extralimitarme en el gimnasio con compañeros hiperatléticos a seguirles el ritmo a mis clientes todos los días.

A diferencia de muchos de los entrenadores que no hacen más que mirarte y contar el número de repeticiones, yo salía con mis clientes sin condición o con poca condición y hacía los entrenamientos con ellos. Las carreras en bicicleta que antes hacía a más de 30 km/h ahora eran a 20 km/h (¡un poco más lento y nos caíamos de lado!). Las largas y arduas carreras de mis días de maratonista fueron remplazadas por trotes ligeros en los que mi ritmo cardiaco no excedía los 100 latidos por minuto (apenas 50% de mi máximo). Con una familia recién formada y una nueva carrera, apenas si tenía tiempo para realizar mis propios entrenamientos. Así que sacaba el mayor provecho de estas oportunidades haciendo sesiones de intervalos muy intensas una o dos veces por semana, ya fuera en un aparato de cardio o dando un par de vueltas en la pista. Estas sesiones duraban cerca de 20 minutos, hasta que llegaba el siguiente cliente.

Cuando participaba en la ocasional carrera de resistencia de larga distancia, los resultados eran sorprendentes. Mi régimen "ocasional" de entrenamientos muy lentos, combinados con ejercicios intensos y muy breves, resultó ser más efectivo de lo que jamás habría creído. Fui capaz de posicionarme entre los mejores competidores en mi rango de edad y muy cerca de los estándares de los mejores atletas del momento. Los parámetros cavernícolas iban tomando forma en mi mente mientras rebasaba a mis rivales (quienes corrían muchos kilómetros de cardio crónico, como yo solía hacerlo), a pesar de mi preparación ridícula e inadecuada según los estándares de muchos expertos y de la Sabiduría Convencional prevaleciente.

Cuarto mandamiento: Levanta cosas pesadas

El popular concepto de realizar varias veces por semana una rutina de entrenamiento de fuerza que implique ejercicios extenuantes es errado. El cuerpo prospera con hábitos de ejercicio intuitivos, espontáneos y fluctuantes, no con regímenes egocéntricos organizados en torno a un periodo arbitrario de siete días que no tiene relevancia particular para tu progreso físico. Son las señales que se crean cuando los músculos son desafiados más allá de lo habitual lo que conduce a los genes a fortalecer dichos músculos. Ponte creativo e integra el principio de "levantar cosas pesadas" a tu vida diaria, independientemente de las sesiones de ejercicio formales. Por ejemplo, en otoño, intenta barrer las hojas secas con movimientos vigorosos; será una sesión de hombro, torso y abdomen sin igual, y tu jardín quedará limpísimo.

En relación con los detalles de cómo equilibrar los ejercicios de la parte superior e inferior del cuerpo, los ejercicios con poco peso y muchas repeticiones, o mucho peso y pocas repeticiones, ¡en realidad no importa! No es una ciencia exacta. La idea es desafiar tu cuerpo de forma regular con entrenamientos breves, intensos y funcionales que pongan todo el cuerpo en marcha. Los detalles del entrenamiento dependerán de tus preferencias personales. Puede irte de maravilla con una banca de parque y barras paralelas, ir a un gimnasio sofisticado con un entrenador personal costoso o poniéndote a trabajar en tu garaje con unas cuantas pesas básicas, ligas para estirar o implementos "primitivos", como pesas rusas, tuberías de PVC y bolsas de arena. En MarksDailyApple.com encontrarás cientos de ideas de entrenamiento de resistencia interesantes y desafiantes.

En lo personal, soy una rata de gimnasio absoluta, pero mis apariciones frecuentes en el gimnasio local algunos días a la semana tienen un fuerte fundamento social. Hay días en los que estoy ahí hora y cuarto, pavoneándome o charlando con mis amigos entre ejercicios vergonzosamente ligeros en los que apenas si sudo. Otros días, cuando me siento energizado, doy el máximo durante 25 minutos con breves descansos. Después de estos entrenamientos me cuesta trabajo ponerme la sudadera y encender el motor del auto para conducir a casa, pero estoy entusiasmado y me recupero con rapidez. Estos días pesados son pocos, pero hacen una gran diferencia. En general, una vez que adoptas bien la estrategia alimenticia del cavernícola verás que no requiere mucho tiempo mantener la fuerza muscular funcional permanente y un físico impresionante. Sólo es cuestión de establecer un compromiso fundamental razonable de entrenamientos regulares, con esfuerzos intensos ocasionales que estimulan el avance en el acondicionamiento.

Un entrenamiento de alta intensidad y corta duración estimula la liberación de hormonas de adaptación —en especial testosterona y hormona del crecimiento humano—, las cuales te adelgazarán y harán sentir lleno de energía y jovial. Trabaja duro y completa la sesión en menos de una hora, aun (o sobre todo) si eres un pesista experimentado. Así es; ve en contra de los entrenamientos largos y agotadores que dicta la Sabiduría Convencional con las mismas series de los mismos pesos y repeticiones. Una sesión de 30 minutos es más que suficiente para la mayoría de la gente.

A medida que mejore tu condición física, mantente concentrado en aumentar la intensidad (más resistencia, periodos de descanso más breves o ejercicios más fuertes), en lugar de extender la duración de los entrenamientos. Los ejercicios repetitivos que duran más de una hora (he visto pesistas apasionados que se ejercitan durante dos o más horas), en donde levantas pesos moderados una y otra vez sin resultados, pueden estimular la liberación de cortisol, lo cual deriva en fatiga, colapso y problemas metabólicos que ya discutimos a profundidad. Piensa de nueva cuenta en Grok: él movía grandes rocas, lo cual era un sobresalto para su cuerpo. Sin embargo, una vez terminado el trabajo pesado y rápido, podía relajarse y disfrutar bajo el sol.

Siempre coordina la dificultad de tus sesiones con tu nivel de energía, y no te excedas más allá de tu nivel de motivación e inspiración. Por otro lado, si te sientes lleno de energía y listo para darlo todo, ¡adelante! Notarás después del primer par de series si tus repeticiones son mejores o peores de lo normal. Si sientes que lo estás haciendo peor de lo normal, considera saltarte o reducir el entrenamiento. Si te sientes significativamente mejor de lo normal, presiónate para dar más que tu típica rutina y lograr un avance de acondicionamiento.

Debo señalar que si eres novato en el entrenamiento de fuerza, quizá te sientas agotado al completar media hora de esfuerzo intenso. En vez de eso ve aumentando tu rendimiento, ya sea comprimiendo el entrenamiento en cuestión de tiempo o tomando descansos más largos entre repeticiones pesadas. Un entrenamiento de apenas siete minutos puede producir beneficios maravillosos. Conozco un exgimnasta que sigue en muy buena forma y tiene un físico sorprendente, quien afirma que sólo se ejercita durante siete minutos unas cuantas veces a la semana, sin equipo de resistencia, en un pequeño espacio del suelo de su sala de estar.

¿Crees que es imposible? Veamos de cerca su rutina: tres series de 20 lagartijas de cabeza, seguidas de tres series de 20 dominadas con aplauso y 10 dominadas con cada brazo, seguidas de 10 círculos rusos, pasando de inmediato a 10 vueltas de carro, luego cinco lagartijas de cabeza, seguidas de... bueno, ya te imaginarás. Después de varios años de intenso entrenamiento diario tiene la base de acondicionamiento para lograr esta fenomenal cantidad de trabajo —y mantener una condición excelente— con un mínimo de tiempo de ejercicio. ¡Ah, y también come bien!

Si estás cansado después de un entrenamiento de 10 minutos, ¡felicidades! Diste el máximo y obtuviste una respuesta física deseable en tu cuerpo. Por cierto, todas aquellas caminatas al parecer irrelevantes contribuyen sustancialmente a tu capacidad de dar todo en el gimnasio, gracias a la sólida conexión entre los beneficios cardiorrespiratorios y musculoesqueléticos del ejercicio aeróbico cómodo y tu capacidad para desempeñarte al máximo de intensidad.

Sugiero que busques realizar un promedio mínimo de una sesión completa de 30 minutos y una sesión abreviada de 10-15 minutos a la semana. Si eres una rata de gimnasio y crees que "más es mejor", recomiendo que aumentes la intensidad de estas tres sesiones, en lugar de agregar entrenamientos adicionales.

Siéntete con la libertad de experimentar con los tipos de ejercicios que más te diviertan y con una rutina que te resulte más conveniente y cómoda según tu estilo de vida diario.

Si te gusta alterar la rutina, como dicta el popular concepto de "confusión muscular", está bien. Si eres una criatura de hábitos y prefieres hacer los mismos ejercicios una y otra vez, también está bien, siempre y cuando coincidan con la descripción de "movimientos funcionales breves e intensos que involucren a todo el cuerpo". En mi libro *The Primal Blueprint 21-Day Total Body Transformation* ofrezco descripciones y fotografías de lo que llamo los *movimientos esenciales del cavernícola*, cuatro ejercicios de resistencia sencillos y seguros que usan el peso corporal (lagartijas, dominadas, sentadillas y planchas), los cuales pueden ponerte más que en forma en menos de una hora a la semana. También los abordo brevemente en el material adicional al final de este libro.

Recuerda que este concepto de ejercicio esporádico e intuitivo implica que tienes permiso para tomarte vacaciones, y que de hecho te beneficiarás mucho de ellas. Entre más extremas sean tus metas y tu régimen de entrenamiento, más esfuerzo se requerirá para equilibrar tus niveles de estrés tanto a escala micro (diario o semanal) como macro (anual). Como he descubierto en mi experiencia personal (a la mala), confiar en que el cuerpo necesita equilibrio y estrés intermitente puede traer resultados superiores —en términos de pérdida de peso o de desempeño competitivo—, en comparación con los adictos al gimnasio que jamás se saltan un entrenamiento y nunca descansan lo suficiente.

Para garantizar que adoptes bien la filosofía del cavernícola sugiero que prestes atención a tus niveles de energía y hasta a tu estado emocional en las horas posteriores al entrenamiento de fuerza. Después de las sesiones más pesadas me siento alerta, lleno de energía y positivo durante horas. Aunque mis músculos no desean repetir el entrenamiento de inmediato, sí se sienten relajados, ligeros y cálidos. Si, por el contrario, tus músculos se sienten rígidos y adoloridos después de las sesiones de fuerza, o tienes ganas de tomar una siesta, asaltar el refrigerador o desquitarte con tus seres queridos, te recomiendo realizar entrenamientos más breves y más intensos, pero quizá con menos frecuencia. Si puedes mantener el máximo de intensidad durante siete minutos, termina ahí tu entrenamiento y ve aumentando las series en el futuro.

Con respecto a la composición corporal, recuerda que tus ejercicios de entrenamiento entran en la categoría de 20% de éxito, pues el restante 80% está determinado por lo que comes. Esta estadística es iluminadora si estás echándole muchas ganas en el gimnasio, pero comiendo mal y rogando en vano que aparezcan las marcas de lavadero en tu abdomen. En este caso, todo ese esfuerzo en el gimnasio sólo contribuirá a aumentar tus gastos en el supermercado (y bueno, quizá a mayores placeres pasajeros por la ingesta calórica irrestricta), pero estarás usando la misma talla de ropa cada vez que vayas al supermercado.

Especificaciones del entrenamiento de fuerza

Pon énfasis en los ejercicios que involucran varios músculos y movimientos reales y fluidos (sentadillas, lagartijas, dominadas, etc.), en lugar de hacer series de ejercicios de músculos aislados (éstos incluyen los de las populares máquinas para abdominales). Recuerda que buscas lograr una mejor relación potencia/peso y adquirir fuerza equilibrada y funcional en todo el cuerpo. Sigue un enfoque intuitivo y fluctuante enfocado en mantener el equilibrio entre estrés y descanso.

Este enfoque es una alternativa más sencilla y segura a las populares rutinas diseñadas para acumular más músculo del que tu cuerpo está diseñado para soportar o cantidades desproporcionadas de músculo ("¡Desarrolla pistolones en seis semanas!"), favoreciendo la vanidad sobre la funcionalidad. Por ejemplo, yo disfruto correr en una caminadora inclinada unos cuantos minutos en calcetas, sin permitir que mis talones toquen el piso. Ésta es una prueba funcional y realista para mis pantorrillas, y pone a trabajar los músculos pequeños, los tendones, los ligamentos y el tejido conectivo de las extremidades inferiores, los cuales de otro modo están protegidos artificialmente por zapatos deportivos de última generación que no implican un desafío. Gradualmente inclino la caminadora de dos a cinco grados, y luego voy incrementando la velocidad, asegurándome de que mis tobillos no carguen el peso ni me propulsen.

Ten en cuenta que este ejercicio se me ocurrió un día, y que quizá a ti no te agrade. Sin embargo, creo que ofrece un importante contrapeso al tiempo que pasamos entrenando y caminando en tenis para correr bien acojinados y con soporte para el arco. Comparemos los amplios beneficios de este ejercicio con algo como levantamientos de pantorrillas. Este ejercicio con poco rango de movimiento (sentarse con una barra con pesas sobre las rodillas y elevar los talones repetidas veces) tiene beneficios funcionales casi nulos. Además, apuesto que tengo mejores pantorrillas que cualquier fisicoculturista.

Grok probablemente nunca calentaba antes de un "entrenamiento", y yo tampoco soy un gran entusiasta de los periodos prolongados de calentamiento de cardio. Dicho eso, puesto que por lo regular empezarás tu entrenamiento "en frío" (quizá acabas de salir de la oficina en donde estuviste sentado todo el día o acabas de levantarte de la cama), tiene sentido provocar que la sangre fluya a los músculos antes de empezar con lo intenso. Por lo tanto, tus sesiones de entrenamiento deben empezar con un calentamiento breve de entre tres y cinco minutos con pesas ligeras o calistenia específica para los grupos musculares que trabajarás ese día. Unas cuantas lagartijas y algunos brincos podrían ser suficientes.

Puesto que los entrenamientos de acondicionamiento del cavernícola tienen como finalidad incluir tantas fibras musculares como sea posible y desarrollar fuerza funcional en lugar de músculo voluminoso, no me empeñaría en realizar

ciclos de ejercicio y recuperación predeterminados y delibera-
dos. En vez de eso, debes intentar ser un poco explosivo con
la mayoría de tus movimientos. Con eso me refiero a que deberías aplicar fuerza dinámica controlada a cada repetición,
de modo que la completes a una velocidad que te permita
mantener la forma y un ritmo razonable durante el número
de repeticiones que planeas realizar. Créeme que si lo haces
irás bajando la velocidad naturalmente en el último par de
repeticiones. Este método cargará por completo el músculo y
desencadenará las señales bioquímicas que te permitirán ser
más fuerte al reclutar nuevas fibras.

Aunque hay escuelas de pensamiento disparatadas sobre
las mejores técnicas de entrenamiento de fuerza, hago esta
sugerencia personal aquí para estar en sintonía con el concepto de expresión genética óptima y prevención del agotamiento frecuente que se deriva de patrones de entrenamiento
crónico. Si tienes metas de acondicionamiento específicas o
apoyo de un entrenador personal experto que sugiere una
técnica distinta, yo no me preocuparía demasiado. Hay que
ver el panorama completo y sólo tener en cuenta que los
entrenamientos breves e intensos son la clave del éxito del
acondicionamiento cavernícola.

Se ha escrito mucho sobre la respiración durante el levantamiento de pesas, algo de lo cual es relevante (para proteger
la espalda de posibles lesiones) y parte de lo cual son puras
conjeturas. Cuando se aplica fuerza, por lo regular deberías
estar exhalando o conteniendo el aliento. Esto formará un
espacio aéreo sellado en los músculos abdominales transver-
sos del torso bajo que protegerán la espalda baja. Aunque
hay quienes advierten que es peligroso contener el aliento,
no hay fundamentos científicos que lo demuestren. De hecho, en lo personal he descubierto que logro hacer dos o tres
repeticiones seguidas con mayor eficiencia cuando contengo
el aire, y luego puedo recobrar el aliento durante la fase de
recuperación.

Hay muchos recursos excelentes —desde entrenadores personales certificados, artículos de revistas, libros, sitios web con videos, artículos en mi blog y hasta tu imaginación (siguiendo ciertas reglas de seguridad, como cuidar la estabilidad de la columna)— que te ayudarán a crear una rutina ideal para todo el cuerpo a la medida de tus necesidades. Las posibilidades son infinitas si sigues los mandamientos estratégicos del estilo del entrenamiento cavernícola.

Si no sabes nada sobre ejercicio, haz lo que Grok

"¿Qué haría Grok?" Es difícil imaginar a Grok haciendo otra cosa que estirando la espalda con un movimiento felino mientras bosteza al despertar, colgando con pereza de una rama o en la histórica posición de estiramiento en cuclillas. Asimismo, las investigaciones recientes sugieren que el sistema nervioso central puede verse alterado por la rutina de estiramientos estática tradicional que suele hacerse antes de ejercitar, debido a algo que los científicos llaman *respuesta neuromuscular inhibitoria*. En cristiano, eso significa que los músculos en realidad pueden debilitarse (hasta 30%) durante 30 minutos después de una sesión inapropiada de estiramiento (ya sea por una técnica deficiente o por mala elección del momento, como estirar los músculos "en frío" antes de ejercitarse), y el estiramiento podría provocar más lesiones de las que evita.

Si sigues un patrón de estiramiento crónico y sobreejercitas tus cansados músculos, el dolor y la rigidez resultantes pueden hacerte desear estirarte con frecuencia. Tengo una mejor idea: *relájate* y deja a tus músculos recuperarse. La reparación del tejido muscular se logra mejor a través de la inactividad, el descanso extra, el sueño, la buena nutrición y la exposición repetida por periodos breves a agua fría. Esto contradice la anticuada Sabiduría Convencional de que debes estirarte y ejercitarte con moderación para acelerar la recuperación.

Si te ejercitas como cavernícola, tus músculos se sentirán flexibles y fuertes casi todo el tiempo. Claro que en ocasiones sentirás dolor y rigidez después de entrenamientos desafiantes (lo cual es algo bueno), pues es la forma en la que la naturaleza te dice que es hora de descansar.

Estirar sin duda tiene un lugar importante en la rutina si se hace correctamente. En primer lugar debemos reconocer las influencias sedentarias de la vida moderna (como la pérdida de movilidad del flexor de la cadera que ocurre por estar sentado en una silla todo el día) y emprender acciones correctivas por medio del ejercicio y de ciertas dinámicas de entrenamiento específicas, las cuales discutiré a continuación.

Los mejores beneficios del estiramiento se obtienen después de los entrenamientos, o de pasar de estados de actividad a inactividad y viceversa. Mis dos estiramientos favoritos son *colgarse como Grok y agacharse como Grok.* Colgarse como Grok permite un estiramiento seguro de todo el cuerpo que siempre te hará sentir relajado. También es un ejercicio de fortalecimiento efectivo, el más primitivo de todos. Es tan simple como agarrarte de una barra o de una rama de árbol (con las manos por encima) y sostenerte por tanto tiempo como sea posible.

Agacharse como Grok es como hacer una sentadilla profunda, bajando el torso entre las rodillas dobladas (idealmente, con la espalda derecha o un poco curveada), hasta que los glúteos queden cerca del suelo y los brazos estén extendidos frente a ti. Este movimiento natural te permite estirar los pies, las pantorrillas, los talones, la corva, los cuádriceps, los glúteos, la espalda alta y baja, y los hombros de forma segura, amable y eficiente. Durante miles de años, la gente se ha encuclillado como una forma natural de sentarse a falta de sillas. Para Grok —y para millones de personas en el mundo subdesarrollado actual— estar en cuclillas es la posición por default para descansar, socializar, comer y hasta defecar.

Intenta agacharte como Grok durante 20 segundos y notarás el efecto totalizante de este movimiento básico. Si es lo primero que haces en la mañana o si te sientes un poco rígido por cierta actividad intensa u otro estresor (viaje en avión o auto), ponerte en esta posición te otorgará un estiramiento agradable. Cuando siento los músculos tibios y livianos me balanceo un poco de adelante hacia atrás o extiendo los brazos aún más para estirarme lo mejor posible. Precaución: si no lo has hecho en un rato, tienes sobrepeso o problemas de articulaciones, puedes ayudarte a empezar este tipo de estiramiento (y evitar descender demasiado o caerte) sosteniendo un poste u otro objeto fijo.

Además de colgarse como Grok y agacharse como Grok, hay otros estiramientos dinámicos y muy efectivos (mover el cuerpo para estirarse, en lugar de hacer estiramientos estáticos en donde estresas un músculo fijo), sobre todo si tienes lesiones o problemas articulares. En mi libro T*he Primal Blueprint 21-Day Total Body Transformation* presento una secuencia de fotografías y descripciones de mi rutina de estiramientos dinámicos y técnicas básicas previas al *sprint.*

Los entusiastas del yoga, el pilates y otros entrenamientos bien diseñados que enfatizan el equilibrio entre fortalecimiento y estiramiento podrán descubrir rutinas efectivas para ayudar a mejorar la flexibilidad, protegerse contra lesiones y sobreponerse a las debilidades y los desequilibrios. Lo que quiero que tomes de esta discusión es que el estiramiento estático puede no ser muy benéfico e incluso podría ser contraproducente, sobre todo antes de entrenar si tus músculos están fríos. Aun haciendo estiramientos simples como los ya mencionados, presta atención a cualquier incomodidad, y sáltate los movimientos o adáptalos según tus necesidades, además de empezar y terminar las posiciones de estiramiento con fluidez.

Quinto mandamiento del cavernícola:
Haz *sprints* de cuando en cuando

Es evidente que la vida de Grok incluyó las ocasionales carreras al máximo de intensidad, no por deporte sino para matar o evitar la muerte. Estos arranques de velocidad eran mejorados por el inmediato flujo de sustancias parecidas a la adrenalina en el torrente sanguíneo que detonaban la respuesta de lucha o huida. Cuando Grok salía ileso de una carrera para huir de un oso, las señales bioquímicas resultantes desencadenaban una cascada de eventos de expresión genética, hormonales y neuroendócrinos positivos, cuyo efecto neto era desarrollar músculos más fuertes y potentes, así como la capacidad de ir un poco más rápido la siguiente ocasión.

La investigación moderna confirma la premisa de los mandamientos del cavernícola: las series ocasionales de arranques intensos y breves pueden tener un impacto más profundo en el acondicionamiento general —y sobre todo en la pérdida de peso— que un trote a velocidad media que dura mucho más. Esto se debe al incremento de la tasa metabólica y a la supresión del apetito (ambas cosas causadas por la elevación de la temperatura corporal en las horas posteriores al ejercicio), desarrollo de más tejido muscular magro quemacalorías y mejoría de la resistencia a la insulina (los músculos activos aprenden no sólo a quemar glucosa de forma eficiente para usarla como combustible, sino también a absorberla —con la ayuda de la insulina— después del entrenamiento).

Yo empecé a experimentar los profundos beneficios de los entrenamientos de *sprint* a principios de los años noventa, cuando en mi calidad de entrenador personal llevaba a mis clientes a la pista de carreras de Santa Mónica. Con frecuencia disfrutábamos de las hermosas instalaciones con algunos de los mejores corredores olímpicos de velocidad. Estos especímenes eran una maravilla a la vista. Sin duda habían sido bendecidos con dotes genéticos, pero también era claro que entrenaban y vivían de una forma que sacaba lo mejor de su potencial genético. Al conocer mejor a algunos de estos atletas y sus entrenadores, se hizo evidente lo distintos que eran sus métodos de entrenamiento a los métodos prevalecientes que recomendaba la industria alimenticia y del ejercicio.

Estos atletas olímpicos no estaban dando vueltas por la pista todo el día hasta el cansancio: sus entrenamientos consistían de cantidades mínimas de trote lento, estiramientos casuales (entre ejercicios específicos de competencia), pruebas relajadas de sus equipos (como bloques de inicio o herramientas de resistencia) y, finalmente, una serie de ejercicios explosivos y breves que duraban segundos, no horas. Sus conversaciones durante estas sesiones eran ligeras; siempre sonreían, reían, bromeaban y contaban chistes entre los momentos de concentración intensa para los *sprints* principales. También pasaban bastante tiempo en el gimnasio ejercitándose mucho con pesas, pero estas sesiones de carreras y gimnasio se combinaban con días frecuentes de baja intensidad o de descanso, que incluían dormir ocasionalmente el doble de tiempo y tomar siestas diarias. Sus dietas de entrenamiento no estaban cargadas de tofu, yogurt congelado ni barras energéticas; más bien se deleitaban con pollo y costillas después del ejercicio. Carl Lewis, considerado por muchos el mejor atleta olímpico de todos los tiempos, con nueve medallas de oro por carreras de velocidad y saltos de longitud, al parecer no entrenaba más de una hora diaria. Aun así, los corredores de velocidad están entre las personas más delgadas y tonificadas del planeta.

Incorporar los *sprints* a tu rutina de ejercicio no es tan fácil como atarte los tenis y salir por la puerta para ir a correr. Los *sprints* son actividades físicamente estresantes que requieren una base de acondicionamiento significativa, fuerza muscular y flexibilidad. Para reducir el riesgo de lesiones, a los principiantes se les recomienda elegir ejercicios de bajo o mínimo impacto. Correr cuesta arriba (y bajar caminando para luego repetir) representa una opción de menor impacto que correr en terreno plano, mientras que hacer bicicleta fija no representa impacto alguno. No recomiendo hacer *sprints* en bicicleta al aire libre (excepto para ciclistas profesionales), pues implica mayores peligros. También puedes hacer ejercicio en máquinas de cardio (elíptica, caminadora, etc.), pero en lo personal prefiero correr porque su naturaleza para soportar el peso (y por tanto el mayor nivel de dificultad) hace que esta actividad ofrezca máximos beneficios, como una mejor densidad ósea, mayor producción de músculo (o tonificación, en el caso de las mujeres) y pérdida de grasa. Si tienes un sobrepeso significativo cuando empieces el programa o tus rodillas no tienen suficiente fuerza, hacer ciclismo o usar una elíptica puede ser el mejor comienzo.

Para las carreras de velocidad en particular, querrás hacer unas primeras sesiones menos agresivas, e ir incrementando gradualmente la velocidad e intensidad de tus *sprints* con el paso del tiempo. También necesitas darte suficiente tiempo de recuperación después de cada ejercicio. Recomiendo realizar un entrenamiento de *sprint* cada siete a 10 días, y sólo cuando tienes niveles altos de energía y motivación. Así es; hasta dos o tres sesiones de *sprint* al mes te aportan grandes beneficios de acondicionamiento y te liberan del vicio del cardio crónico que te ha atrapado durante años. Hablo de frecuencia de entrenamientos de máxima intensidad. También recomiendo complementar los esfuerzos máximos con sesiones de "trote", que consisten en repeticiones breves (8-20 segundos) a 75-85% de esfuerzo máximo. Estos ejercicios son moderadamente extenuantes e irán acondicionando tus músculos, tendones y articulaciones para un mejor desempeño durante las sesiones de máximo esfuerzo, además de ayudar a mejorar la técnica también.

Correr es lo más recomendado, pero conlleva un mayor riesgo de lesiones si no estás en forma (es decir, si no has perseguido animales o anotado algunos goles en las últimas décadas).

Los novatos pueden comenzar con entre tres y cuatro *sprints* breves a toda velocidad, con largos periodos de descanso entre ejercicios. Es probable que experimentes cierto dolor muscular en los días posteriores al entrenamiento, pero tu cuerpo no tardará en adaptarse a tu nueva rutina. Después podrás ir aumentando la cantidad de *sprints* hasta entre seis y ocho. Nunca extralimites tu cuerpo ni lo obligues a realizar un entrenamiento intenso si tienes síntomas de fatiga, dolor, enfermedad u otro malestar. Como ya discutimos con el entrenamiento de fuerza, las sesiones de *sprint* deben ser intuitivas, intermitentes y espontáneas, como lo eran en tiempos de Grok. El *sprint* ocasional fomentará una expresión más deseable de los genes que si nos obligamos a hacerlos en fechas y horarios específicos, llueva, truene o relampaguee.

Por último: no es cuestión de velocidad, sino de esfuerzo. No importa si no estás recorriendo buenas distancias a gran velocidad, siempre y cuando hagas el máximo esfuerzo durante ese breve intervalo. La edad no es un problema. Sin importar si tienes 20 o 75, puedes encontrar una forma de hacer entrenamiento de *sprint* que se adapte a tu estilo. Para algunos, no es más que caminar rápido en una caminadora muy inclinada durante 30 segundos.

Aeróbics estilo Clouseau e intervalos doberman

Aunque he señalado que la respuesta de huida o lucha es negativa en el contexto del ejercicio aeróbico excesivo y de la vida moderna caótica, debo señalar que suscitar una respuesta de estrés es deseable durante los entrenamientos de *sprint*. La diferencia en este caso es que el estrés breve e intenso es justo lo que tus genes anhelan para lograr el acondicionamiento y la fuerza que permitan a tu cuerpo optimizar la función metabólica.

Imagina si con cierta frecuencia alguien interrumpiera tu trote por la pista soltando a un doberman rabioso. Imagino que correrías tan rápido como pudieras, ¿cierto? O si, como el inspector Clouseau, contrataras a un maestro de artes marciales como asistente personal para que emprendiera ataques sorpresa en tu contra cuando menos lo esperaras. Aunque suene descabellado, este tipo de estímulos "de vida o muerte", intensos y esporádicos, podrían aportarte mayores beneficios de acondicionamiento que llenar los espacios en blanco de tu bitácora de entrenamiento.

Detalles sobre el entrenamiento de sprint

Cada *sprint* debe durar entre ocho y 20 segundos, pero la duración, el periodo de recuperación y el número de repeticiones depende de tu capacidad. Los *sprints* de ocho segundos o menos usan puro ATP de las células musculares como combustible, los de entre ocho y 20 segundos usan ácido láctico y los *sprints* al máximo de esfuerzo que duran más de 20 segundos usan glucosa como combustible. Aunque los detalles científicos sean sólo relevantes para los atletas que intentan mejorar ciertas habilidades deportivas y reproducir distintas circunstancias competitivas (eventos en campo y pista de varias distancias, futbol, futbol americano, etc.), quizá quieras ir variando tu rutina con el tiempo e incorporar *sprints* más cortos o más largos.

Los *sprints* más largos con periodos breves de descanso desarrollan el sistema de amortiguación de ácido láctico en el cuerpo (capacidad deseable para carreras de 800 y de 1 600 metros), mientras que los *sprints* más breves con periodos largos de descanso desarrollan la velocidad y la explosividad (para carreras como de 100 metros). Todos los tipos de entrenamiento de *sprint* estimulan tu sistema quemagrasas, el desarrollo de músculo magro y el flujo de hormonas benéficas, en particular de testosterona y hormona del crecimiento humano. En este caso, aunque no estarás quemando grasa durante los ejercicios en sí, tu cuerpo se volverá más eficiente para quemarlas y recuperarse en el largo plazo.

Puesto que correr implica soportar tu peso, eso lo hace significativamente más difícil que hacer ciclismo, por lo que las carreras de *sprints* deben ser más breves que los *sprints* en bicicleta fija. En lo personal me inclino por darlo todo durante 15 segundos (después de ir gradualmente aumentando la velocidad) y luego tomar un periodo de descanso completo de un minuto entre ejercicios. Hago entre seis y ocho de estas repeticiones, por lo regular en pasto, en la playa sobre arena dura, o incluso sobre arena suave. A veces tengo suerte y descubro un camino libre de arena suave recién cavada por un tractor de playa que pide a gritos que la cubra con mis pisadas. Estas opciones estimulan gran variedad de grupos musculares, lo cual me ayuda a disfrutar el efecto de entrenamiento cruzado, pues debo levantar las rodillas más para lograr el máximo de intensidad.

Idealmente, debemos correr en superficies naturales, como un campo de pasto o la playa; usa una pista de atletismo o camino de concreto si no encuentras una superficie natural adecuada. Aunque las superficies disparejas son buenas para desarrollar el equilibrio y la fuerza de los pies en caminatas y senderismo, no te arriesgues a correr en ellas. Recomiendo mucho hacer el esfuerzo de reducir la dependencia de tenis para correr acojinados y fortalecer tus pies haciendo ejercicio descalzo, si es posible, o usando zapatos especiales diseñados para favorecer un rango más amplio de movimiento.

Otros días, mis *sprints* en bicicleta consisten de ocho a seis repeticiones de ejercicios de un minuto al máximo combinados con dos minutos de recuperación entre cada una. Sin importar cuál sea tu elección, la sesión completa de entrenamiento de *sprint* —incluyendo el calentamiento breve y el periodo de enfriamiento— requerirá menos de 20 minutos. Las sugerencias de entrenamiento de *sprint* contenidas en el material adicional ofrecen varias opciones para principiantes, intermedios y avanzados, incluyendo un emocionante entrenamiento pliométrico, un entrenamiento en escalones de estadio y un par de opciones de *sprint* de bajo o mínimo impacto, como correr cuesta arriba o hacer bicicleta fija.

Forma apropiada de correr o hacer bicicleta

Aunque en comparación con otros deportes las preocupaciones por la forma suelen ser mínimas cuando corremos o hacemos bicicleta, debemos respetar estos aspectos fundamentales:

Correr: Torso mirando al frente todo el tiempo, hombros y pelvis hacen un cuadrado que va en dirección hacia el frente. Evita oscilar de lado a lado con la cadera o los hombros. Los brazos y las manos deben ir relajados, pues el impulso comienza en los hombros. Los codos van doblados a 90°. No permitas que los brazos o las manos crucen la línea central del cuerpo. Enfócate en realizar el ejercicio rápido avanzando con zancadas similares a los pedaleos de una bicicleta. Levanta los pies del suelo con rapidez en posición dorsiflexionada, eleva las rodillas e inicia la siguiente zancada con rapidez. Tu tobillo debe casi patearte el glúteo durante la fase de recuperación de la zancada. Visualiza el pie superando la longitud de tu otra rodilla con cada zancada.

Cuando experimentes la inevitable rigidez a medio *sprint*, concéntrate en mantener el rostro, los brazos y las manos relajadas. Observa fotos o videos de corredores olímpicos de velocidad; traen la quijada floja y las manos abiertas en posición natural. Fíjate en tu ritmo de respiración y evita la tentación de contener el aliento o de jadear superficialmente. Respira profundo y con potencia, concentrado en hacer luego una exhalación poderosa.

Hacer bicicleta: Busca alcanzar una cadencia rítmica en el rango de 80 a 100 revoluciones por minuto. Quienes hacen bicicleta por recreación pedalean muy despacio, poniendo demasiada tensión en los músculos en lugar de balancear la carga cardiovascular y muscular con una cadencia eficiente. Concéntrate en aplicar fuerza circular a los pedales, en lugar de sólo dar pisotones hacia abajo. Recomiendo usar un sistema de pedales automáticos para lograr el pedaleo circular apropiado. Mantén la pelvis al mismo nivel todo el tiempo. No la muevas de lado a lado con la intención de impartir más fuerza. Mantén la parte superior del cuerpo casi inmóvil, y los brazos, pecho, cuello y cabeza relajados y flexibles.

Asegúrate de que la altura del asiento sea la apropiada. Una forma rápida de averiguarlo es colocar el tobillo (primero sepáralo del pedal) sobre el eje del pedal cuando esté en la posición más baja. Debes poder estirar la pierna por completo (sin bajar o subir la pelvis) y apenas si tocar (o estar casi por tocar) el eje del pedal. Un asiento demasiado elevado o demasiado bajo lastimará las rodillas y te obligará a mecerte. Evita la tentación de tensar los músculos cuando el ejercicio se torne difícil. Respira profundo, inflando el diafragma por completo al inhalar. Puesto que estás inclinado, debes de sentir el diafragma ejerciendo presión contra las costillas al inhalar; luego relájate y haz una exhalación natural.

Pies felices

Uno de los elementos no primitivos más molestos de la moda deportiva actual son los tenis deportivos. Oíste bien: los tenis deportivos son una porquería. Sin duda suelen ofrecer apoyo sustancial, acojinamiento y protección general, pero también inmovilizan los pies dentro del zapato, como si trajeras una férula. Por lo tanto, la compleja red de 52 huesos (un cuarto del total de todo el cuerpo) y docenas de tendones, ligamentos y músculos pequeños no pueden ponerse en forma para proporcionarte equilibrio, estabilidad, absorción del impacto, transferencia del peso y propulsión.

Usar zapatos con frecuencia durante el ejercicio y la vida diaria provoca debilidad en los pies, arcos caídos, tendones de Aquiles y músculos de la pantorrilla reducidos, desequilibrios entre el tendón de la corva y el cuádriceps, pisadas ineficientes y, por supuesto, dolor y lesiones recurrentes. Los 43 millones de estadounidenses que padecen problemas de pies a diario (quienes gastarán un estimado de 900 millones de dólares al año en productos para el cuidado de sus pies) son otro perturbador ejemplo de cómo nos perjudica vivir en conflicto con los mandamientos del cavernícola.

Comprendo que los zapatos son esenciales para los deportes de contacto o para actividades que involucran superficies duras, como futbol americano, futbol, basquetbol, voleibol, correr en pista, etc. Sin embargo, para los propósitos de las actividades básicas de acondicionamiento cavernícola, ir descalzo en ocasiones (e irlo haciendo cada vez más) es posible y benéfico. Piensa que una vida con "férulas" que han desensibilizado y debilitado tus pies, y que les han impedido cumplir su función primitiva principal, requerirá que procedas con mucho cuidado al realizar los primeros ejercicios descalzo. Aquí también debo hacer una concesión a la modernidad (pues no creo que Grok tuviera que lidiar con vidrios rotos en sus caminatas) y recomendar el uso de un producto único y excelente, que son los tenis o zapatillas minimalistas de cinco dedos.

Este tipo de "zapato" consiste en una suela plástica ligera y ajustable que se adhiere a una especie de calcetín de nylon y tiene un sistema de cierre de velcro. Se adaptan a tus pies descalzos como un guante (y, como un guante, tienen un agujero para cada dedo) y te protegen de maravilla de los objetos punzocortantes y otros desperdicios. Ya una vez protegidos los pies, te permitirán simular la experiencia de ir descalzo al darte un rango mayor de movimiento durante tus actividades. En MarksDailyApple.com encontrarás más información al respecto.

Haz el esfuerzo de ir incorporando de forma gradual el tiempo de ejercicio descalzo a tus entrenamientos y a tu vida cotidiana, para darle mayor tiempo a tus pies de que se ajusten y se vayan fortaleciendo sin necesidad de sobresaltos. Por ejemplo, la primera vez que hice caminatas largas con los tenis minimalistas traía mis zapatos "normales" en una mochila por si acaso los necesitaba. Es de esperarse que sientas un ligero dolor en los arcos al día siguiente después de las primeras veces, pero es parte natural del proceso de fortalecimiento (como cuando ejercitas los músculos). No obstante, fíjate que no haya dolor durante los ejercicios para ir desarrollando pies de cavernícola. Ten especial cuidado si tu nivel de actividad inicial es muy bajo, tienes sobrepeso o historial de problemas ortopédicos u otros problemas. Como con las otras actividades primitivas, lo mejor es irle entrando poco a poco a los nuevos ejercicios y no excederse.

Puedes pasar tiempo seguro y descalzo adoptando la tradición oriental de quitarte los zapatos al entrar a tu casa o cambiar por zapatos de suela delgada siempre que no necesites la protección o el decoro de otro tipo de calzado. Intenta hacer un breve ejercicio con calcetas sobre la caminadora del gimnasio y ve cómo te sientes. Contempla la opción de complementar tu colección de tenis deportivos con un par de tenis minimalistas, usándolos primero para caminar por la casa, luego para entrenamientos breves y poco a poco usándolos más, siempre y cuando no experimentes dolor. Con algo de suerte, algún día terminarás corriendo *sprints* descalzo. ¡No hay nada más primitivo que eso!

RESUMEN DEL CAPÍTULO

1. Mandamientos del cavernícola para hacer ejercicio: Imitar el estilo de vida activo de Grok no es una tarea complicada que requiera demasiado tiempo, dinero o equipo específico promovido por la Sabiduría Convencional. Es posible estar muy en forma haciendo apenas unas horas a la semana, siempre y cuando hagas ejercicios estratégicos que equilibren los movimientos extensos de baja intensidad, sesiones de entrenamiento de fuerza breves y de alta intensidad, y *sprints* intensos ocasionales.

Los mejores resultados provienen de las rutinas no estructuradas e intuitivas, y de elecciones de entrenamiento alineadas con los niveles de energía y motivación. Siempre date tiempo suficiente de recuperación y persigue metas que sean divertidas e inspiradoras. El objetivo de perder peso puede lograrse combinando la alimentación cavernícola con el ejercicio frecuente de baja intensidad (para afinar el sistema quemagrasas) y las sesiones ocasionales y breves de fuerza y de *sprints* (para estimular el desarrollo de músculo magro y mejorar el metabolismo).

2. Acondicionamiento cavernícola: El acondicionamiento cavernícola implica desarrollar un amplio rango de habilidades y atributos (fuerza, potencia, velocidad, resistencia, con la relación potencia/peso como referente fundamental) que te permitan hacer lo que desees con un grado sustancial de competencia y una mínima probabilidad de sufrir lesiones. En contraste, las metas de acondicionamiento limitadas y especializadas son las más populares hoy en día (como las de los atletas de rendimiento y fisicoculturistas), pero suelen poner en riesgo el acondicionamiento funcional y la salud en general. Al ejercitarte —y comer— como cavernícola desarrollarás un físico incomparable de atleta y eliminarás los obstáculos de los programas de ejercicio demasiado limitados y estresantes.

3. Reserva orgánica: Llevar una vida activa y mantener un buen porcentaje de masa muscular magra se correlaciona con la óptima función de los órganos y la longevidad, pues los órganos deben mantenerse a la altura de las exigencias físicas que le impones a tu cuerpo. En contraste, la inactividad acelera el envejecimiento, al grado de volverse un factor de riesgo mayor que el mero envejecimiento.

4. Muévete con frecuencia, pero despacio: Hacer de dos a cinco horas a la semana de ejercicio aeróbico de baja intensidad (entre 55 y 75% de frecuencia cardiaca máxima), como caminata, senderismo, ciclismo ligero y máquinas de cardio o trote (si tienes buena condición física), aporta excelentes beneficios a la salud, incluyendo mejorías en las funciones cardiovasculares, musculoesqueléticas e inmunes, así como en la metabolización de la grasa. En contraste, los entrenamientos de cardio crónico (más de 75% de frecuencia cardiaca máxima) estresan en exceso tu sistema, agotan la energía del cuerpo (provocando mayor apetito y antojo de carbohidratos para obtener energía rápida), inhiben la metabolización de la grasa, promueven las lesiones y en general provocan fatiga. Bajarle al ritmo de entrenamiento y moverse más en la vida diaria es la fórmula para una mejor salud y condición física.

5. Levanta cosas pesadas: Los mejores resultados en los entrenamientos de fuerza derivan de rutinas esporádicas, breves e intensas. Estos entrenamientos estimularán la producción de hormonas adaptativas, como testosterona y hormona del crecimiento humano, lo cual ayudará a mejorar la composición corporal y retrasar el envejecimiento. Los ejercicios deben implicar movimientos humanos reales (estocadas, sentadillas, dominadas, lagartijas, planchas, y otros ejercicios de resistencia que usen el peso corporal), en lugar de usar máquinas de gimnasio que aíslan el esfuerzo y limitan el rango de movimiento. La dificultad de las sesiones debe estar en sintonía con los niveles de energía y motivación; da más cuando sientas que puedes y llévatelo leve o sáltate el entrenamiento cuando estés cansado. Siguiendo este enfoque, evitarás el riesgo de lesiones, agotamiento y fatiga derivada de intentar tener un horario regular de entrenamientos largos varias veces por semana. Las sesiones completas deben durar alrededor de 30 minutos, aun para los más experimentados. Una sesión mínima de apenas 10 minutos también es muy benéfica.

6. Haz *sprints* de cuando en cuando: No hay entrenamiento más primitivo que el *sprint* de máxima intensidad. Este tipo de ejercicios motivaron la evolución humana gracias a la ley de la supervivencia del más fuerte. Hoy en día podemos tener excelente condición física, composición corporal y salud si hacemos *sprints* intensos, siguiendo el principio de "úsalo o piérdelo". Las sesiones de *sprint* de máxima intensidad se deben realizar de manera esporádica, cuando los niveles de energía y motivación sean altos. La clave está en la intensidad: cada ejercicio debe durar entre ocho y 20 segundos, descansando por completo entre repeticiones para garantizar el desempeño máximo. Los principiantes pueden elegir opciones de bajo o mínimo impacto, como *sprints* cuesta arriba o *sprints* en bicicleta fija. Las sesiones de máxima intensidad pueden ir acompañadas de sesiones de *sprint* de mediana intensidad que mejoren la técnica y la resistencia de músculos, tendones y articulaciones.

7. Forma y pies: Es imperativo correr o hacer bicicleta de forma adecuada. Para correr, el cuerpo debe estar mirando al frente siempre, con el centro de gravedad estable, y el movimiento inútil (de lado a lado) debe eliminarse. Enfócate en dar zancadas de modo circular (como si estuvieras en una bicicleta), con el centro de gravedad siempre equilibrado entre los pies. Para hacer bicicleta, asegúrate de que el asiento esté a la altura adecuada y ejerce fuerza circular mientras pedaleas a una cadencia veloz de entre 80 y 100 rpm. Haz el intento de reducir el uso de zapatos deportivos acojinados que restringen el movimiento natural de los pies y debilitan los músculos que estabilizan y propulsan.

CAPÍTULO 7

Mandamientos del cavernícola para la vida

Sin siesta no hay fiesta

Yo soy dos con la naturaleza.

<small>Woody Allen</small>

Sexto mandamiento del cavernícola: Duerme lo suficiente

Durante miles de millones de años la evolución de casi todas las formas de vida en el planeta ha sido impulsada por la constante salida y puesta del sol. Este ritmo circadiano (del latín: *circa* significa "alrededor de", y *dies* significa "día") gobierna nuestros patrones de sueño y alimentación, así como el horario preciso de secreción de hormonas importantes, patrones de ondas cerebrales y reparación y regeneración celular, basado en un ciclo de 24 horas. Cuando interferimos con el ritmo circadiano con un exceso de luz artificial y estímulos digitales después del atardecer, así como con horarios irregulares para ir a la cama y despertar, el *jet lag*, los turnos laborales nocturnos y las alarmas de los despertadores, alteramos algunos de los procesos mismos de los que dependemos para nuestra salud, felicidad, productividad y concentración.

Es verdad que alinear los hábitos de sueño con la salida y la puesta del sol puede ser un desafío en nuestros tiempos. Depende de dónde vivas y de la estación del año, las horas de sueño podrían aumentar entre dos a seis horas al día. Esto no significa que debas meterte a las cobijas al atardecer para ser saludable. Por un lado, la modernización ha disminuido sustancialmente nuestro nivel de energía y el grado de dificultad general de la vida (sé que trasladarte al trabajo es cansado, pero imagínate lo que sería caminar diario de la oficina a la casa).

La Sabiduría Convencional suele recomendar entre siete y ocho horas de sueño por las noches, mientras que el movimiento de salud evolutiva propone que sean más. En *Lights Out. Sleep, Sugar, and Survivor*, los autores T. S. Wiley (antropólogo y teórico de la medicina) y el doctor Bent Formby (bioquímico, biofísico y biólogo molecular) llaman con urgencia a dormir nueve horas y media cada noche durante siete meses del año, mientras que es aceptable dormir menos durante los días más largos del verano. Además de obtener el número de horas requeridas, el sueño debe ser de buena calidad: no alterado por un ambiente ruidoso, medicamentos o alimentos objetables, o comportamientos que elevan la producción de hormona de estrés (ejercicio vigoroso, horas frente a una pantalla u otros estímulos) en las horas previas a ir a la cama. La calma, la quietud, la oscuridad y los horarios consistentes para dormir y despertar son factores críticos para la buena calidad del sueño.

Por mucho tiempo se pensó que dormir era un estado pasivo, pero ahora comprendemos que es un proceso dinámico. El cerebro se mantiene activo durante el sueño (aunque responde a estímulos internos, no externos), y entra y sale de varias etapas o ciclos de sueño. Nuestro patrón natural de sueño es: pasar del sueño ligero (REM, cuando sueñas y puedes despertar con facilidad) a etapas de ciclos de sueño más profundos (sueño no REM, cuando te apagas como luz y experimentas el máximo flujo de hormonas restablecedoras, el balance de las sustancias químicas en el cerebro y la reparación celular en músculos y órganos). Este ciclo de REM a no REM se repite durante la noche, y se cree que cada ciclo completo dura alrededor de 90 minutos.

Si divides tu sueño en tres periodos de igual duración, el primer tercio se caracteriza por el porcentaje más alto de sueño no REM, mientras que el último tercio se caracteriza por la mayor duración del sueño REM y la reducción de los ciclos profundos (el ciclo de en medio es el más equilibrado). Despertarse naturalmente implica que los ciclos sigan su curso hasta que, finalmente, después de un periodo de puro sueño REM, te despiertas sin esfuerzo (el sueño REM se caracteriza por aumento de la frecuencia cardiaca, la respiración y la actividad muscular y cerebral, lo que facilita salir de él en un estado de mayor alerta).

La hormona del sueño, llamada melatonina, rige tanto que te duermas como que pases por los distintos ciclos de sueño. La melatonina se produce en la glándula pineal, cerca del centro del cerebro. Conforme disminuye la cantidad de luz, esta glándula empieza a convertir la serotonina (hormona del placer) que te ha mantenido en estado de alerta todo el día (razón por la cual muchos tomamos inhibidores selectivos de la recaptación de serotonina, para evitar que se agote la serotonina), para incrementar los niveles de melatonina, de modo que tu mente y cuerpo bajen el ritmo y te dé sueño.

Cuando la luz matutina estimula tu sistema nervioso central, la producción de melatonina se suprime y empiezan a aumentar los niveles de serotonina. Puesto que la melatonina predomina en las noches, las áreas del cerebro implicadas en la función social y emocional obtienen el descanso que necesitan, de modo que puedas enfrentar el día siguiente con la mente fresca. Un estudio de la doctora Sophie Schwartz y sus colegas, presentado en el Foro Europeo de Neurociencias en

2008, sugiere que dormir bien por las noches puede ayudar al cerebro a "afianzar recuerdos débiles que de otro modo se olvidarían con el tiempo". Otras hormonas que liberamos durante el sueño, como la hormona de crecimiento humano, ayudan al cuerpo a quemar grasa y a reparar el tejido muscular.

Consideramos que estas verdades sobre la calidad del tiempo de sueño son evidentes en sí mismas. No obstante, en la vida moderna no estamos haciendo lo que predicamos. Un estudio citado por la Escuela de Salud Pública de Harvard descubrió que un porcentaje cada vez mayor de estadounidenses tienen serias deficiencias de sueño (40% de los estadounidenses duermen menos de cinco horas diarias), y la increíble cifra de 75% sufrimos de alguna forma de dificultad para dormir. El déficit crónico de sueño puede provocar aumento de peso, pues afecta cómo el cuerpo procesa y almacena los carbohidratos, y altera las hormonas implicadas en el apetito y el metabolismo. También puede afectar negativamente tu estado de ánimo, concentración y retención de recuerdos durante el día, haciéndote menos productivo y más irritable, impaciente y voluble. La falta de sueño también provoca hipertensión, mayores niveles de hormonas de estrés, ritmo cardiaco irregular, fallos en la función inmune y un riesgo mucho mayor de obesidad y cardiopatías.

Nuestra inclinación natural (o más bien "aprendida") a buscar el entretenimiento constante es difícil de equilibrar con nuestra necesidad de restablecimiento adecuado. No es sino hasta que estamos genuinamente agotados que el sueño asciende en la escala de prioridades. No debería ser así, aunque sea posible desviarse en ocasiones de la rutina sin que eso tenga repercusiones. Al igual que con las elecciones alimenticias, si puedes respetar tu rutina de sueño 80% del tiempo, tu cuerpo podrá manejar con más facilidad el restante 20% (cuando te desvelas, madrugas o por alguna razón no consigues un descanso perfecto). Por otro lado, si tienes la costumbre de no respetar tus hábitos de sueño, generas inercia en sentido opuesto y te será muy difícil lograr tus metas básicas de salud y condición física, sobre todo perder peso.

Cómo tener un sueño de diez

He aquí algunas medidas que puedes implementar para obtener cantidades óptimas de sueño de buena calidad. Visita MarksDailyApple.com, en donde hallarás más discusiones al respecto, incluyendo algunos consejos útiles para combatir el *jet lag*.

Crea un ambiente de sueño ideal: Es fundamental que tu recámara sea un área con el mínimo de estímulos para una relajación máxima. La recámara es sólo para dormir (bueno, y para algunas otras cosillas), por lo que no debe haber computadora, televisión, trabajo ni desorden. Debes hacer una separación física y psicológica clara entre tu habitación y otras áreas de la casa en donde trabajas o te entretienes. Busca en internet o en páginas de diseño de interiores opciones para decorar tu recámara de forma minimalista.

Ten horarios regulares para ir a dormir y despertar: Establece una rutina constante y compatible con el ritmo circadiano para optimizar el flujo de hormonas y asegurarte de tener ciclos de sueño completos. Recuerda que la melatonina inunda tu torrente sanguíneo por órdenes circadianas detonadas por la oscuridad. Durante dos millones de años esa oscuridad era el anochecer; hoy en día es *la hora a la que tú oscureces tu espacio.* El mayor porcentaje de sueño profundo se experimenta al comienzo de tu noche. Y debes saber que dormir hasta tarde después de un desvelo para lograr el total de horas típicas no será suficiente compensación.

Si eres una persona nocturna, es probable que puedas desarrollar cierto nivel de tolerancia y efectividad a la rutina de irte a dormir tarde después de horas de luz artificial y despertar ya avanzado el día en un ambiente oscurecido artificialmente. Si las circunstancias exigen que tus hábitos de sueño sean distintos a los ciclos naturales de luz y oscuridad, haz un esfuerzo consciente por dormir con antifaz (busca en internet alguno que produzca oscuridad total) en una habitación completamente oscurecida, pues todas las células de la piel son sensibles a la luz, no sólo los ojos.

Relájate en la noche y fluye con calma al empezar el día: Puesto que todo lo que haces tras la puesta del sol no es técnicamente primitivo, es importante relajarse poco a poco en las horas que preceden el sueño. Minimiza la estimulación al sistema nervioso central antes de ir a dormir, para lograr una transición fluida y relajante del estrés del día a la tranquilidad de ir a la cama. Leer es un método muy popular para relajarse, pero elige algo de literatura ligera para promover el máximo de relajación.

También puede ser útil liberar la tensión escribiendo tus pensamientos antes de ir a la cama. Date cinco o 10 minutos para poner por escrito todo lo que pasó en el día: logros, tareas, preocupaciones. Es más fácil encontrar la solución a los problemas si no las forzamos conscientemente. Ponlos en papel, y luego deja que tu mente durmiente haga el trabajo. Despertarás con mayor claridad y una actitud más positiva.

Por las mañanas, sal del sueño casi completamente REM de forma gradual y natural. Quédate en la cama unos minutos para leer o conversar ("¿Cómo dijiste que te llamabas?"), o empieza el día con respiraciones profundas y ejercicios de estiramiento. Es mejor que salir de la cama de un brinco después de la cuarta repetición de la alarma y apresurarte para empezar el día. Una ducha tibia y breve puede estimular el sistema nervioso central de manera natural y activar la circulación sanguínea; es excelente idea si planeas hacer ejercicio poco después de despertar. Los discípulos más salvajes de Grok incluso pueden intentar darse un chapuzón matutino en agua helada durante el verano. ¡Es mejor revitalizante que cualquier desayuno azucarado!

Come y bebe las cosas adecuadas: Haz la última comida del día un par de horas o más antes de ir a dormir, de modo que la digestión no interfiera con tu proceso de sueño. Si sueles beber vino, una copa con la cena puede ser buena para relajarte durante las últimas horas de la tarde. Lo mismo puede decirse de las infusiones herbales; la manzanilla en particular es apreciada por su ligero efecto sedante. Sin embargo, hagas lo que hagas, evita los carbohidratos, sobre todo antes de ir a dormir. La insulina interfiere con la producción de melatonina.

Siestas: No son sólo para los gatos

Si eres capaz de cubrir todos tus requerimientos de sueño en las noches, es probable que no haya razones para tomar siestas de rutina durante el día. Por otro lado, si enfrentas ciertos obstáculos (trabajo, hijos pequeños, ambientes ruidosos, etc.) que te impidan dormir bien durante la noche, tomar siestas puede ser útil para mantener la concentración, la energía y la productividad necesarias para una vida activa.

Muchas culturas en todo el mundo han valorado las siestas a lo largo de la historia, en especial los países cálidos de Latinoamérica, Asia, el Mediterráneo, el norte de África y Medio Oriente. Asimismo, más de 85% de los mamíferos tienen hábitos de sueño *polifásicos*, lo que significa que se duermen y despiertan varias veces durante el día. Algunos antropólogos creen que es probable que Grok experimentara interrupciones durante el sueño (peligros primitivos, cuidado de los más pequeños) y aprovechaba los descansos vespertinos para dormir una siesta. Desafortunadamente, parece que el acelerado ritmo de la vida moderna (combinado, quizá, con algunos factores culpígenos puritanos) impide que las siestas sean un hábito culturalmente aceptable.

Puesto que el ritmo de los ciclos del sueño es tan importante para el restablecimiento del cerebro y del cuerpo, tomar siestas puede tener notables beneficios en relativamente poco tiempo, ya que te ayudan a compensar las deficiencias de sueño no REM, pues en ellas entras más rápido en ciclos de sueño profundo caracterizados por ondas cerebrales theta. Muchos expertos recomiendan siestas de entre 20 y 30 minutos. Se cree que este marco de tiempo es suficiente para calibrar la proporción sodio a potasio del cerebro, factor fundamental para que el sistema nervioso se recupere de la fatiga y tú te despiertes sintiéndote fresco. Una siesta de esta duración no provocará el desagradable adormilamiento que se experimenta tras una siesta prolongada, ni interferirá en tu hora de ir a la cama. Entre los personajes famosos que tomaban siestas están Winston Churchill, John F. Kennedy, Napoleón, Albert Einstein, Thomas Edison, Leonardo da Vinci y Lindsay Lohan.

Séptimo mandamiento del cavernícola:
Juega

Pocos discutirán la importancia de jugar, aunque muchas de las personas que defienden la vida saludable se quedan cortas en este rubro. Se nos ha infundido tanto la mentalidad de una vida regimentada, tecnológica e industrializada que poner horarios para jugar (¡eso sí parece contradictorio!) es un gran desafío. No sé tú, pero yo no creo que el concepto de agendar las salidas de juegos existiera cuando era niño. Claro que los niños del barrio salíamos a jugar; los 365 días del año, para ser exactos. Desde que salíamos de la escuela hasta que nos llamaban a cenar, no nos detenían el lodo, la lluvia, el granizo ni la nieve (¡lo digo en serio!). No necesitábamos que nuestras mamás se organizaran por mail o celular. Nos bastaba con el aire fresco, las llantas de las bicis y los balones de basquet.

Conforme los desafíos y las responsabilidades de ganarse la vida o de tener una familia se van acumulando en los años adultos, en conjunto adoptamos la creencia de que jugar es cosa de niños. La verdad es que el juego es para todos, sobre todo para quienes están absortos en el ritmo complejo y vertiginoso de la vida moderna. Jugar con regularidad —darse un tiempo del trabajo, los deberes del hogar, la escuela y otras responsabilidades planeadas y no planeadas para expresar los elementos más infantiles de tu naturaleza fundamental— ayuda a saciar la sed de aventura y desafíos (físicos y mentales), mejora la salud, libera el estrés, fortalece tu conexión con familiares y amigos y aumenta en términos generales tu capacidad de disfrutar la vida.

La doctora Lorraine Peniston, especialista en dificultades de aprendizaje, enumera varios beneficios psicológicos de jugar, entre los que se incluyen:

- Sensación de libertad, independencia y autonomía
- Mejoría de las competencias personales al haber un mayor sentido del valor y el cuidado propios, y la confianza en uno mismo
- Mejoría de la capacidad para socializar, incluyendo mayor tolerancia y comprensión
- Enriquecimiento de la capacidad para pertenecer a un equipo
- Acentuación de las capacidades creativas
- Mejoría de las expresiones y reflexiones de los ideales espirituales personales
- Mayor adaptabilidad y resiliencia
- Mejor sentido del humor
- Mejoría percibida de la calidad de vida

- Competitividad más equilibrada y visión más positiva de la vida

Hay mucha evidencia de que podemos ser más productivos cuando insertamos tiempo de juego en nuestras apretadas agendas. Un estudio neozelandés reporta que la gente era 82% más productiva después de sus vacaciones y experimentaba mejoría en la calidad del sueño; sin embargo, en 2007, 43% de los estadounidenses no tuvieron planes vacacionales por culpa de las presiones laborales (y quizá hoy en día es peor). Un estudio de 2006 publicado en *Sunday Times* (de Inglaterra) identificó que el porcentaje de parejas casadas que señala la falta de tiempo de calidad, resultado del trabajo excesivo, como causal de divorcio es más del triple en los últimos años, a pesar de que otras razones comunes, como la violencia y la infidelidad, han disminuido considerablemente. Investigaciones australianas sugieren que tomar recesos frecuentes durante un día laboral sedentario produce varios beneficios a la salud, incluyendo un mejor control del peso y niveles favorables de triglicéridos y glucosa en la sangre. Un estudio publicado por *The New York Times* sugiere que las actividades recreativas le dan un empujón a la función inmune más potente que los eventos estresantes que la suprimen.

Para la mayoría de nosotros que nos movemos menos de lo que deberíamos, según nuestra programación genética, salir al aire libre durante el día y disfrutar algo de diversión no planeada otorga los mejores beneficios físicos y psicológicos. Si eres de los pocos que tiene un empleo físicamente demandante o una rutina diaria extenuante, tu boleto al éxito serían actividades más tranquilas (dibujar árboles en el parque, lanzar rocas al estanque).

Mi actividad favorita de la semana es el habitual enfrentamiento de Ultimate con mi hijo y otras familias en el parque los sábados por la tarde. Es un gran deporte que requiere distintas habilidades atléticas y estratégicas, y es divertido para personas de todas las edades y niveles de acondicionamiento. Diría también que es un deporte seguro, de no ser por el absurdo accidente que tuve en 2007 que me provocó una lesión grave de rodilla, el cual se puede atribuir quizá a que mi cerebro adolescente le dijo a mi cuerpo de mediana edad que diera un brinco circense espectacular. Lo más importante es que disfrutar el tiempo de juego me ha hecho replantearme la principal razón para ejercitarme: me ejercito como cavernícola para poder jugar rudo siempre que quiera, ya sea Ultimate, *snowboard*, futbol, remo de pie o golf.

Si crees en el espíritu de este mensaje con el corazón, podrás lograr cosas que te cambiarán la vida. Seamos claros: no estoy sugiriendo que vendas tu tienda y te vuelvas un surfista rebelde. Trabajar todo el día y no jugar te abruma, pero jugar todo el día y no trabajar te arruina. Es importante mantener un equilibrio en cualquier aspecto de la vida, y de ti depende definir tu balance personal de juego y trabajo. Quizá te ayude saber que nadie en su lecho de muerte ha dicho: "Habría querido pasar más tiempo trabajando".

Octavo mandamiento del cavernícola: Toma suficiente sol

Aunque la comunidad médica reconoce y difunde los peligros de exponerse demasiado al sol, es importante desafiar el burdo precepto de la Sabiduría Convencional de que debemos evitar el sol (o embadurnarnos toneladas de bloqueador solar como lo hacen los nadadores que cruzan el Canal de la Mancha cubiertos de lanolina). Una exposición adecuada a la luz del sol ayuda al cuerpo a producir vitamina D, la cual a su vez regula el crecimiento de casi cualquier célula del cuerpo y previene gran cantidad de enfermedades. La vitamina D es esencial para la función inmune; la salud de los dientes, los huesos, las uñas y la vista, y la absorción de otros nutrientes clave, como el calcio y las vitaminas A y D. También se ha demostrado que la vitamina D desempeña un papel importante en la prevención de cáncer de mama, próstata y colon; enfermedades cardiovasculares; diabetes; enfermedades autoinmunes y trastornos inflamatorios como la artritis.

Quizá la revelación más sorprendente es la acción de la vitamina D sobre el gen P53, el gen "revisor". El gen P53 actúa como supervisor durante la replicación diaria de cientos de millones de células, e informa a la célula cuando algo sale mal y le da instrucciones para hacer los cambios necesarios. Muchos científicos creen que el gen P53 es una primera línea de defensa importante contra el tipo de mutaciones que puede derivar en cáncer. El punto al final es que exponer lo suficiente tu cuerpo a la luz directa del sol de forma regular es esencial para la salud y la prevención de cáncer de piel.

Los humanos primitivos pasaron cientos de miles de años absorbiendo los poderosos rayos ecuatoriales por todo el cuerpo a diario. Conforme migramos lejos del ecuador, ocurrieron adaptaciones genéticas (se aclaró el pigmento de la piel y el cabello a través de las generaciones) para ayudarnos a seguir absorbiendo el sol de forma óptima, incluso si no era tan intenso en esas latitudes. Así como hemos sufrido devastadoras consecuencias de salud por el cambio relativamente reciente en nuestra alimentación (de una dieta primitiva a una basada en cereales), hemos implementado la misma dinámica con nuestra exposición al sol, excepto que esta alteración ha sido incluso más abrupta. Ha sido en los últimos dos siglos de industrialización que millones de personas del mundo civilizado dejaron de exponerse al sol casi por completo. En consecuencia, ha habido un alarmante aumento de problemas de salud relacionados con la deficiencia de vitamina D.

Los síntomas de la deficiencia de vitamina D no son tan evidentes como los que exhibe la perturbadora imagen de los marineros que padecieron escorbuto por falta de vitamina C (la cual, curiosamente, se debió en parte a su alto consumo de cereales). Sin embargo, las consecuencias en la salud son también devastadoras. El riesgo aumenta en personas con estilos de vida confinados (en casa, la oficina, el auto; el caso de Ken Korg), en personas de piel oscura que viven lejos del ecuador, hijos de madres que padecen deficiencia de vitamina D, ancianos o personas confinadas al hogar o al hospital. Investigaciones recientes sugieren que los niveles de vitamina D en personas con obesidad o síndrome metabólico también son bajos.

El doctor Joseph Mercola, famoso consultor de la salud en internet (mercola.com) y autor de *The No-Grain Diet*, afirma:

> Los peligros de la exposición al sol han sido muy exaltados, mientras que los beneficios han sido subestimados. La exposición excesiva al sol no es la principal razón por la cual la gente desarrolla cáncer de piel (muchos creen que hay factores de riesgo más significativos, como la mala alimentación, la exposición a otras toxinas ambientales como el color de las albercas o la falta de sol). [Un estudio del Moores Cancer Center de la Universidad de California en San Diego sugiere que] 600 000 casos de cáncer podrían prevenirse cada año si incrementáramos nuestros niveles de vitamina D.

Estoy de acuerdo en que la ordalía de quemarse y despellejarse luego de haberse quedado dormido en la playa no es nada bueno. Los expertos médicos sugieren que hasta unos cuantos episodios de quemaduras de sol en la juventud (¿quién no se quedó dormido en una tumbona en la playa cuando era adolescente?) puede generar suficiente daño por radiación ultravioleta y, en última instancia, derivar en el desarrollo de carcinomas (tumores menos graves que se extirpan con facilidad de la superficie de la piel) o melanomas (cánceres más agresivos) en las últimas décadas. Sin embargo, sí existe el justo medio entre demasiado sol y demasiado poco.

La exposición regular de grandes superficies de piel a la luz del sol durante los meses de mayor intensidad en tu latitud sigue siendo la forma principal de obtener una amplia cantidad de vitamina D. Para la mayoría de las personas mantener un bronceado ligero indica que están obteniendo suficiente vitamina D; aunque quemarse con el sol sin duda es peligroso.

Contrario a lo expuesto por la Sabiduría Convencional, los afanes de obtener vitamina D a través de la comida son inconsecuentes comparados con la exposición al sol. Los expertos en vitamina D recomiendan obtener cerca de 4 000 UI al día, pero la dieta estadounidense estándar aporta sólo cerca de 300 UI al día, y el aclamado vaso de leche aporta sólo 100 UI. En contraste, 20-40 minutos de luz solar directa puede producir cerca de 10 000 UI de vitamina D, que se almacena con facilidad en las células para su uso posterior. En los meses de invierno, cuando los rayos del sol no tienen la intensidad suficiente para promover la síntesis de vitamina D, los suplementos resultan útiles. De hecho, también existen análisis de sangre para determinar si tus niveles de vitamina D están en el rango recomendado.

Variables como la estación del año, el clima y el tono de piel son sustanciales y deberían ser tomadas en cuenta a diario para garantizar que obtengas suficiente sol y evites los factores de riesgo que conlleva la sobreexposición. Por lo regular, la idea es exponer las superficies de piel extensas (brazos, piernas, torso, espalda) a la luz directa del sol *durante la mitad del tiempo que tardarías en broncearte un poco*. Es una mecánica poco riesgosa que te dará mucha flexibilidad individual.

La clave está en exponer las superficies extensas. Si te preocupa arrugarte o desarrollar cáncer en las partes de la piel que son más sensibles y visibles (rostro, cuello y manos), cúbrelas con ropa o con bloqueador solar. En realidad son áreas que no son sustanciales para la síntesis de vitamina D. Sólo asegúrate de recibir suficientes rayos durante el verano para producir mucha vitamina D, pues en las latitudes alejadas de los trópicos hay entre cuatro y ocho meses al año en los que es imposible hacerlo. Revisa los atajos cavernícolas en los materiales adicionales del libro para más detalles sobre la estrategia de exposición al sol.

Cómo protegerte del sol

Si notas que estás pasando demasiado tiempo bajo el sol y corres el riesgo de sufrir quemaduras, debes contar con un plan de protección. Desafortunadamente, la Sabiduría Convencional nos defrauda de nuevo al anunciar los bloqueadores solares como método infalible. Algunas investigaciones han demostrado que la mayoría de los bloqueadores en realidad no bloquean los rayos UVA que pueden causar melanoma, sino sólo los UBV que provocan quemaduras. Por lo tanto, sin la quemadura como referente, pasamos más tiempo bajo el sol acumulando rayos UVA e incrementando nuestro riesgo de cáncer. ¿Puedes creerlo?

Además, muchos de los agentes populares utilizados en los bloqueadores pueden tener propiedades tóxicas, sobre todo si se toma en cuenta la recomendación de aplicarlos a la piel porosa con frecuencia. El octil metoxicinamato (OCM), una sustancia contenida en 90% de los bloqueadores solares, podría dañar el tejido vivo si penetrara la capa exterior de células muertas. El dióxido de titano, otro popular componente de los bloqueadores solares, ha sido nombrado "potencial carcinógeno ocupacional" por el gobierno estadounidense, debido a su potencial tóxico.

Ahora bien, las inquietudes sobre el cáncer de piel son válidas, sobre todo en el caso de personas de piel clara, cabello rubio o pelirrojo, y ojos claros; estas personas tienen seis veces más probabilidad de desarrollar melanoma que quienes tienen características físicas más oscuras.

Si debes pasar largos periodos de tiempo expuesto al sol, es preferible que uses ropa, sobre todo hecha de telas fabricadas para proporcionar mayor protección del sol, para minimizar la exposición a rayos UVA dañinos y prevenir las quemaduras. Hay múltiples marcas de ropa que ofrecen mayor factor de protección solar; busca en internet o visita alguna tienda de ropa deportiva para encontrarlas. Si te inclinas por usar ropa de algodón, no olvides que ésta también te ofrecerá protección significativa. Examina tu piel después de un día bajo el sol para asegurarte de no tener quemaduras y sabrás qué tan bien te protege tu ropa. Como respaldo, utiliza protectores solares en crema de excelente calidad que te resguarden de los rayos UVA, UVB y los recién descubiertos UVC, o una crema opaca a base de zinc que bloquee los rayos por completo.

Además de sólo exponerte durante una cantidad sensata de tiempo y de siempre tener cuidado de protegerte, algo que te ayudará a reducir o eliminar cualquier daño causado por exposición al sol es una dieta alta en antioxidantes con un rango moderado de omega-6 a omega-3. De hecho, uno de los testimonios más comunes de gente que ha adoptado la estrategia alimenticia del cavernícola es: "Puedo pasar más tiempo al sol sin quemarme". Por el otro lado, una mala alimentación puede aumentar el riesgo de cáncer de piel más que la exposición al sol. Investigaciones publicadas por la Academia Nacional de las Ciencias indican que la proporción de omega-6 a omega-3 en los alimentos es fundamental para prevenir el cáncer de piel. Asimismo, el consumo excesivo de grasas poliinsaturadas y de grasas alteradas químicamente exacerba el crecimiento de tumores y otros padecimientos relacionados con la inflamación.

En un libro posterior abordaré a detalle el tema de la exposición al sol y te ayudaré a formular un plan personalizado para tomar el sol. Por ahora quiero que no dejes de cuestionar el miedo y la creencia errada de la Sabiduría Convencional de que el sol es el monstruo que provoca cáncer en la piel.

Noveno mandamiento del cavernícola: Evita los errores estúpidos

A pesar de que lo representan como Pedro Picapiedra, el hombre primitivo no era para nada un tarado. Grok sin duda estaba en sintonía con su entorno y tenía las suficientes habilidades como para evitar cometer errores o meterse en situaciones que pusieran en riesgo su salud. Es una suposición común, pero errada, que nuestros ancestros cazadores-recolectores llevaban vidas "solitarias, pobres, sucias, salvajes y breves". Ésta fue la descripción del filósofo inglés del siglo XVII Thomas Hobbes, quien argüía la necesidad de tener una estructura gubernamental en la civilización, en lugar de vivir de la tierra como al estilo de los cazadores-recolectores.

Las investigaciones sugieren que Grok y su familia disfrutaban en general de vidas saludables (robustas es el término adecuado), productivas y valoradas, por lo que sintieron la necesidad de expresarse a través del arte. Quizá incluso hubo beneficios selectivos dentro de las tribus para los abuelos, lo que significaría que envejecer tenía una ventaja evolutiva, como el privilegio de cuidar a los bebés o de transferir conocimiento e historias importantes.

Por lo tanto, si éramos tan resistentes y nuestros genes de verdad evolucionaron para permitirnos vivir durante mucho tiempo, ¿por qué su esperanza de vida era relativamente corta? Siempre he asumido que era por cosas como muertes durante el parto, infecciones, envenenamiento accidental o hasta guerras entre tribus. Pero luego tuve una experiencia real relacionada con lo que podría haber afectado su esperanza de vida más que ninguna otra cosa. Lejos de ser sucios y salvajes, fueron las mundanas faltas de juicio, incluso las más insignificantes, las que debieron haber condenado a muchos humanos primitivos.

Mi inusualmente mala zambullida durante aquel encuentro de Ultimate en septiembre de 2007 tuvo como resultado desgarre del cuádriceps, desplazamiento de rótula, bursitis prepatelar y rotura del nervio. Una placa de rayos X reveló que no había daño en otros tendones o ligamentos, y mi ortopedista dijo que la lesión de tejido suave sanaría entre ocho y 12 semanas. Me recomendó usar el dolor como guía e irme reintegrando a mi vida lentamente. Puesto que no tenía dolor (por la rotura del nervio) sentía que me iba recuperando rápidamente, hasta el punto en el que retomé mis *sprints* en la playa a principios de diciembre, seguido de un viaje de *snowboard* en Navidad. Sin embargo, a pesar de vendarme la rodilla a diario y llevármela con calma (sí, cómo no), llegué a casa con la rodilla azul y muy hinchada. Para el final de la semana no era capaz de doblarla más de unos cuantos grados.

Una resonancia magnética reveló un hematoma grande sobre el cuádriceps y la rótula; debían retirarlo con cirugía, o de otro modo lo llevaría conmigo para siempre. Durante la cirugía se descubrió que el desgarre original del cuádriceps no había sanado y sangraba, lo que causó el hematoma. Así que el cirujano retiró el hematoma y suturó el cuádriceps al tendón patelar.

Ahí estaba yo: 54 años, esperando vivir hasta después de los 100, pero incapacitado durante más de cuatro meses por una lesión provocada por una caída cualquiera (debo confesar que, tan pronto brinqué, supe que algo iba a salir mal). Claro que yo tuve el privilegio de contar con los procedimientos quirúrgicos modernos para reparar el daño, y a la larga me recuperé. Si esto hubiera pasado hace 10 000 años, mi incapacidad para huir de los depredadores podría haber sido mi perdición, y todo por una breve falta de juicio. Aun hoy, un pequeño accidente por el que los jóvenes no se inmutarían (como caerse de la escalera mientras cuelgas los adornos navideños o torcerse el tobillo en la escalera) puede representar algo completamente distinto para un hombre viejo o sedentario.

Los premios Darwin: Larga vida a la selección natural

Conforme la sociedad se sigue modernizando exponencialmente, exhibimos cada vez menos sentido común cuando se trata de evitar los errores estúpidos. Creo que en parte se debe a que, en el fondo, sabemos que podemos darnos el lujo de cometerlos. Nuestro complejo sistema de redes de seguridad en la modernidad ha puesto en riesgo nuestra capacidad de responsabilizarnos por el papel que desempeñamos en los "accidentes" que pasan y que llenan las páginas de los periódicos amarillistas.

Basta con ver videos en internet para confirmar que activamente invitamos a los conflictos y sufrimientos innecesarios a nuestra vida. Lo hacemos todo en nombre de expresar nuestro juvenil deseo de aventura, el cual ha sido anulado por lo difícil y predecible del mundo moderno. El libro satírico y sitio web de "Los premios Darwin" otorgan una distinción anual especial a quienes "mejoran la carga genética humana al hacerse a un lado y desaparecer de la faz de la tierra" con particular genialidad. He aquí algunos de mis ganadores favoritos de años recientes:

Flameante auto: Un conductor en Texas derramó gasolina en la parte trasera de su auto. Mientras buscaba la lata en medio de la noche, prendió un encendedor para ver mejor, y el vehículo ardió en llamas.

Nacho Libre: Un hombre en Pensilvania resultó herido de gravedad al chocar su motocicleta contra un poste de teléfono, pues se distrajo comiendo de la bandeja de nachos que traía en el regazo.

CSI: Final alternativo: Un oficial de policía en Illinois intentaba mostrarle a otro patrullero cómo se había matado accidentalmente uno de sus colegas. Al actuar el incidente del disparo de la semana anterior, olvidó ponerle el seguro a su arma y se disparó en el estómago. Mientras conducía al hospital para buscar ayuda, murió en un accidente automovilístico.

Al infinito y más allá: Un sacerdote católico en Brasil ató una silla de jardín a docenas de globos con helio y liberó su vehículo casero. Los vientos lo arrastraron hacia el mar, aunque él iba preparado para esa potencial adversidad. Encendió su teléfono satelital para pedir ayuda, pero no logró descifrar cómo operar el GPS para darles a los rescatistas su ubicación exacta. Los rescatistas jamás lograron ubicarlo, aunque tiempo después encontraron fragmentos de globo en las montañas y la playa.

Caída libre: Un hombre intentó pilotear un *jet ski* propulsado por un cohete en la orilla de las cataratas del Niágara. La idea era que el cohete lanzara al *jet ski* más allá de la zona de peligro de las cataratas y luego liberara un paracaídas que le permitiera flotar hasta abajo. El aire húmedo provocó que tanto el cohete como el paracaídas fallaran, y el *jet ski* cayó por la orilla de las cataratas. Milagrosamente, el hombre sobrevivió a la caída de 50 metros, pero se ahogó porque no sabía nadar y no traía consigo chaleco salvavidas.

Cada uno de nosotros debe reconocer que hemos traído a nuestra vida distintos grados de infortunios y traumas por falta de concentración o de criterio. Cuando intentamos reflexionar sobre esos errores estúpidos solemos terminar culpando a la mala suerte, en lugar de repasar la cadena de eventos haciendo una valoración honesta de nuestra responsabilidad. De hecho, el concepto de responsabilizarnos parece haber casi desaparecido por completo de la vida moderna. Si en verdad analizamos por partes los momentos en los que hemos sido víctimas de las circunstancias, es bastante probable que podamos señalar el momento exacto en el que nos distrajimos, tomamos una mala decisión o ignoramos la señal de alarma que podría habernos ayudado a evitar el incidente por completo.

Vigilancia extrema y manejo de riesgos

Cada uno de nosotros posee habilidades innatas de vigilancia extrema y manejo de riesgos. Sin embargo, como cualquier habilidad —o músculo—, debemos usarla y desarrollarla, o se atrofiará. Desafortunadamente el esfuerzo obsesivo de la sociedad por difuminar todas las formas de riesgo y peligro suprime el uso de estos instintos naturales: infinitas señales de advertencia en caminos y lugares públicos, etiquetas sobre posibles riesgos de aparatos electrodomésticos, y noticias sensacionalistas sobre cortezas tóxicas en el jardín o pijamas inflamables. Además, las continuas innovaciones tecnológicas en nombre de la comodidad y la conveniencia nos empujan más y más a entrar en estado de piloto automático, para nuestra desgracia, a través de varios elementos mundanos de la vida cotidiana.

Conduce por Europa y notarás que en los caminos hay pocas señalizaciones de advertencia o precautorias; ni siquiera en los Alpes se preocupan de poner barandales. Date una vuelta por los cañones cercanos a mi casa y verás miles y miles de barreras de seguridad, barandales, rampas para vehículos sin frenos y señalamientos amarillos en forma de diamante con advertencias e iconos que te previenen de los diversos peligros que acechan en cada esquina. No obstante, cada año las tragedias agobian a nuestra comunidad con accidentes fatales (que suelen estar inducidos por alcohol o por conducir a exceso de velocidad) en estos caminos protegidos con tanto afán.

Mientras tanto, los índices de accidentes automovilísticos fatales en Francia, Alemania, Gran Bretaña, Suiza y Escandinavia —per cápita y por kilómetro recorrido— son significativamente menores que en Estados Unidos. Llama la atención que algunos ingenieros civiles progresistas, tanto en Estados Unidos como en otros países, están popularizando el concepto de *espacio compartido* como herramienta para disminuir accidentes. Este concepto favorece el uso de los instintos humanos, como el contacto visual, en lugar de los señalamientos de tráfico habituales. Por ejemplo, eliminar los señalamientos del carril para bicicletas podría hacer la conducción de bicis más segura al incrementar la necesidad de vigilancia de los conductores de autos. Este concepto al parecer contraintuitivo habla del poder de alimentar nuestros instintos naturales para transitar por situaciones potencialmente peligrosas de forma efectiva cuando no estamos siendo contenidos por medidas de seguridad excesivas.

Al esmerarnos por tener éxito en la vida moderna, debemos estar dispuestos a responsabilizarnos de nuestras acciones, en lugar de optar por poner en nuestros números frecuentes al abogado o a la aseguradora cuando nos enfrentamos a una desgracia. Si te golpea un conductor que se pasa un semáforo en rojo, lo más probable es que haya sido su culpa, pero tienes más probabilidades de salir bien librado si recuerdas ponerte el cinturón de seguridad y voltear a ambos lados antes de cruzar el semáforo, independientemente del color. No recuerdo si fue un lanzamiento errante o una jugada defensiva superagresiva lo que estuvo implicado en mi accidente durante el partido de Ultimate, pues prefiero enfocarme en que yo me lancé al aire de forma irresponsable y luego intenté reintegrarme a mi vida demasiado pronto. Cuando me responsabilizo de mis actos, mis desgracias se convierten en una experiencia de crecimiento, la cual es una alternativa atractiva a sentirme víctima de las circunstancias o a darle demasiado poder a la noción de mala suerte.

De forma similar, cada vez que me encuentro en una situación automovilística riesgosa, me doy cuenta de algo una vez que las aguas se calmaron: siempre que murmuro "imbécil" al que se me acaba de cerrar, debería en realidad estármelo diciendo a mí, por ir demasiado aprisa, por ser demasiado agresivo o impaciente, por desviar mi atención del camino por un instante. Quizá el conductor que provocó mi ira en verdad merece cierta crítica constructiva, pero casi siempre puedo encontrar algo que yo haya llevado a la mesa.

Este tema también es válido en una discusión sobre hábitos alimenticios. Es posible echarle la culpa a las espantosas alternativas alimenticias de los aeropuertos, a tu escalofriante historial médico familiar o a las limitaciones de tu presupuesto, pero en cada caso te irá mejor si aceptas algo de responsabilidad en los hechos. Date un poco de tiempo extra para empacar refrigerios saludables para tu viaje. Ve tu historial familiar como catalizador para cultivar la vigilancia extrema y las habilidades de manejo de riesgos, en lugar de considerarlo una maldición. Mira más de cerca tus prioridades de vida, haz algunos compromisos y aumenta un poco tu presupuesto para comida, de modo que puedas elegir lo de mejor calidad. De ese modo convertirás lo negativo en positivo y crearás una oportunidad excelente para ser la mejor versión de ti mismo, independientemente de la "mala suerte" u otros productos de tu imaginación que compiten por tu atención.

Décimo mandamiento del cavernícola:
Usa el cerebro

Aunque el mundo moderno comprende gran cantidad de pensamiento complejo y una rápida progresión en las innovaciones humanas —tecnológicas y de otras índoles—, el exceso de estímulos en nuestro estilo de vida pone en riesgo nuestra capacidad de usar el cerebro al máximo de efectividad. En el trabajo la sobrecarga de información proveniente de asistentes digitales personales (teléfonos inteligentes, tabletas, etc.), chats instantáneos y similares puede sofocar la creatividad y la innovación, por no mencionar nuestros niveles de energía, motivación y salud. En consecuencia, muchos funcionamos en modalidad reactiva, intentando constante y por lo regular inútilmente mantener el ritmo que marca la información que nos bombardea.

En el libro de Mark Bauerlein *The Dumbest Generation*, el autor culpa a la tecnología digital de poner en jaque el desarrollo intelectual de los jóvenes. "Cuando teníamos 17 años, la vida social se terminaba en la puerta de la casa. Ahora [a través de redes sociales, mensajes de texto, etc.] el contacto con los pares no tiene límites en el espacio ni en el tiempo", señala Bauerlein. Por lo tanto, tener tiempo para leer, soñar despierto, hacer asociaciones libres o entender los eventos actuales, la historia y otros pilares de la cultura queda de lado.

Si damos un paso atrás y examinamos la definición auténtica de estrés como "estímulo", es claro que requerimos cierta cantidad de estrés diario para prosperar y ser felices. El doctor Art De Vany, autor de *The New Evolution Diet*, establece un vínculo sorprendente entre ejercitar nuestra mente y nuestra naturaleza genética como seres humanos libres, independientes y aventureros. "La vida moderna hace que nuestra mente esté inquieta e infrautilizada porque estamos confinados, inactivos y cómodos", argumenta De Vany. "Nunca es suficiente, pues evolucionamos para tener una vida distinta en la que los bienes materiales no sean relevantes. El resultado es que estamos muy insatisfechos con la vida moderna y no sabemos por qué." Nuestros genes simplemente no saben qué hacer con tantas "cosas".

A primera vista, pocos estaríamos de acuerdo en que nuestra mente está inquieta e infrautilizada. Muchos terminamos el día exhaustos, sintiendo que la mente nos va a explotar si enviamos o recibimos más correos electrónicos. Nuestra mente sin duda está estresada de más, pero, técnicamente, está infrautilizada, pues carecemos del equilibrio que promueven las distracciones intelectuales, el juego, la dieta saludable, el ejercicio, el sueño y otros comportamientos ganadores. Ocho horas de poder cerebral es probablemente un límite sensible de tiempo para dedicar al trabajo diario. Sin embargo, someterla a cosas que estimulen la creatividad de otra forma y que te apasionen es fundamental para la salud mental y el bienestar general. He aquí algunas sugerencias para poner en práctica el décimo mandamiento: Usa el cerebro:

Persigue nuevos objetivos: Aprende un idioma extranjero o a tocar un instrumento musical, toma clases de baile, arma un rompecabezas o completa un crucigrama, escribe una historia de ficción; cualquier cosa que puedas imaginar que esté fuera de tu zona de confort y que suene interesante y desafiante.

Sé disciplinado con el uso del cerebro: Pon atención a equilibrar los estímulos intelectuales diarios con descanso. Haz el esfuerzo de evitar (o disminuir) las distracciones y enfócate en una sola tarea que requiera el máximo desempeño a la vez.

Ejercita el músculo: En lugar de encomendarle mucha de la función cerebral a la tecnología, crea el hábito de desafiar a tu cerebro durante tus actividades rutinarias diarias. Pon otra vez tu canción favorita e intenta memorizar la letra, saca tu viejo anuario escolar e intenta recordar los nombres de los compañeros a los que les perdiste la pista, o usa la cabeza para sumar, en lugar de depender siempre de la calculadora del celular. Hay infinidad de oportunidades para refrescar el cerebro durante el día.

RESUMEN DEL CAPÍTULO

1. Duerme lo suficiente: A pesar de ser un componente fundamental de la buena salud y el manejo del estrés, el sueño suele verse afectado en la vida moderna debido a la influencia de la tecnología y a los horarios caóticos. La falta de sueño puede derivar en diversos problemas de salud y en el deterioro de la función cognitiva. Intenta alinear tus hábitos de sueño tanto como puedas con la salida y la puesta del sol, poniendo especial atención a disminuir la luz artificial y los estímulos digitales después de que oscurezca. Crea un ambiente de sueño calmado, oscuro y relajante; cuida que las transiciones hacia y desde el sueño sean graduales, y pon horarios consistentes para dormir y despertar. Las siestas breves ocasionales pueden tener muchos beneficios para la salud, incluyendo un menor riesgo de enfermedades y mejorías en el estado de ánimo, la concentración y el desempeño físico.

2. Juega: La naturaleza regimentada de la vida moderna hace que muchos adultos —y algunos niños— no jueguen lo suficiente. Los profundos beneficios psicológicos del juego son integrales para las culturas, las comunidades y los individuos sanos, incluyendo su relación directa con la productividad laboral. Involúcrate a diario en actividades físicas no estructuradas y al aire libre para contrarrestar los efectos negativos de nuestra existencia tecnificada y sedentaria.

3. Toma suficiente sol: Una cantidad razonable de exposición al sol cada día (definida según diversas variables personales, incluyendo el color de piel y el clima) puede brindar varios beneficios a la salud y aliviar muchos riesgos de salud, pues permite al cuerpo sintetizar niveles óptimos de vitamina D. Los peligros de la exposición al sol han sido exagerados, por lo que mucha gente padece deficiencias de vitamina D. El riesgo de padecer cáncer de piel se reduce en gran medida si evitas quemarte y cubres o proteges las áreas más vulnerables, como cara, cuello y manos. Define una estrategia para exponer las superficies extensas de piel (brazos, piernas, torso, espalda) a la luz directa del sol durante *la mitad de tiempo que toma broncearse ligeramente.* Las fuentes alimenticias de vitamina D son muy inferiores a la exposición al sol. Los suplementos pueden ser útiles en invierno, cuando la intensidad de los rayos del sol es insuficiente para producir vitamina D. Cuando hayas tomado suficiente sol, cubrirte con prendas protectoras solares ofrece la mejor protección, pues las cremas bloqueadoras tienen algunos efectos secundarios y pueden ser menos efectivas de lo que afirman.

4. Evita los errores estúpidos: Evitar cometer errores estúpidos fue un factor de supervivencia fundamental para Grok, pues el margen de error era mucho menor. Hoy en día, a pesar de los esfuerzos de la modernidad por protegernos de todo tipo de peligro, parecemos encontrar formas de invitar al trauma y la tragedia a nuestra vida al cometer errores estúpidos (quizá porque tantos mecanismos de protección nos han desensibilizado). Debes practicar las habilidades innatas y perfeccionadas por la evolución de vigilancia extrema y manejo de riesgos para transitar con éxito hasta por los momentos más mundanos de la vida diaria. Esto te ahorrará sufrimientos innecesarios y garantizará la longevidad.

5. Usa el cerebro: La innovación humana y el exceso de estímulos han mermado nuestra capacidad de usar el cerebro al máximo de su efectividad. Debes ser muy disciplinado para aprovechar la tecnología a tu favor, en lugar de ser víctima de ella y desperdiciar tu mejor herramienta humana: el pensamiento complejo. Emprende nuevos desafíos, como música, lenguaje, pasatiempos o aventuras que estimulen tu cerebro y te permitan alejarte de la rutina diaria. Así te mantendrás fresco y energizado para enfrentar tus responsabilidades diarias y las necesidades financieras.

CAPÍTULO 8

Un acercamiento cavernícola a la pérdida de peso

"La cosa más dulce que hay"

¿Alguien dijo *postress*?

ANÓNIMO

Éstos son los elementos fundamentales del método de *Los diez mandamientos del cavernícola* para perder peso:

- Reduce al mínimo la ingesta de carbohidratos para moderar la producción de insulina y permitir que el cuerpo use la grasa acumulada como energía.
- Optimiza la ingesta de proteína para mantener y aumentar la masa muscular.
- Optimiza la ingesta de grasa para sentirte saciado, tener energía y eliminar el hambre.
- Desregula los hábitos alimenticios y practica de cuando en cuando el ayuno intermitente (AI) para producir déficits calóricos acelerados que deriven en una mayor pérdida de grasa.
- Ejercítate como cavernícola para afinar la metabolización de la grasa y desarrollar tono muscular sin las desventajas del cardio crónico.

- Evita la regimentación excesiva y obsesionarte con los resultados para apreciar el proceso y reconocer que tus metas de composición corporal son a largo plazo.
- Recuerda que la salud óptima es el objetivo subyacente de la vida primitiva. vbd (verte bien desnudo) es sólo un efecto secundario agradable.

A estas alturas del libro ya captaste que los mandamientos del cavernícola son un estilo de vida y no una dieta extrema, regimentada ni engañosa. Pensé mucho si poner en la portada la presuntuosa afirmación de "pierde peso sin esfuerzo". Sin embargo, creo firmemente que si honras los principios primitivos al menos 80% del tiempo, el manejo de peso a largo plazo será una consecuencia natural de tu estilo de vida disfrutable y equilibrado.

¿Se dice fácil? Aunque en mi blog tengo literalmente miles de historias de éxito, también me comunico de vez en vez con las personas cuyo progreso no siempre es tan constante ni fluido. Quisiera cambiar de rumbo en este capítulo y hacer ciertas precisiones sobre la ingesta de macronutrientes. Seguir los pasos cubiertos en este capítulo te permitirá reducir el exceso de grasa corporal de inmediato sin la lucha ni el sufrimiento inherentes a cualquier programa de pérdida de grasa que hayas intentado con una dieta baja en calorías a base de carbohidratos.

La idea es encontrar el punto ideal en el que los carbohidratos se reduzcan lo suficiente como para que tu cuerpo prefiera quemar grasas y una cantidad moderada de cetonas, en lugar de depender tanto de la glucosa. Este punto ideal de carbohidratos está entre 50 y 100 gramos al día para el grueso de la gente. Tu cifra personal dentro de este rango depende de tu talla, edad, sexo y metabolismo. Consume más carbohidratos (hasta 150 al día) y mantendrás tu composición corporal con mucha facilidad sin aumentar kilos de grasa, pero tendrás que esforzarte un poco más para quemarla. Por otro lado, sin duda es saludable consumir menos de 50 gramos de carbohidratos de vez en vez (como hemos dicho, podrías vivir con cero carbohidratos por bastante tiempo), pero la idea es mantenerse en el margen de cetosis.

En este punto ideal, mantendrás niveles altos de energía (no más picos de insulina), te ejercitarás (incluyendo sesiones intensas regulares) sin agotarte y no padecerás ninguna de las consecuencias desagradables de las dietas que restringen los carbohidratos y te ponen en estado de cetosis sin haber preparado tu cuerpo para usar esas cetonas eficientemente como combustible. Entre éstas están el molesto "aliento cetónico", la ingesta insuficiente de vitaminas y minerales (por la restricción de frutas y verduras) y la alta probabilidad de incumplimiento por la privación y la inconveniencia que implica andar por la vida sin carbohidratos.

Mientras te mantengas en el punto ideal (o entres algunos días a la zona de mantenimiento, no hay problema), tus hábitos alimenticios enviarán señales a los genes para que activen los procesos de quema de grasas y disminuyan los procesos de almacenamiento de grasas. Tu cuerpo se adaptará a las grasas y a las cetonas, y será capaz de extraer energía minuto a minuto del almacén de grasa. Al comer en el punto ideal, lo esperable es que bajes entre ½ y un kilogramo de grasa sobrante a la semana. Quizá no parezca mucho en comparación con lo que ofrecen los coloridos anuncios de internet o los clasificados del periódico. Sin embargo, a menos de que planees perder agua y tejido muscular (sé que no es el caso), bajar ½ o un kilo de grasa a la semana (tu tasa personal máxima dentro de este rango dependerá de tu peso actual, ritmo metabólico y nivel de actividad) implica un déficit diario de entre 500 y 1 000 calorías. En términos realistas (y sanos), es lo más que puedes perder de grasa corporal a la semana sin consumir la masa muscular ni fatigarte.

Cómo perder como ganador

Los límites sensatos de pérdida de grasa corporales son evidentes si consideramos que ½ kilo de grasa contiene 3 500 calorías, y los adultos sólo quemamos entre 1 500 y 3 000 calorías al día. ¿Qué pasa con los "perdedores más pesados" que glorifican en cierto programa de televisión, o con quienes entran a concursos de revista del antes y el después, quienes alteran su composición corporal inmensamente en muy poco tiempo? Ellos logran esos resultados con una combinación de ejercicio increíblemente intenso y una fuerte restricción calórica, enfoque que es inhumano e imposible de mantener a largo plazo. Por lo regular estos esfuerzos extremos dan como resultado una reducción significativa de líquidos retenidos y de masa muscular magra, y de un poquito de grasa.

Los programas de pérdida de peso extremos (o cualquier otra forma de estrés intenso, como una crisis familiar) detonan la respuesta de lucha o huida en el cuerpo. Al estar cargado de adrenalina, es capaz de completar con éxito el programa de seis, ocho o 12 semanas (sobre todo cuando existe la motivación de las cámaras televisivas o de los premios en efectivo). Después, es probable que colapses por la fatiga cuando esta respuesta de lucha o huida disminuya y las reservas de energía del cuerpo se hayan agotado. En este estado de estrés postraumático muchos se vuelven sedentarios (o al menos mucho menos activos) y tienden a comer de más, lo cual es una reacción programada en nuestros genes ante el calvario que perciben como una amenaza de inanición. Y, ¡oh sorpresa! La típica historia de éxito de "antes y después" suele convertirse en "antes y después, y luego de regreso a antes, y luego…" No hay ninguna razón para luchar o sufrir por alcanzar tus metas de salud y composición corporal. De hecho, si lo estás haciendo, te garantizo que vas por mal camino.

Antes de que pongas cara de desilusión al escuchar "sólo ½ o un kilo a la semana", comprende que al adoptar los mandamientos del cavernícola como transición de vida de la dieta a base de cereales que defiende la Sabiduría Convencional a algo alineado con tus requisitos genéticos, te darás cuenta de que no hay prisa: tendrás control absoluto de tu físico por el resto de tu vida. Afina tus hábitos alimenticios o patrones de entrenamiento unas cuantas semanas y perderás grasa y ganarás tono muscular con la misma facilidad con la que marcas un teléfono. Mantente sintonizado con los mandamientos del cavernícola y siempre tenderás hacia tu composición corporal ideal.

Plan de macronutrientes para perder peso

El plan es el siguiente: obtener un nivel calculable de proteína suficiente para preservar la masa muscular magra, limitar estrictamente los carbohidratos a entre 50 y 100 gramos diarios, y usar la grasa como variable principal para obtener la satisfacción dietética que necesitas a diario para que no sientas estrés ni ansiedad durante el viaje hacia la pérdida de peso. Para garantizar el éxito y la comodidad durante el periodo de reducción de grasa, te pido que hagas un esfuerzo extra por tener siempre a la mano refrigerios adecuados. Entre éstos se incluyen verduras y ciertas frutas, así como alimentos altos en proteína o grasa (huevos cocidos, carne seca, nueces de macadamia, aceitunas, sardinas). Si sufres de privación o de antojos de alguna de tus antiguas muletas a base de cereal, cómete unos cuantos tallos de apio con mantequilla de nuez de macadamia, un huevo cocido, un puñado de carne seca, y me dices cómo te fue.

Proteína

Como ya sabes, necesitas un promedio de 0.33 a ½ gramo de proteína por cada kilo de peso corporal magro al día para reparar, producir o mantener la masa muscular magra de forma efectiva, y para sustentar otras tantas funciones metabólicas que dependen de la proteína alimenticia. Para una mujer activa con 45 kilos de masa corporal magra esto significa sólo 400 calorías de proteína al día. Para un hombre activo con 67.5 kg de masa corporal magra esta cifra asciende a sólo 600 calorías de proteína al día.

No te pido que te sometas a un costoso examen de composición corporal bajo el agua para identificar cuánto tienes de masa corporal magra, y que traigas siempre una calculadora para calcular con exactitud los requerimientos diarios de proteína. Tu apetito te guiará de forma efectiva para que cumplas con tus requerimientos de proteína, como lo hace la sed con la necesidad de hidratación. Dicho esto, si experimentas bajos niveles de energía o percibes que disminuye tu masa muscular, quizá quieras examinar más de cerca qué estás comiendo para asegurarte de que los niveles estén en el rango adecuado. Anota todo lo que comas durante unos cuantos días, y usa una calculadora alimenticia en internet para determinar cuántos gramos de los distintos macronutrientes estás consumiendo. En este capítulo encontrarás algunas sugerencias de comida con sus contenidos de macronutrientes para darte una idea de qué tan saludable y satisfactorio puede ser el plan de pérdida de peso del cavernícola.

Carbohidratos

Limitar tu ingesta promedio de carbohidratos a entre 50 y 100 gramos al día te ayudará a moderar de forma efectiva la producción de insulina y optimizará los procesos de quema de grasas. Al mantenerte en ese nivel de ingesta de carbohidratos tu cuerpo se estimulará a quemar más grasas acumuladas y producirá poca glucosa extra en el hígado a través de la gluconeogénesis. Sin embargo, en este caso será la proteína dietética la que aporte el sustrato para la gluconeogénesis, y no tu preciado tejido muscular. Ya he discutido que el proceso de la gluconeogénesis puede ser dañino en el contexto de la respuesta de lucha o huida desencadenada por el cardio crónico o en una dieta deficiente de proteína extrema, sin embargo, también puede ser un asombroso mecanismo de equilibrio de energía cuando comes como cavernícola.

Como beneficio adicional a este proceso, tu hígado producirá una cantidad moderada de cetonas que ayudarán a mantener el tejido muscular y proporcionarán mayor combustible a las células que de otro modo necesitarían glucosa.

Así entrarás en un estado muy leve (y deseable, porque estarás quemando grasa a lo loco) de cetosis. Es probable que ni siquiera lo notes, excepto por el evidente aumento de energía que sentirás. Si tu promedio de consumo sube un poco por encima de 100, el incremento de los niveles de glucosa en la sangre empezarán a redirigir las trayectorias de energía más hacia la quema de glucosa.

No te pido que cortes tus palitos de zanahoria por la mitad ni que escatimes en raciones de ensalada para mantenerte por debajo de los 100 gramos. Como verás en los ejemplos de este capítulo, disfrutarás de varias porciones de verduras y algunas frutas selectas (alimentos densos en nutrientes que es fundamental consumir cuando restringes calorías y te ejercitas con diligencia) y entrarás en el rango óptimo de control de insulina y pérdida de peso. La clave para apegarte sin esfuerzo a este lineamiento en apariencia estricto es eliminar casi por completo los carbohidratos procesados de tu dieta; será pan comido (en sentido figurado, claro está). Si eliminas por completo azúcares, postres, refrescos, pastas, panes, cereales y frijoles (y tubérculos amiláceos como las papas, sobre todo si los comes con frecuencia), no será necesario que lleves registro de los carbohidratos restantes.

Grasa

Si combinas tus requerimientos de proteína con la limitación estricta de carbohidratos (en el punto ideal de 50 a 100 gramos al día durante la fase de pérdida de grasa), notarás lo fácil que es reducir grasa a gran velocidad. Incluso un hombre activo se mantendrá por debajo de las 1 000 calorías diarias antes de considerar ingerir grasas. Por lo tanto, la variable para tus necesidades energéticas y consumo total de calorías termina siendo grasa. Si estás comprometido con el éxito harás un esfuerzo concertado por comer sólo lo que necesitas (en grasa y en calorías totales) para sentirte satisfecho y lleno de energía. Puesto que la grasa tiene un alto índice de saciedad, un poco servirá de mucho. Hasta algo tan pequeño como un puñado de nueces puede mantenerte por horas cuando te saltas comidas o necesitas un refrigerio rápido para seguir adelante. Después de que reduzcas la cantidad de grasa corporal que deseas podrás consumir cantidades más liberales de grasa sin preocuparte por subir de peso.

Aunque a primera vista la idea de que "comer grasa ayuda a perder peso" parece contradictoria, es válida; si no hay insulina, comer grasa no te engordará. Si no produces insulina, tu cuerpo no tiene forma de almacenar las calorías excedentes como grasa corporal. Sin embargo, debo aclarar que no te estoy dando permiso de darle rienda suelta al consumo de grasas, porque así tampoco lograrás tus objetivos. Conforme generes inercia tras unas cuantas semanas de comidas que producen poca insulina, te darás cuenta de que tus genes se reprograman, de modo que no requerirás sesiones constantes de comida alta en carbohidratos para estar despierto y funcional. Tu apetito se "autorregulará" al grado en el cual comerás cuando tengas hambre y te sentirás cómodo comiendo sólo lo que necesites para sentirte satisfecho. Conforme tu antiguo apetito ávido de azúcares cada tres horas dé paso al horno quemagrasas "abierto las 24 horas del día", dale un empujón a tu progreso de cuando en cuando saltándote comidas (y te darás cuenta de que puedes maniobrar toda la mañana sin el típico desayuno americano). De hecho, tu nuevo desayuno podrían ser las 500 calorías de grasa sobre las que estás sentado o que sobresalen por encima de tu cinturón (sin afán de ofender), y que están listas para ser consumidas en forma de energía. Emprende tu transición alimenticia a un ritmo con el que te sientas cómodo y date cuenta de que ésta es la esencia de la vida del cavernícola: rechazar la dependencia a los carbohidratos que promueve la dieta estándar y reclama tu fábrica genética de *Homo sapiens* que te convertirá en una bestia quemagrasa.

Ken Korg: Dieta cavernícola sugerida
para pérdida de peso

Veamos el estudio de caso de nuestro viejo amigo Ken Korg, un hombre de 40 años, 1.77 m y 89 kilos, moderadamente activo, con 25% de grasa corporal que quiere perder peso de inmediato (cerca del máximo sugerido de un kilo a la semana) siguiendo los diez mandamientos del cavernícola. Calcularemos su gasto calórico diario estimado y la ingesta sugerida de macronutrientes siguiendo los lineamientos de este libro. Luego, presentaré una lista de comidas y refrigerios sugeridos con su respectivo análisis de macronutrientes. Este ejemplo te mostrará que Ken puede disfrutar comidas y refrigerios sensatos y satisfactorios, y aun así lograr mejorías sustanciales en su composición corporal al cumplir con los lineamientos de macronutrientes promedio durante un mes.

Mientras analizamos estos ejemplos, recuerda enfocarte en el concepto de promedios. Aunque es ilustrativo examinar un ejemplo diario detallado tanto de gasto como de ingesta para comprender cómo podemos lograr déficits calóricos adecuados, en realidad habrá días en los que excedas tu límite de carbohidratos, te quedes corto en la ingesta de proteínas y te ejercites más o menos que el promedio de nuestro cálculo. En última instancia, no es cuestión de contar y llevar registro, sino de desarrollar la intuición de qué es mejor para ti.

Gasto calórico

La tasa metabólica basal (TMB) estimada está tomada de una calculadora de TMB en línea (una de ellas está en bmi-calculator.net). La TMB toma en cuenta tu edad y peso para estimar el número de calorías que quema tu cuerpo si no haces más que quedarte en cama todo el día. Un factor de actividad que agrega calorías adicionales al estimado diario se deriva usando la ecuación de Harris Benedict, la cual toma en cuenta varios niveles típicos de actividad. En la calculadora puedes registrar tus variables personales y generar estimados similares de gasto calórico total diario.

1) Tasa metabólica basal: Número de calorías diarias que Ken quema para mantener las funciones metabólicas basales (según su edad y composición corporal) = 1 923.
2) Factor de actividad: Ecuación de Harris Benedict para calorías adicionales que se queman con "actividad moderada": TMB $\times$ 0.55 = 1 057.
3) Gasto promedio de calorías totales diarias: TMB (1 923) + Factor de actividad (1 057) = 2 980.

Cálculo de macronutrientes

- 25% de grasa corporal de 89 kilos = 67 kilos de masa corporal magra.
- Moderadamente activo = 1.56 gramos por cada ⅓ kg de peso, factorizar para ingesta de proteínas por cada ⅓ kg de masa corporal magra.
- 67 kg $\times$ 1.56 = 104 gramos de ingesta de proteína diaria promedio.
- Meta de perder 3.6 kg al mes = Déficit calórico de 932 calorías al día en promedio.
- Ingesta deseable de calorías promedio al día = 2 048 (2 980 calorías que se gastan al día en promedio, menos el déficit de 932).
- Gramos de proteína deseables = 104 (416 calorías) – según cálculos previos.
- Gramos de carbohidratos deseables = 75 (300 calorías) – para estar en el punto ideal.
- Gramos de grasa deseables = 148 (1 332 calorías) – para completar el total diario de 2 048.

Se nota de inmediato que las sugerencias no le resultarán difíciles de seguir a Ken. La cantidad de calorías de grasa le dará suficiente energía y saciedad en cada comida, mientras que los gramos de proteína garantizarán que su cuerpo se recupere del estrés por ejercicio y siga quemando a su velocidad diaria promedio de 2 980 calorías (o más). En dietas anteriores, Ken intentó reducir las calorías en general, bajándole un poco a su ingesta normal de grasa, proteína y carbohidratos. Lo más probable es que haya hecho un esfuerzo extra por bajarle a los alimentos grasos, pero no fue igual de diligente con los carbohidratos, por lo que seguro puso en riesgo algo de masa corporal magra (dependiendo de qué tanto haya seguido la dieta) por no cumplir con los requerimientos diarios de proteína.

Cada vez que intentaba perder peso de esta forma sus niveles de energía y de ejercicio disminuían un poco, pero la insulina seguía prevaleciendo y llevando las calorías consumidas hasta las células adiposas. Por lo tanto, su porcentaje de grasa corporal se ha mantenido en 25% durante años, a pesar de sus repetidos esfuerzos por reducirlo. Veamos cómo pueden variar los resultados si se come al estilo cavernícola.

Kelly Korg: Dieta cavernícola sugerida para pérdida de peso

Ahora evaluemos a Kelly Korg, de 40 años, 1.62 m, 67 kilos, muy activa y con 27% de grasa corporal. Aunque su meta de perder casi 3.6 kg de grasa corporal en un solo mes es ambicioso para una mujer, tiene la suficiente condición física como para tolerar ejercicio intenso y crear déficits calóricos sustanciales con comidas compatibles con los mandamientos del cavernícola. En realidad reducirá el número total de horas de ejercicio a la semana y las calorías quemadas correspondientes para favorecer un programa más sensato con cardio de menor intensidad, más descanso y entrenamientos más breves y menos intensos.

Diario alimenticio de Ken Korg

Desayuno

Omelet primitivo
Huevos (tres, medianos)
  con crema (30 gramos) y queso
  cheddar rallado (1 cucharada)
Champiñones picados, cebolla
  morada y pimientos rojos
  (¾ de taza en total)
Rebanadas de aguacate
  (50 gramos) para decorar y salsa
  recién hecha (2 cucharadas)
Moras azules frescas (¼ de taza)
Taza de café negro

Análisis de FitDay.com
Total de calorías: 463
Proteína: 23 gramos, 89 calorías
  (19%)
Carbohidratos: 22 gramos,
  82 calorías (18%)
Grasa: 33 gramos, 292 calorías
  (63%)

Comida

Ensalada primitiva
Hojas verdes mixtas (2 tazas)
Cebolla picada, zanahoria, jícama,
  pimiento rojo y jitomates cherry
  (50 gramos de cada verdura)
Pollo picado o desmenuzado
  (80 gramos)
Nueces picadas (15 gramos
  o 7 mitades)
Aderezo a base de aceite
  (2 cucharadas)

Análisis de FitDay.com
Total de calorías: 585
Proteína: 31 gramos, 124 calorías
  (21%)
Carbohidratos: 30 gramos,
  120 calorías (21%)
Grasa: 38 gramos, 341 calorías
  (56%)

Cena

Salmón con verduras
Salmón salvaje asado
  (170 gramos)
Espárragos y calabacín al vapor
  (170 gramos de cada uno)
  con mantequilla (1 cucharada)
Vino tinto (copa de 150 ml)

Análisis de FitDay.com
Total de calorías: 560
Proteína: 39 gramos, 157 calorías
  (28%)
Carbohidratos: 16 gramos,
  63 calorías (11%)
Grasa: 26 gramos, 232 calorías
  (41%)
Alcohol: 16 gramos, 108 calorías
  (21%)

Refrigerios	
Huevo cocido Nueces de macadamia (45 gramos o 17 nueces) Tira de carne seca	*Análisis de FitDay.com* Total de calorías: 437 Proteína: 14 gramos, 58 calorías (16%) Carbohidratos: 8 gramos, 32 calorías (7%) Grasa: 41 gramos, 347 calorías (79%)
Totales diarios	
Calorías: 2 045 Proteína: 107 gramos, 428 calorías (21%) Carbohidratos: 78 gramos, 297 calorías (15%) Grasa: 139 gramos, 1 212 calorías (59%) Alcohol: 16 gramos, 108 calorías, (5%)	*Ken Korg* Déficit calórico según promedio diario de gasto calórico (2 980) = 935 Pérdida de grasa proyectada en periodo de 30 días: 3.6 kilos

Para compensar el déficit de calorías ingeridas, Ken tomará las 935 calorías restantes de la grasa corporal acumulada, la cual será ahora su principal fuente de energía para los días ajetreados. Es una mejoría considerable, en comparación con su antigua montaña rusa de carbohidratos, cafeína, insulina, fatiga y ejercicio insuficiente.

¡No vas a creer todo lo que es primitivo!

Las entradas del diario alimenticio de Ken y Kelly ilustran que el concepto de pérdida de peso cavernícola no tiene por qué ser un ejercicio espartano de pesar y medir comida aburrida, achocarse "remplazos" de comida en polvo ni adoptar hábitos alimenticios restrictivos y repetitivos. Aunque las reglas de ingesta de macronutrientes están bien definidas, hay mucho espacio para la flexibilidad dentro de estos lineamientos.

En MarksDailyApple.com tenemos cientos de recetas, consejos para ir de compras y estrategias de planeación alimenticia detalladas que te ayudarán a disfrutar mucho el proceso de comer saludable, quizá hasta más que antes de adoptar la vida cavernícola. Tal vez también te interesen mis libros de cocina: *The Primal Blueprint Cookbook* y *The Primal Blueprint Quick and Easy Meals*. Échale un vistazo a esta lista de recetas. Todas están en nuestro sitio web y son aptas para la vida cavernícola.

- Ensalada de arúgula y endivias con vinagreta de vino blanco
- Sopa de coco picante estilo thai
- Halibut asado con alioli de ajo y brócoli al vapor
- Quiche de espinaca y cebollín sin corteza
- Mahi mahi al horno con pesto y jitomates
- Arrachera a la parrilla con hojas de betabel salteadas y hojas de rábano cremosas
- Salmón ahumando con espárragos y huevo pochado
- Ensalada de alga coreana picante con camarón
- Brotes de nabo salteados con tomate seco y piñones

Gasto calórico

1) **Tasa metabólica basal:** 1 411.

2) **Factor de actividad:** Ecuación de Harris Benedict para calorías adicionales que se queman con "actividad alta": TMB $\times 0.725 = 1\ 023$.

3) **Gasto promedio de calorías totales diarias:** TMB (1 411) + Factor de actividad (1 023) = 2 433.

Cálculo de macronutrientes

- 27% de grasa corporal de 67 kilos = 46 kilos de masa corporal magra.
- 1 gramo por cada ½ kg de peso (0.5 gramos por kilo), factorizar para ingesta de proteínas por cada ⅓ kg de masa corporal magra (debido al alto estrés y el historial de ejercicio requiere más proteína que una persona moderadamente activa como su esposo).
- 46 kg de masa corporal magra = 46 gramos de ingesta diaria de proteína.

- Meta de perder 3.6 kg de grasa corporal al mes = Déficit calórico de 894 calorías al día en promedio.
- Ingesta deseable de calorías promedio al día = 1 593 (2 433 calorías gastadas al día en promedio, menos el déficit de 894).
- Gramos de proteína deseables = 110 (408 calorías) – según cálculos previos.
- Gramos de carbohidratos deseables = 79 (316 calorías) – para estar en el punto ideal.
- Gramos de grasa deseables = 91 (816 calorías) – para completar el total diario de 1 539.

Notarás de inmediato que esta dieta será mucho más agradable para Kelly que sus esfuerzos previos por restringir terriblemente sus calorías, combinados con los inevitables atracones de carbohidratos. Las calorías de grasa la harán sentir saciada en cada comida, lo cual no tenía en su dieta anterior, que incluía licuados procesados y altos en carbohidratos.

Las proteínas de caloría garantizarán que su cuerpo se recupere del estrés del ejercicio, y también mantendrá y hasta obtendrá más tejido muscular magro, además de que su tasa metabólica se estabilizará en 2 433 calorías diarias.

Diario alimenticio de Kelly Korg	
Desayuno	
Arrachera con frutas	*Análisis de FitDay.com*
Arrachera (100 gramos)	Total de calorías: 238
Moras azules frescas (½ taza)	Proteína: 25 gramos, 106 calorías (44%)
Durazno (½ pieza)	Carbohidratos: 15.7 gramos, 56 calorías (24%)
Té verde (1 taza)	Grasa: 8.5 gramos, 76 calorías (32%)

Comida	

Wrap de pollo y lechuga
Lechuga (3 hojas grandes)
Pollo cocido en cuadros
   (100 gramos)
Pimiento rojo rebanado (½ taza)
Jitomate pera (1 mediano)
Aguacate (½ pieza)
Mayonesa (1 cucharada)
	Análisis de FitDay.com
	Total de calorías: 397
	Proteína: 38.5 gramos, 159 calorías
	   (40%)
	Carbohidratos: 17.2 gramos,
	   62 calorías (14%)
	Grasa: 20.5 gramos, 176 calorías
	   (44%)

Cena	

Sofrito de res
Tiras de filete de res (100 gramos)
Aceite de oliva (2 cucharadas)
Calabacín rebanado (1 mediano)
Champiñones rebanados (1 taza)
Espinaca (1 taza)
Brotes de bambú rebanados
   (½ taza)
Semillas de ajonjolí (10 gramos)
	Análisis de FitDay.com
	Total de calorías: 611
	Proteína: 37.6 gramos, 150 calorías
	   (25%)
	Carbohidratos: 9.5 gramos,
	   35 calorías (6%)
	Grasa: 48.1 gramos, 426 calorías
	   (70%)

Refrigerios	

Huevo cocido (1 grande)
Manzana (1 grande)
Mantequilla de almendra
   (1 cucharada untada
   en la manzana)
	Análisis de FitDay.com
	Total de calorías: 283
	Proteína: 9.3 gramos, 35 calorías
	   (13%)
	Carbohidratos: 33.1 gramos,
	   121 calorías (43%)
	Grasa: 14.8 gramos, 127 calorías
	   (45%)

Totales diarios	

Calorías: 1 529
Proteína: 110.4 gramos,
   450 calorías (29%)
Carbohidratos: 75.5 gramos,
   274 calorías (18%)
Grasa: 91.9 gramos, 805 calorías
   (53%)
	Kelly Korg
	
	Déficit calórico según promedio
	   diario de gasto calórico
	   (2 433) = 904
	Pérdida de grasa proyectada
	   en periodo de 30 días:
	   3.5 kilos

Plan de ejercicio para pérdida de peso

Aunque es difícil demostrar científicamente la idea de que 80% del éxito en tus metas de composición corporal está determinado por cómo comes, la evidencia anecdótica es abrumadora. Basta con que te pares en la línea de salida de un maratón masivo y tomes nota del sorprendente nivel de grasa corporal que ostentan muchos de estos atletas de alto rendimiento. Lo mismo podríamos decir de las ratas de gimnasio y las reinas de los aeróbics con dietas fallidas y físicos que contradicen su tremenda devoción al ejercicio.

No hay mejor prueba de que, sin importar cuántas calorías quemes, el consumo excesivo de carbohidratos procesados inhibe en última instancia tu capacidad para acceder a la grasa corporal almacenada y quemarla de forma eficiente durante todo el día. En lugar de eso, tu arduo entrenamiento deriva en aumento de apetito, provocado también por los antojos de azúcar, causados por el aumento de insulina, que a su vez es ocasionado por las malas elecciones alimenticias, en combinación con los entrenamientos extenuantes. A menos de que seas un atleta de rendimiento entregado al ejercicio y superdotado genéticamente (de los que corren hasta el frente, escoltado por una motocicleta), los malos hábitos alimenticios se vuelven un círculo vicioso del que no puedes escapar, por más que te ejercites.

Ahora bien, aunque es verdad que el ejercicio modera la producción de insulina (por ejemplo, un gel de energía hecho a base de carbohidratos que se consume durante un arduo entrenamiento se quemará de inmediato y no desencadenará la liberación de insulina, como sí lo haría si te lo comieras en tu escritorio), quemar muchas calorías (sobre todo a través del cardio crónico) y consumir muchos carbohidratos al día sólo hará que te vuelvas dependiente de los carbohidratos como fuente de energía. Invariablemente, si lo dejas en manos de tu cuerpo, él querrá sobrecompensar la situación tentándote a comer un poco más de lo que necesitas para rellenar el tanque, como si pensara: "¿Y si a este payaso se le ocurre salirnos con lo mismo mañana? ¡Más vale estar preparado!" Así es como muchas personas han programado sus genes durante años, protegiéndose contra la inanición al simular un aumento de apetito en respuesta al ejercicio intenso.

Además del aumento de apetito, se ha demostrado científicamente que los patrones de ejercicio crónico tienden a hacerte más perezoso durante el día. Es verdad; se conoce como la *teoría de compensación*. Quizá parte de este comportamiento compensatorio sea consciente ("Claro, ¿por qué no tomar el elevador? Si ya corrí cinco kilómetros esta mañana"), pero también hay un componente subconsciente. La teoría de la compensación afirma que uno tiende a moverse de forma menos energética a lo largo del día y se vuelve más liberal con el apetito y la ingesta de calorías. Alentado por una sensación profunda de logro después de los entrenamientos crónicos, lo que haces en esencia es darte permiso de relajarte y marranear.

La realidad es que no perderás grasa de forma efectiva con métodos enfocados en pérdida de peso por ejercicio si al mismo tiempo no moderas la producción de insulina. Sin duda un programa sensato de ejercicio mejorará tu salud, tu sensación de bienestar y tu tono muscular, y en cierta medida disminuirá los efectos negativos de la dieta alta en carbohidratos haciéndote más resistente a la insulina, pero no te librará de las llantas extra. En el extremo opuesto, yo he sido capaz de mantener mi composición corporal ideal sin esfuerzo, entrenando apenas la décima parte de lo que solía ejercitarme, pues evolucioné a una alimentación muy baja en carbohidratos con alimentos cavernícolas (haciéndome cada vez más consciente durante los últimos 15 años y llegando al punto que podríamos llamar estrictamente cavernícola en 2002). Durante mi recuperación de cirugía de rodilla en 2007 fui capaz de mantener el mismo peso y mi 8% de grasa corporal sin hacer ejercicio durante un mes y haciendo entrenamientos muy limitados durante los meses siguientes.

También es cierto que todos tenemos diferencias genéticas que determinan que "los resultados pueden variar". Independientemente de ello, debemos enfocarnos en el concepto de detonar la expresión ideal de nuestro potencial genético a través de la combinación de dieta y ejercicios cavernícolas. Piensa en una edad en la que estabas contento con tu nivel de acondicionamiento y con tu físico. *Sí* es posible aproximar tu apariencia y niveles de energía a los que tenías a los 18 o 21 años, revirtiendo hasta décadas de una mala alimentación y entrenamientos deficientes en relativamente poco tiempo.

Trata de sentirte satisfecho con las mejorías graduales e ininterrumpidas que experimentará tu composición corporal y con el disfrute sincero del proceso. Esta mejoría podría no ser una pérdida constante de ½ o un kilo a la semana. Quizá haya meses o temporadas en donde adelgazarás mucho y luego enfrentarás los inevitables estancamientos (ya te diré cómo lidiar con ellos) en otros periodos. Con esta mentalidad —de que estás cuidando tu salud y progresando constantemente hacia tus metas (a la velocidad que determines, sobre todo disminuyendo tu ingesta de carbohidratos)—, tus niveles de motivación y cumplimiento se mantendrán altos aun con el paso de los años.

Por cierto, también es posible que emprendas el programa con más entusiasmo y disciplina para producir resultados acelerados, pero debes compaginar tus entrenamientos con tu nivel de condición física. Un atleta serio que ha subido unos kilos en las vacaciones puede bajarlos con facilidad y volver a su peso ideal con relativa facilidad. Un antiguo atleta profesional al que entrené alguna vez me contestó cuánto le llevaba deshacerse de los típicos tres kilos que subía en vacaciones: "Un par de vueltas", dijo sin inmutarse. Por otro lado, un novato que no está habituado al ejercicio regular debe tener un enfoque más paciente para evitar agotarse. A continuación encontrarás algunas recomendaciones de ejercicios cavernícolas para turbocargar tu programa de pérdida de peso.

Energiza tu bajo nivel de actividad

Como ya discutimos antes, cuando ejercitas a frecuencias cardiacas moderadas, corres un ligero riesgo de fatigarte o agotarte. Aumenta tu nivel diario de actividad de todas las formas posibles: camina o anda en bici a lugares cercanos en lugar de ir en auto, sube las escaleras, estaciónate lejos de la entrada, da una caminata por el vecindario después de cenar y disfruta hacer senderismo los fines de la semana. Un amigo mío disfruta hacer sus llamadas de negocio mientras camina a paso acelerado en la caminadora (una buena frase para romper el hielo es: "¿Qué es ese zumbido que se escucha?"). Tomando en cuenta que el estadounidense promedio ve 28 horas de televisión a la semana, quizá podríamos curar la obesidad si todos pedaleáramos a ritmo ligero durante ese tiempo (y que reguláramos nuestra producción de insulina con comida primitiva, por supuesto).

Haz más intensos tus entrenamientos intensos

Enfócate en entrenamientos intensos de fuerza y en sesiones de *sprint*, asegurándote de descansar y recuperarte bien entre ejercicios. Recuerda que no importa la frecuencia de tus entrenamientos intensos tanto como la calidad. Cuando ejercitas un músculo a intensidad media con 12 repeticiones, o das el máximo de esfuerzo para hacer 10 dominadas, te sorprendería ver lo que tu cuerpo puede hacer dos minutos después al repetir el esfuerzo. Si crees que has dado el máximo en tu típico entrenamiento intenso de 25 minutos, date un receso de cinco minutos para hidratarte y luego vuelve otra vez a ejercitarte ocho minutos a alta intensidad. Si sueles darte una palmada en la espalda después de tus típicos ocho *sprints*, descansa cinco minutos y luego vuelve y haz un par más.

Relájate y rompe esquemas

No puedo enfatizar lo suficiente cuán importante es que rechaces la ideología de la Sabiduría Convencional sobre la pérdida de peso que se obsesiona con la cantidad diaria de calorías quemadas, controladas estrictamente por tamaños de porciones, y otras tonterías quisquillosas. Si tienes hambre, come (lo correcto). Si estás motivado, ejercítate (de forma correcta). Si estás cansado, ¡descansa! Cuando estás agotado, tu energía se concentra en reconstituir los músculos desgarrados y los sistemas de energía. Si le exiges a un cuerpo fatigado que haga más ejercicio, sólo provocarás el agotamiento de las reservas, fatiga y antojos de azúcar indeseables.

La clave del ejercicio para perder peso es equilibrar sabiamente el estrés y el descanso para permitir que se alcancen picos de ejercicio y se combinen con una recuperación y reconstitución adecuadas. Con los atletas a quienes entreno, a estos picos de ejercicio les llamamos *entrenamientos rompedores*: sesiones que son difíciles y desafiantes para ayudarte a "romper esquemas" y alcanzar un nivel de acondicionamiento mayor (o, en nuestro contexto, estimular la reducción de grasa corporal).

Ya sea que quieras bajarle a tu tiempo en una carrera de 10 kilómetros o bajar 10 kilos, todo se reduce a dirigir una óptima expresión de los genes, principalmente a través de la dieta y en segundo lugar a través de un plan de entrenamiento efectivo con sesiones rompedoras ocasionales. Desde nuestra comprensión de las presiones selectivas de la evolución, es claro que deshacerse de la grasa es más difícil que empacarla. Sólo si empleas la energía prestando especial atención al manejo del estrés y a los ocasionales embates del tradicional ejercicio intenso, pero breve, podrás recibir noticias diferentes a las habituales: menos peso, menor talla, menores tiempos de carreras, etcétera.

Secretos de Sisson para tener un *six pack*

"Cómo tener abdomen de lavadero con una dieta alta en grasas, sin cardio y sin abdominales" ha sido una de las entradas más populares en mi blog. En las semanas siguientes, mi foto sin camisa que acompañaba el artículo fue "tagueada" y extendida en Facebook, lo cual me enseñó mucho sobre las maravillas de las redes sociales y sobre cómo proteger mi nombre y ¡mi capacidad de generar *likes*!

Aunque el término *six pack* sirve para describir el abdomen tonificado y en forma de cualquier hombre o mujer, lograrlo siguiendo los protocolos de la Sabiduría Convencional (abdominales agotadoras hasta el punto de la náusea, quemar incontables calorías sobre la caminadora y luego limitar de forma obsesiva tu ingesta calórica) es demasiado desalentador como para ser una meta realista para cualquiera que no sea entrenador en un gimnasio. La verdad es que todos tenemos abdomen de lavadero... debajo de cualquier cantidad de grasa que puede estarlo opacando.

Estoy dispuesto a apostar muchas veces el precio de este libro a que puedes traer a la superficie ese impresionante *six pack* que no sabías que existía (o que al menos no veías desde tus días universitarios) manteniéndote en el punto ideal de ingesta de carbohidratos y ejercitando tu abdomen naturalmente en tu vida diaria. De hecho, el abdomen de lavadero es un efecto secundario de la vida cavernícola que no requiere esfuerzo.

Grok debía tener un abdomen de acero para poder ser un excelente lanzador, escalador, corredor, brincador y cargador. No es que el abdomen por sí solo levante, lance, reciba o empuje, sino que el conjunto entero de músculos abdominales (recto anterior y transverso, oblicuos internos y externos, y piramidal) proveen la base de cualquier movimiento atlético o cotidiano que realices. Por tanto, son parte del popular entrenamiento de torso, pues representan el grupo muscular más funcional del cuerpo. En consecuencia, la mejor forma de trabajarlo es implicarlo en casi cualquier otro movimiento que realices, cada vez que lo realices.

Cuando hagas lagartijas aprieta el abdomen (presionando el ombligo hacia la columna); lo mismo se recomienda durante las dominadas, las sentadillas, las estocadas y cualquier otro ejercicio de todo el cuerpo. Barrer las hojas en el jardín, cargar a tu bebé, recargar el cajón inferior de la fotocopiadora, trasladar los comestibles de la cajuela a la cocina e infinidad de otras actividades diarias —incluso estar sentado en el escritorio o el auto— pueden considerarse oportunidades para un breve entrenamiento abdominal. Apuesto que hice más de mil repeticiones sentado en mi escritorio mientras escribía este libro.

Cuando realices cualquier movimiento básico, ya sea sentado o caminando, aprieta la panza como si fueras a recibir un golpe en el ombligo mientras soplas las velas de tu pastel de cumpleaños. Mantén esa postura 10, 20 o más segundos varias veces cada hora. Ahora hazlo un poco inclinado hacia un costado. Repite hacia el costado opuesto. Para resultados aún mejores y para tener un torso más fuerte, puedes también apretar las nalgas al mismo tiempo. Después de un rato, se volverá tu segunda naturaleza apretar el abdomen de manera espontánea. Pon el abdomen a trabajar, come bien y en poco tiempo estarás presumiendo tu *six pack*.

Ejercicio sugerido para una semana

Camina, camina, camina. Pasea, pasea, pasea. Muévete, muévete, muévete. Puede parecer un consejo extraño para ayudarte a adelgazar y fortalecerte como nuestro querido amigo Grok. Sin embargo, ahora debes entender con claridad por qué los entrenamientos frecuentes de intensidad moderada a alta no hacen más que quemar glucosa y aumentar tu apetito, y que tu programa de ejercicio en total no hace más que encargarse de 20% del mérito de bajar de peso. Finalmente, caminar por la cuadra o pasear hasta la torre de agua en la montaña no quema suficientes calorías como para contribuir de forma notable a la pérdida de peso. No obstante, aumentar tus movimientos diarios sí te fortalecerá de adentro hacia fuera, al tonificar tus músculos, articulaciones y tejido conectivo. Esto te permitirá prosperar con los entrenamientos de alta intensidad que influyen en gran medida en la composición corporal.

En conjunto con los hábitos alimenticios del cavernícola, un estilo de vida activo refinará tu capacidad de quemar grasas para que te conviertas en una máquina quemagrasas activa las 24 horas del día y alcances tu peso ideal en cuestión de semanas o meses, como lo vimos con los estudios de caso de los Korg. Lo mejor de todo es que mientras revisas el plan alimenticio diario sugerido (al inicio de este capítulo) y el plan semanal de ejercicios (que viene a continuación), verás lo fácil que es comer y ejercitarse de forma primitiva por el resto de tu vida. He aquí un ejemplo de que lo que Kelly y Ken hicieron para adoptar entrenamientos cavernícolas:

Domingo: Caminata de baja intensidad durante dos horas. (Los Korg pueden hacerlo juntos y así pasar tiempo de calidad en familia.)

Lunes: 45 minutos de bicicleta fija a ritmo ligero y caminata de 15 minutos después de la cena.

Martes: Sesión de entrenamiento de fuerza intenso de media hora. En una escala del 1 al 10, haz un esfuerzo entre 8 y 10. Intenta los ejercicios de resistencia sencillos y funcionales que denomino *movimientos esenciales del cavernícola* (lagartijas, dominadas, sentadillas y planchas) y que están descritos en los materiales adicionales al final del libro. En MarksDailyApple.com encontrarás más detalles. Caminata de 15 minutos después de la cena.

Miércoles: Descanso.

Jueves: 45 minutos de bicicleta fija a ritmo ligero o caminata.

Viernes: Sesión de entrenamiento de *sprint* en campo, pista escolar o playa. Puedes también hacerlo en una caminadora, una elíptica o una bicicleta fija. Duración (incluyendo calentamiento y enfriamiento): cerca de 30 minutos. Elige las sesiones recomendadas en el material adicional según tu nivel de habilidad.

Sábado: Sesión de entrenamiento de fuerza intenso de 10 minutos. En una escala del 1 al 10, haz un esfuerzo entre 6 y 7.

Análisis semanal de ejercicio

Duración total: Alrededor de cinco horas, de las cuales casi todo es cardio a intensidad cómoda.

Total de calorías quemadas: ¿A quién le importa? Suficiente para acelerar la reducción de grasa y ponerse en forma sin sufrimiento.

Grupos musculares ejercitados: Brazos, piernas, torso y todo lo demás.

Paisajes disfrutados en total: Un montón más que alguien en un gimnasio o en clase de spinning.

Total de diversión: ¡Incontable!

Qué diferencia en comparación con el agotador régimen de ejercicio de alta intensidad, los licuados mundanos y poco nutritivos en lugar de comidas reales, y la fatiga resultante, las variaciones de nivel de energía y los antojos de azúcar. Kelly, con el plan cavernícola, podría levantarse plácidamente a la misma hora que el resto de la familia y disfrutar sesiones cómodas de ejercicio (¿quizá con alguno de los otros miembros de la familia?). En lugar de sufrir varias veces a la semana, podría elegir algunas cuantas oportunidades clave con entrenamientos rompedores de alta intensidad que la emocionarán y acelerarán la reducción de grasa. En seis meses habrá perdido unos 11 kilos de grasa, y seguramente habrá ganado algunos kilos de tejido muscular magro y tonificado en los lugares correctos. Estará más feliz y tendrá más energía, y se verá mejor que en décadas con mucho menos esfuerzo y menos sufrimiento que antes.

Mientras tanto, la vecina de Kelly, Wendy (¿recuerdas a la entusiasta vendedora de productos para dietas que bajó cuatro kilos en dos semanas?), seguirá pesando lo mismo o más que cuando empezó su dieta desintoxicante hace seis meses. Además, puesto que 99% de los participantes de redes de mercadeo pierde dinero (según una encuesta sobre las principales empresas de redes de mercadeo, y después de contemplar los gastos y el inventario comprado a la compañía para revender), probablemente tendría muchos kits de dietas desintoxicantes cubriéndose de polvo en las repisas de su garaje.

Si quieres perder aún más grasa... ayuna

Mientras reflexionamos sobre los impecables ejemplos de Ken y Kelly Korg que cuidan los déficits calóricos comiendo alimentos deliciosos y llenadores, debo enfatizar de nuevo el concepto de promedios y expandir la línea de tiempo de medición del progreso de un día a la semana a al menos una perspectiva mes con mes. Los diarios alimenticios de Ken y Kelly sin duda representan un buen día (casi perfecto). En la vida real, tu capacidad para optimizar tus elecciones alimenticias e ingesta calórica será más difícil que en los ejemplos (con base en algunas de mis comidas favoritas). Estoy consciente de que habrá días, o quizá incluso periodos más largos, en los que te desvíes del ideal.

No obstante, puedes volver al camino y hasta compensar con facilidad gracias a la ventaja metabólica que creas con los hábitos alimenticios del cavernícola. Cuando la producción de insulina es moderada y la metabolización de la grasa está optimizada, tendrás una necesidad reducida de comer refrigerios o incluso comidas regulares. Como verás en mi diario personal de 72 horas en el próximo capítulo, mi propia ingesta calórica a diario con frecuencia varía hasta 250% o más. Y ni siquiera me había dado cuenta hasta que llené el diario y las evaluaciones de este libro.

Cuando tu cuerpo ha reprogramado la expresión de los genes para obtener energía de la grasa siempre que lo desee, el hambre tiende a ceder, y los niveles de azúcar y energía se estabilizan. ¿Por qué no aprovechar al máximo esta nueva "habilidad"? No sólo te permite compensar con facilidad el tiempo perdido cuando te desvías un poco, sino que también acelera el proceso de reducción de grasa a casi cualquier velocidad que quieras (hasta el máximo ya mencionado) al implementar una estrategia primitiva llamada ayuno intermitente (AI).

Tus elecciones de cómo y cuándo practicar el AI deben encajar con tu personalidad, horarios y hábitos y preferencias únicos. Tanto los planeadores meticulosos como los más espontáneos pueden tener éxito con esta estrategia. Sugiero intentar una mezcla de omisiones de comidas no planeadas con ayunos estructurados de 12 a 24 horas, o incluso más largos para los ayunadores más devotos y experimentados. Hay pocas reglas o lineamientos estrictos a seguir con el AI. La mayoría de los lectores estará satisfecha simplemente con romper con la monotonía (¿suena mejor que "adicción"?) de horarios de comida regimentados y otras tradiciones culturales, como siempre comer postre después de la comida, comer hasta querer reventar o perder la cabeza si te saltas una comida.

Numerosos estudios señalan que el AI ofrece múltiples beneficios, incluyendo disminución de la presión arterial, mejoría en la resistencia a la insulina y la absorción de glucosa, pérdida de grasa corporal (como es de esperarse), disminución del daño oxidativo y hasta reactivar la reparación de los tejidos. En lo personal, ayuno cuando siento alteraciones en mi sistema inmune, como dolor de garganta o congestión nasal, y siento que me recupero más rápido. Estos beneficios se logran cuando ciertos genes se "encienden" para reparar tejidos específicos que de otro modo no se repararían en tiempos de abundancia. Uno podría suponer que esta adaptación genética permite que ciertas células vivan más (como las células reparadas) durante la inanición, pues energéticamente es menos costoso reparar una célula que dividir y crear una nueva. Esto podría ayudar a explicar algunos de los fenomenales resultados de mayor longevidad en animales estudiados que llevan dietas con las calorías restringidas. En ratones, la longevidad sigue mejorando conforme se restringe 10, 20 y hasta 50% de las calorías normales.

También se ha demostrado que el AI reduce cánceres espontáneos en estudios animales, lo cual podría deberse a la reducción de daño oxidativo o a un aumento de la respuesta inmune. Focos de investigación en todo el mundo sugieren que desregular los horarios de comida y moderar en general la ingesta calórica producen muchos beneficios a la salud (sobre todo para quienes padecen sobrepeso) y promueven la longevidad casi sin efectos secundarios negativos. ¿Te parece una buena alternativa sensata a las multisuperhipermillonarias industrias farmacéutica y agrícola?

Sea cual sea el método de restricción calórica que elijas, el efecto neto es enviar señales a los genes para que activen la quema de grasas y reduzcan la quema de glucosa, así como para que turbocarguen el sistema de procesamiento calórico del cuerpo. Es una dinámica similar al efecto vigorizante de darse un chapuzón en agua helada, tomar una siesta vespertina o hacer un entrenamiento intenso. Al cuerpo le gustan los estímulos y los desafíos con estresantes naturales y positivos que afinan la expresión genética y muchas otras funciones y capacidades evolutivas. En contraste, el cuerpo se rebela y debilita ante estresantes *artificiales*, como el viaje en avión, trabajar largas horas en interiores, realizar entrenamientos de cardio largos e incómodos o comer hasta sentirte lleno tres veces al día todos los días de tu vida. He aquí un repaso rápido de algunas formas de lograr el AI.

Saltarse comidas: Escucha con atención y quizá te des cuenta de que no siempre tienes hambre cuando llega la hora de la comida. En esas ocasiones, retrasa o sáltate la comida hasta que empieces a sentir hambre de verdad. Aprenderás a valorar aún más la comida cuando la uses para nutrirte y energizarte de verdad, en lugar de sólo achocártela por costumbre.

Ventana de alimentación condensada: Come todos tus alimentos en un periodo de entre cuatro y siete horas. Esto permite tener un periodo de ayuno prolongado hasta el siguiente día, si incluyes el tiempo de sueño.

Temprano y tarde: Disfruta un desayuno muy temprano y una comida bastante tarde. Es una buena opción para personas que tienen trabajos estresantes o que tienen alguna otra dificultad para encontrar un tiempo relajante para almorzar durante el día.

Ayuno planeado: Disfruta la cena y luego ayuna hasta la siguiente tarde (24 horas), o sigue ayunando hasta la mañana siguiente (cerca de 36 horas). Muchos tienen éxito haciendo esto una vez por semana. Quizá quieras empezar intentándolo una vez al mes e ir aumentando la frecuencia. Sin importar cuál sea el enfoque que uses, asegúrate de no comer de más cuando te sientes a la mesa después del ayuno. Tras saltarte una comida o después de un periodo de ayuno, estarás especialmente afinado con las señales corporales de hambre y satisfacción al terminar de comer. Comer de más es una respuesta principalmente psicológica a la ansiedad de alterar una rutina familiar. Los ayunadores expertos suelen salir del ayuno con varias comidas pequeñas para reactivar con amabilidad el sistema digestivo.

Al integrar el AI con fluidez a tu rutina alimentaria cavernícola, le probarás a tu cerebro consciente que puedes sobrevivir muy bien sin necesitar comida constantemente. Es algo fácil de manejar cuando controlas la producción de insulina con los alimentos cavernícolas, y es muy, pero muy difícil cuando estás atrincherado en la típica dieta estadounidense saturada de carbohidratos y con altibajos de insulina.

Si has intentado ayunar o saltarte comidas con anterioridad, pero con frecuencia llevabas una dieta con contenido moderado a alto de carbohidratos (como le ocurría a Kelly), seguro te identificas con la irritabilidad y el cansancio que implican saltarte aunque sea una comida. En mis días de atleta de resistencia quemaba tantas calorías y dependía tanto de los carbohidratos para restablecer el glucógeno muscular que consumía a diario, que me sentía como si estuviera al borde del coma hipoglucémico si me saltaba aunque fuera el desayuno o no me llevaba algo a la boca varias veces al día. Ahora me sorprende con cuánta frecuencia olvido comer, y que el hecho de hacerlo no tiene impacto en mis niveles de energía. He ahí el verdadero poder de pasar de ser un monstruo comeazúcar a convertirse en una bestia quemagrasas.

No puedo hacer suficiente énfasis en la magia de esta transformación. Liberarte de la adicción a dosis regulares de energía proveniente de calorías ingeridas es la esencia de la vida cavernícola. Experimentar por ti mismo estos "síntomas" primitivos ("¡mira, no tengo hambre!") recalibrará todo tu sistema de creencias sobre los alimentos y los horarios de comida. O como comentó un amigo mío al perder la grasa corporal sobrante con alimentos primitivos y comiendo más esporádicamente: "¡Los horarios de comida están sobrevaluados!"

Si te detienes a reflexionar sobre los principios de la evolución y la homeostasis, es claro qué tan mal está nuestra cultura alimenticia moderna. No debería ser tan difícil para los seres humanos mantener los niveles de energía y la composición corporal óptima; sólo lo hacemos difícil al saturar nuestro cuerpo con alimentos que no estamos adaptados a comer. Come como cavernícola durante 21 días para permitirles a tus genes activar los mecanismos de quema de grasas y acostumbrarte a los niveles de insulina moderados, y luego empieza a experimentar con el ayuno intermitente. Te prometo que tendrás esta epifanía: que estás comiendo como lo dicta la evolución (quizá por primera vez desde que naciste), y que es fácil y divertido y conlleva increíbles revelaciones ante el frustrante desafío de perder grasa y mantener el peso ideal a largo plazo.

Resolución de problemas de pérdida de peso

Si estás haciendo el esfuerzo genuino de perder grasa corporal con los mandamientos del cavernícola y no te satisfacen los resultados, he aquí algunas sugerencias que pondrán las cosas en marcha y problemas a investigar que podrían estarte frenando.

¡Come en el punto ideal y quédate ahí!

Cuando limitas la ingesta de carbohidratos a entre 100 y 150 al día, básicamente mantienes tu peso y composición corporal de forma indefinida. Quizá incluso experimentes una reducción gradual y sostenida de grasa corporal si antes llevabas una típica dieta occidental y comías el doble o triple de carbohidratos, y si traes un poco o mucha grasa corporal.

No obstante, si la grasa no se quema con suficiente rapidez después de uno o dos meses de haber hecho la transición a la vida cavernícola, el mejor remedio es jalar más las riendas con la ingesta de carbohidratos y mantenerte en el punto ideal durante varias semanas.

Aunque quizá sea difícil ajustarse a la fuerte reducción de supuestos alimentos básicos (como cereales y alimentos reconfortantes, incluyendo bebidas dulces y golosinas), el cuerpo se adaptará con rapidez a un estilo de alimentación que está alineado con tus genes. Sí, sé que reducir la ingesta de carbohidratos a entre 50 y 100 gramos al día se dice fácil. Ésta es la parte en la que mucha gente se atora en el "intento" de reducir, en lugar de hacer el compromiso firme de modificar su habitual ingesta de ciertos alimentos y de remplazarlos con buenas porciones de alimentos que son más nutritivos y técnicamente más satisfactorios para el cuerpo que tus golosinas azucaradas favoritas. Si sirve de algo, los investigadores creen que la ingesta diaria de carbohidratos de Grok era de apenas 80 gramos al día durante meses... ¡Y así prosperaba!

Ten en mente que habrá días en los que sobrepases los 100 o incluso los 150 gramos, gracias a que en la realidad prevalecen los alimentos con carbohidratos y las tradiciones culturales que pueden convencerte de salirte un poco del estilo de alimentación primitivo. Requerirá cierta disciplina mantener el promedio de 50 a 100 gramos (recuerda que la mayoría estamos acostumbrados a empacarnos 300 gramos al día o hasta más), pero tú sólo tendrás que hacerlo por un periodo breve —digamos, un mes o dos—, dependiendo de tu punto de inicio y de qué tan ambiciosas sean tus metas. Cuando digo "cierta disciplina" no me refiero a que sufrirás bajo una lluvia de angustias y culpas; más bien a "comer cantidades razonablemente generosas de huevo, carne, pescado, pollo, nueces y semillas, además de todas las frutas y verduras que quieras (de la selección), y alejarte de todos los cereales y alimentos procesados".

Si te está costando trabajo alcanzar tus metas de pérdida de peso, te recomiendo mucho que utilices una calculadora de macronutrientes en línea para saber bien dónde estás parado, en lugar de sólo suponerlo. En lo personal, considero que el acto de poner por escrito todo lo que como durante uno o dos días aumenta la conciencia que tengo sobre mis hábitos alimenticios y me permite hacer un balance efectivo de excesos cuando el nivel de conciencia anda bajo. Anota todo lo que comas durante algunos días y luego busca los resultados en FitDay.com o PaleoTrack.com para tener indicios precisos de cuál es tu ingesta de carbohidratos. Aun hoy en día, con lo que considero un conocimiento bastante decente del contenido de macronutrientes de muchos alimentos, me siguen sorprendiendo algunos de los resultados que arrojan las calculadoras en línea.

Modera los niveles de estrés

La reducción de grasa corporal no funciona bien cuando escatimas en horas de sueño, trabajas demasiado o estás experimentando niveles altos de estrés psicológico o emocional. La investigación científica está validando la conexión entre falta de sueño y niveles hormonales que frenan el metabolismo o incrementan el apetito. Para tener éxito a largo plazo al cambiar tu composición corporal debes tener el tiempo, la energía y la paciencia para dedicarle bastante atención y cuidado al tema. Comer con prisa o recurrir a las golosinas cuando estás estresado no es compatible con el estilo de vida simple del cavernícola.

Aunque el control de la insulina y las sesiones de *sprint* intensas sean los elementos más seductores del plan de pérdida de peso del cavernícola, no debes restarle importancia a los aspectos del estilo de vida que pueden impulsar o mermar tu éxito. Dormir lo suficiente (incluyendo siestas, las cuales desencadenan un flujo hormonal positivo, apetito balanceado, más energía y recuperación más rápida después del ejercicio), tomar el sol (la vitamina D mejora todas las funciones celulares, incluyendo la metabolización de la grasa), jugar, relajarte y usar el cerebro serán muy útiles para tus metas de pérdida de peso en muchos niveles. Es hora de empezar a hacer lo que predicas, dejar de quemar la vela por ambos extremos y tomar las decisiones correctas que les permitirán a tus genes expresarse de manera óptima.

Adopta una mentalidad positiva

Creo que hay un panorama más amplio que debemos observar, el cual implica optimismo, pensamientos positivos y disfrute del proceso de buscar cambios en la composición corporal. El tema de la composición corporal está cargado de creencias de fracaso, privación, restricción y autolimitación (tengo el "gen de la gordura"), así como de juicios superficiales de la sociedad. He aquí una muestra de encabezados de revistas desmotivadores: "Los mejores 10 movimientos para un trasero más firme", "Reafirma tus zonas problemáticas", "Obtén un abdomen plano en meses". Es fundamental enfrentar el tema con una actitud positiva y con aprecio por el proceso. Tu motivación principal debe ser disfrutar una mayor calidad de vida y una mejor salud. El resultado de un cambio en la composición corporal no debería ser algo que nos obsesionara, que debemos medir o juzgar en términos de éxito o fracaso a diario o cada semana, sino algo que debemos experimentar sin mayor esfuerzo como consecuencia de los cambios en el estilo de vida inspirados por ideales superiores a querer verse bien en bikini para el viaje de verano a Hawai (aunque no tiene nada de malo esta meta si entra dentro del contexto del panorama amplio).

Acepta los estancamientos, y luego continúa... como cavernícola

Después de algunos meses de progreso, por lo regular llegarás a un punto frustrante en el que dejarás de bajar de peso o dejarás de generar músculo. Desde un punto de vista evolutivo, tiene mucho sentido, pues el cuerpo está muy bien afinado para adaptarse a cualquier situación. Aun con una ingesta de carbohidratos limitada, el cuerpo puede reaccionar a un periodo sostenido de pérdida de grasa con acciones sutiles que lo acerquen más a la homeostasis. Por ejemplo, los genes podrían "inhibir" los receptores de insulina y otros sistemas metabólicos con tal de preservar la grasa, pues éste ha sido un mecanismo crucial de supervivencia durante millones de años. En muchos casos este estancamiento es sólo un ejemplo de cuando tu cuerpo te dice: "Me gusta el nuevo peso. Es fácil de mantener, tengo más energía todo el tiempo y ya nunca me enfermo".

Acepta que tu peso genéticamente ideal puede implicar un poco más de grasa corporal que el de una modelo de revista, y que no tiene nada de malo que sea así. Quizá decidas que ir más allá de tu "peso cómodo, enérgico y saludable" para alcanzar tu peso ideal (o más bien irreal) no vale la pena el esfuerzo ni la concentración extra. Acepta que los estancamientos ocurrirán, ejercítate y ten un poco de paciencia. La pérdida de peso no es un proceso lineal; hay demasiadas variables y fuerzas homeostásicas en juego. Cuando te digo que "en promedio perderás ½ o un kilo" de grasa a la semana, quisiera que imaginaras esta afirmación en un periodo de cuatro o seis meses. Sé que estamos condicionados a la mentalidad de "qué has hecho por mí últimamente", pero estamos lidiando con cambios de estilo de vida, no con caritas felices o tristes en tu diario alimenticio con base en las cifras de la báscula o las gráficas de la calculadora de comida.

Te garantizo que al hacer algunos cambios cavernícolas elementales (eliminar los cereales de la dieta para regular tu ingesta de carbohidratos a menos de 100 gramos diarios en promedio; ajustar tu programa de ejercicio para evitar el cardio crónico y agregar algunas sesiones intensas y breves a la mezcla) provocará que pierdas cierta cantidad de peso sin esfuerzo. No obstante, hay un rango de resultados que se basan en factores individuales (tasa de cumplimiento, como se discute en la sección de resolución de problemas; niveles de estrés, y qué tanto o cuánto tiempo te distanciaste de los mandamientos del cavernícola antes de emprender el viaje). Una mujer podría bajar sin esfuerzo de 84 a 69 kilos en seis meses, pero, en ese punto, podría aspirar a bajar hasta 63, y el proceso le resultaría un poco más difícil.

Uno de mis refranes favoritos —tenga o no que ver con negocios, entrenamiento físico o equilibrio de las diversas exigencias y responsabilidades de la vida diaria— es: "Si fuera fácil, todo mundo lo haría". Hay una razón por la cual no ves a 80% de los adultos estadounidenses con porcentajes de grasa corporal de una cifra ni a docenas de corredores pasar por el parque a una velocidad de cinco minutos por cada kilómetro y medio. Si no estás satisfecho con los resultados después de meses de mucho esfuerzo, consulta los consejos para resolución de problemas y considera hacer un mayor compromiso con lograr mejores resultados. Ten la confianza de que no hay misterio oculto aquí, ni la supuesta "suerte genética" que nos han hecho creer que es tan importante. Todo depende de ti, de cómo puedas dirigir tus genes para que hagan lo correcto.

Evita los tres principales motivos de fracaso

1. Falta de conciencia o falta de compromiso con la moderación auténtica de carbohidratos a nivel del punto ideal. Si a partir de tus resultados resulta que has sido un poco indulgente por aquí y por allá, te prometo que hasta unos cuantos días de comer al estilo cavernícola bajo en carbohidratos causarán cambios notables en tu apetito y un aumento en tu nivel de energía, además de guiarte por el camino a la tierra prometida. Mañana, empieza tu día con un omelet primitivo y nota cómo desaparece tu inclinación por un refrigerio en las horas posteriores. Mantén la inercia andando con una ensalada primitiva, seguida de una cena de carne con verduras, y verás cómo estas (y muchas otras) comidas aprobadas por el estilo de vida cavernícola se apoyan entre sí para sacarte del ciclo de carbohidratos/insulina /estrés/antojos de azúcar y guiarte hacia la quema de grasas permanente.

2. Incapacidad para abastecerte de alimentos aprobados por el estilo de vida cavernícola. Disminuir los varios cientos de carbohidratos a cerca de 80 implica que deberás eliminar los alimentos que antes eran tu principal fuente de energía (fuentes que se consumían demasiado rápido y no eran muy nutritivas). Si no tienes leña cerca (es decir, alimentos llenadores, nutritivos y de lenta digestión) y la flama se está apagando, tu reacción natural será atizar el fuego con montones de periódico (carbohidratos baratos). Asegúrate de abastecer tu hogar, oficina, auto y portafolio con refrigerios cavernícolas, como los que menciono en el capítulo 4 (también hay un compendio de opciones saludables y alimentos a evitar al final del libro). Siempre que necesites un impulso de energía o sientas que se avecina un antojo de azúcar, echa mano de ellos.

3. Falta de conciencia/compromiso con el programa de ejercicios cavernícola. Muchas personas que se ejercitan desconocen sus frecuencias cardiacas y el efecto que éstas tienen en su tasa metabólica y sus niveles de estrés. Puesto que la intensidad percibida de ejercicio aeróbico (75% o menos de frecuencia cardiaca máxima) es muy moderada, las personas (engañadas por la Sabiduría Convencional) creen que intensidad —o lo que ellos entienden como sufrimiento— equivale a ponerse en forma. Pasea por una clase típica de *spinning* o de *step*, o asómate a la ventana que da a la sala de aparatos de cardio y notarás el sufrimiento grabado en los rostros de los deportistas. Hasta los deportistas estadounidenses más devotos —una elite anómala en términos culturales dentro del país más gordo y sedentario del mundo— suelen estar quemando azúcar y agotándose con ejercicios bienintencionados. Recuerda: el ejercicio es cosa de movimiento, no de quema de calorías.

RESUMEN DEL CAPÍTULO

1. Pérdida de peso cavernícola: Puedes perder entre ½ y un kilo de grasa corporal a la semana si consumes a diario niveles óptimos de cada macronutriente, ayunas intermitentemente, haces ejercicios cavernícolas y abordas el desafío con una actitud abierta, positiva y orientada al proceso.

2. Macronutrientes: La ingesta adecuada de proteínas (0.7 a 1 gramo por ⅓ o ½ kilo de masa corporal magra, dependiendo del nivel de actividad) preservará el tejido muscular (y el metabolismo) durante los periodos de restricción calórica, evitando el efecto de rebote de muchas dietas. Mantenerte en el punto ideal de ingesta de entre 50 y 100 gramos de carbohidratos al día moderará tu producción de insulina y permitirá que la grasa corporal almacenada sea tu principal fuente de energía. La ingesta de grasa será la principal variable que garantice que te sientas satisfecho y nutrido en cada comida, y hará que tu esfuerzo por bajar de peso sea efectivo, realista y hasta disfrutable.

3. Pérdida de peso de los Korg: Ken y Kelly Korg pueden lograr metas ambiciosas de reducción de grasa comiendo alimentos deliciosos y nutritivos aprobados por el estilo de vida cavernícola. Cuando se respeta el punto ideal de ingesta de carbohidratos y se cumplen los requerimientos de proteína, cantidades sustanciales de grasa son las que proveen el factor de saciedad a las comidas, mas no derivarán en un exceso de almacenaje de grasa ya que los niveles de insulina son bajos.

4. Ejercicio: El ejercicio puede complementar la principal variable de ingesta óptima de macronutrientes para sustentar y acelerar el proceso de pérdida de peso. Aumenta el nivel de actividad de baja intensidad, haz más intensos los entrenamientos intensos (y quizá más cortos, si has tenido un patrón crónico), y comprende que el compromiso de cambiar tu cuerpo requiere concentración y dedicación.

5. Ayuno intermitente: El AI, sea deliberado o un curso natural de horas de comida fluctuantes (ahora que es la grasa almacenada y no los carbohidratos ingeridos la fuente principal de energía), producirá déficits calóricos naturales que derivarán en la reducción de grasas y el mantenimiento a largo plazo y sin esfuerzo de la composición corporal ideal. Puedes realizar el AI saltándote comidas, comiendo durante una ventana de tiempo condensado, comiendo sólo en la mañana y en la noche, o realizando ayunos de 24 horas o más.

5. Resolución de problemas: Si el progreso se frena, intenta ser más diligente con mantenerte en el punto ideal de ingesta de grasas (con una calculadora de nutrientes en línea para saber bien dónde estás parado), moderar tus niveles de estrés (con ayuda de los mandamientos del cavernícola), adoptar una mentalidad positiva y darte cuenta de que los estancamientos en el progreso son naturales y aceptables, gracias al deseo innato del cuerpo de alcanzar la homeostasis.

CAPÍTULO 9

Conclusión

¡A vivir como estrella de Grok!

Las personas a veces dedicarán
toda su vida al desarrollo de una sola
parte de su cuerpo: el anhelo.

ROBERT FROST

Conforme nos acercamos al final del libro, quiero llamar tu atención hacia el lugar especial que en mi corazón ocupa el capítulo 2, "Grok y Korg". Llevo casi dos décadas fascinado por el concepto primitivo (de hecho, autopubliqué mi libro *Training and Racing Duathlons* bajo el sello Primal Urge Press en 1988). Como atleta y entrenador, con frecuencia reflexiono sobre el tema primitivo para inspirar a atletas a equilibrar el acto antinatural del entrenamiento de resistencia con recuperación adecuada y apoyo a su estilo de vida, así como a calmar sus instintos humanos competitivos con sentido común para evitar el agotamiento.

Mi trabajo en el campo de la nutrición y del entrenamiento personal, así como mi inmersión en la comunidad sobre salud en internet me han enseñado mucho sobre las realidades de la vida cotidiana de las masas modernas. Aunque estamos progresando de cierta forma, me perturba cada vez más el distanciamiento al parecer inexorable de los comportamientos naturales, sanos y evolutivos en este mundo tecnificado.

Una vez que mis colegas y yo trabajábamos en las distintas partes del capítulo 2 (investigación conceptual, borrador, edición, retroalimentación externa y revisiones), finalmente pude imprimir una copia fresca, sentarme en una tumbona en mi jardín y en verdad "leer" el material por primera vez. Debo reconocer que me horroricé. Me pregunté si la gente pensaría que su contenido era sensacionalista o irreal, y que se desanimarían. Volví a la computadora, revisé todas las referencias, hice más investigación y me aseguré por completo de que este capítulo fuera un retrato preciso y realista de la vida moderna.

Desafortunadamente el borrador resistió mi propio escrutinio, así como el de numerosos especialistas en salud, medicina, nutrición, psicología y sociología. Los hombres profesionistas y de familia de entre 40 y 50 años toman medicamentos a diestra y siniestra, las familias con frecuencia sienten que la vida es demasiado caótica y estresante como para alinearse con una definición amplia de salud, y los adolescentes suelen sentirse demasiado presionados por sus padres y desconectados de ellos. Los niños de hoy en día tienen demasiada grasa corporal y poca condición física. Comemos demasiadas cosas color beige y muy pocas de color verde. Evitamos a toda costa el ejercicio y nos sentamos todo el día frente a una pantalla en nombre de una mayor productividad. Nos vamos a casa por las noches y miramos una enorme pantalla en nombre de la relajación. Nos quedamos despiertos hasta muy tarde, para después despertarnos estresados por el chirrido de un maldito despertador. Nos estresan las cuentas, el tráfico, la contaminación, el ruido, los estímulos digitales, el pasado, el futuro y todo tipo de ansiedades que creamos en nuestra incansable mente. Cuando nuestros genes reaccionan según están programados por estos hábitos alimenticios, nuestra primera defensa es tomar medicamentos, los cuales eliminan los síntomas con rapidez, pero con el tiempo debilitan nuestra capacidad natural de alcanzar la homeostasis.

Mientras bombardeamos nuestros genes con los factores de riesgo de nuestro estilo de vida, éstos responden de la única forma que conocen, en un intento desesperado —pero por lo regular inútil— de mantener la homeostasis y mantenernos vivos a corto plazo; es decir, con inflamación, muerte celular temprana, resistencia a la insulina, atrofia, etc. Si consideras que los hábitos alimenticios, el nivel de actividad y la composición corporal de tu familia está "por encima del promedio", recuerda que "promedio" en realidad es con obesidad limítrofe (64% de los estadounidenses adultos tienen sobrepeso, un tercio de los cuales entra dentro de la clasificación de obeso).

En California, 40% de los niños de 10 años no alcanzan el estándar mínimo de desempeño aeróbico conocido como *zona de acondicionamiento físico saludable* (establecida por el Cooper Aerobics Institute), lo que implica que cientos de miles de niños "promedio" en California (el cual considero que es un estado progresista con buen clima y con una población bastante más en forma que en otras partes de Estados Unidos) técnicamente están "en riesgo" de desarrollar serios problemas de salud relacionados con la inactividad, pues no pueden siquiera trotar medio kilómetro a velocidad lenta. ¡Cuarenta por ciento! Quítale un cero a esa cifra y te aproximarás a la estadística de obesidad infantil cuando yo era joven.

Conforme reflexionamos sobre cuánto nos hemos alejado del estilo de vida sencillo de Grok y ponderamos cómo podemos reprogramar nuestros genes y honrarlos mejor siguiendo los diez mandamientos del cavernícola, es fundamental empezar con la pizarra limpia y con la profunda convicción de que estamos haciendo lo correcto. No es tarea fácil. Hay numerosos aspectos de los mandamientos del cavernícola que se oponen al dogma dominante que defiende el gobierno o que las grandes farmacéuticas y agroquímicas promueven con miles de millones de dólares en publicidad.

También debemos preguntarnos cómo es posible que la sociedad se haya distanciado tanto de la vida saludable, al grado de que Grok ha involucionado para convertirse en Ken Korg, el hombre moderno sobresaturado de carbohidratos, medicamentos, comida, peso y estrés. ¿Cómo es posible que la Sabiduría Convencional en la que creíste durante años y décadas esté equivocada y hasta sea peligrosa? La verdad es que la culpa la tiene la naturaleza humana. Al igual que Grok, hemos programado en nuestros genes el deseo de manipular y controlar el medio ambiente para nuestro beneficio, en busca de una vida más avanzada y confortable. Nuestro indomable espíritu humano ha logrado muchas cosas increíbles, pero también ha provocado las tremendas repercusiones que trae consigo nuestra constante búsqueda de "progreso".

La humanidad ha conquistado al mundo. Como especie, somos el máximo depredador. Estamos en la cima de la cadena. Sin embargo, hoy en día ya no es fundamental estar en la cima de nuestro desempeño físico e intelectual para sobrevivir. Nos hemos vuelto una especie autoindulgente y hemos retomado comportamientos que nos otorgan gratificaciones a corto plazo. Como los mineros que explotaron y envenenaron la tierra y el agua durante la fiebre del oro, le hemos hecho algo similar a nuestro cuerpo en nombre de hacernos la vida más fácil, conveniente y productiva.

Eric Schlosser, en su obra *Fast Food Nation*, revela cómo la popularidad del fenómeno de la comida rápida explotó gracias a que hacía la vida más sencilla: ya no era necesario cocinar ni esperar demasiado en un restaurante costoso. ¡Todos podían llevar una buena vida, cenar fuera y comer delicioso! Desafortunadamente el costo era catastrófico no sólo para el cuerpo humano, sino también para nuestro espíritu, pues destrozó una pieza clave del entramado familiar: el tiempo compartido al calor de la comida casera.

Cuando existe el interés y la exigencia de facilitar la existencia humana, los empresarios deshonestos se aprovechan y explotan este aspecto del espíritu humano. Esto es más que evidente en mi campo de trabajo. Aunque estoy a favor del capitalismo y de obtener ganancias, en lo que concierne a la salud hemos permitido que estas fuerzas hagan estragos, al grado de que hoy debemos cuestionar el enfoque, los motivos y la fiabilidad de muchos de los pilares tradicionales de la salud, la compasión humana y el conocimiento especializado.

Debemos reconocer que los médicos, a pesar de su extenso conocimiento, entrenamiento y lealtad al juramento hipocrático, se enfocan en tratar más que en prevenir. Al igual que con los medicamentos, es maravilloso tener doctores muy preparados y entrenados al alcance cuando los necesitamos. La triste realidad es que la mayor parte de su negocio consiste en lidiar con los síntomas —no con las causas— de padecimientos fácilmente prevenibles (como lo pone en evidencia el notable comentario de un médico familiar que conozco, quien lamentaba que "el negocio había bajado" por culpa de la recesión económica de 2008). El hecho de que los médicos reciben poca o nula capacitación en el campo de la nutrición es más que indiscutible.

Nuestras leyes, subsidios y campañas de educación alimenticia (¿te suena aquello de la pirámide alimenticia?) parecen estar determinadas por intereses comerciales de las industrias ganadera, agrícola y alimenticia, más que por evaluaciones científicas no sesgadas cuya principal preocupación sea la salud humana. En los medios, las correcciones históricas que han hecho los reporteros imparciales han sido devaluadas y desacreditadas por las grandes corporaciones. Las historias salaces que provocan temor, ira u otras emociones fuertes son las que venden, sin importar su legitimidad. Incluso nuestra comunidad educativa está influida por el mercado libre, el cual potencialmente sesga la objetividad y hasta la premisa de muchas investigaciones.

El regreso de los Korg

Permíteme reiterar el desagrado que siento por las mentalidades perfeccionistas sobre las dietas, la apariencia física, el cambio de vida y hasta la escuela, la carrera y la competitividad deportiva. Debemos rechazar las fuerzas juiciosas y meticulosas de la sociedad, y anhelar la diversión y la paz mental, en conjunto con la salud y las metas de acondicionamiento físico, respetando la definición amplia de salud y el legado del estilo de vida sencillo que llevaban nuestros ancestros.

Está claro que tu esfuerzo por apegarte a la vida cavernícola requerirá importantes ajustes a tu cómoda existencia moderna. Si te sientes abrumado o haces ocasionales excepciones a mis sólidas posturas, recuerda la regla de 80%, así como la sugerencia de ir un paso a la vez.

Aunque parece que es imposible que los Korg den marcha atrás a su desastroso camino, sí es posible que reviertan las cosas, paso a paso, con un mínimo de dolor, sufrimiento, negatividad o alteración de aquello que aman en la vida. Si Ken modifica sus actividades nocturnas y toma un refrigerio de nueces de macadamia en lugar de pastel de queso, ve menos televisión y elige leer o dar un paseo por la cuadra con el perro, y apaga las luces a las 10:30 pm y no a medianoche, se dormirá con mayor facilidad y despertará sintiéndose renovado sin tener que depender de las pastillas para dormir. Esto representa también más tiempo de calidad con los niños, incluyendo caminar con Cindy a la escuela.

Si Ken lleva las nueces de macadamia, unas tiras de zanahoria y unos cuantos trozos de carne seca al trabajo, y elige sabiamente su comida en el supermercado local (un pimiento morrón relleno de 150 gramos de carne al carbón cuesta menos que el bufet chino), tendrá durante el día niveles estables de energía, aumentará su productividad y manejará mejor el estrés laboral. Saldrá de la oficina a las 6:00 pm listo para disfrutar y valorar el tiempo de esparcimiento con su familia que le espera en casa.

Si Kelly reduce el estrés de su programa de ejercicios y come alimentos cavernícolas deliciosos y llenadores, controlará sus niveles de azúcar en la sangre y de energía, y aprovechará la grasa corporal que tiene acumulada como fuente confiable de energía. Si pone unos cuantos límites sensatos y constantes al entretenimiento digital y a las horas de sueño, Kenny podrá reconectarse con su familia, concentrarse mejor en la escuela y considerar incluso la opción de dejar el medicamento.

Así es como los pequeños cambios hacen una gran diferencia. No hay mejor ejemplo para ilustrar esta verdad que la inercia generada por cambios saludables de estilo de vida que derivan en más cambios saludables de estilo de vida (en particular el aumento desenfrenado de energía física).

Estamos solos

Abrir los ojos en la dirección a la que va el tren bala que transporta a la sociedad moderna es aleccionador, por decir lo menos. En mi opinión, la verdad más pesada de todas es que *estamos solos*. La idea de que hay una red (imaginaria) del gobierno, la medicina moderna o las industrias farma-céutica o alimentaria que nos cuida es una farsa. Claro que te cuidarán muy, muy bien si ocurre algo catastrófico (siempre y cuando tengas un buen seguro médico), sea un parto de alto riesgo, heridas graves provocadas por un accidente automovilístico o uno de los pocos cánceres que no están re-lacionados con el estilo de vida. Sin embargo, si se trata de comer saludable, estar en forma o evitar los errores estúpidos —e incluso hacer una carrera y un nido—, el mundo puede llevarte por mal camino y separarte de tu dinero (y de otros activos, como la salud, la sanidad mental, etc.) en un abrir y cerrar de ojos.

Cuando les cuento la historia de Grok a amigos y conoci-dos surge un patrón reconocible. Después de expresar cierto escepticismo inicial sobre si Grok era más delgado, fuerte y saludable que los humanos modernos, la mayoría se deja cautivar por la historia de su vida sencilla y de los diez sim-ples mandamientos conductuales que dictaron su (nuestra) evolución. Después de unos momentos de silencio para asi-milar la información, la gente suele entonces señalar algu-nos de los aspectos más desagradables de la posible vida de Grok ("Sí, pero ¿acaso los cavernícolas no se morían como a los 30 años, antes de que pudiera darles un infarto?"), como subrepticiamente señalando su superioridad sobre un pobre cavernícola primitivo y vulnerable.

Pareciera que tememos aquello que se sale de nuestra zona de confort de alimentos reconfortantes, de la Sabiduría Convencional, de las rutinas de ejercicio típicas y de la creen-cia de que no podemos desperdiciar nuestro valioso tiempo jugando y siendo espontáneos. Tenemos la tendencia de meternos la pata a nosotros mismos, generando creencias autolimitantes y mecanismos de defensa improvisados cuando nos enfrentamos a nuestra fragilidad y a la posibilidad de cambiar de estilo de vida.

La carrera elitista

Me entretiene leer las críticas ocasionales al estilo de alimentación de los mandamientos del cavernícola, que algunas personas consideran "elitista", demasiado costoso (porque elimina los cereales baratos y cambia las plantas y animales comerciales por la variedad orgánica o alimentada con pasto) e impráctico para la persona promedio. Asimismo, algunos observadores astutos señalan que no hay suficientes productos de origen animal alimentados con pasto ni frutas y verduras de origen local para sostener a la población actual del mundo. Mi reacción visceral es: "¡Claro que es una dieta elitista!" ¿Costosa? Depende del cristal con que la mires. Comer al estilo cavernícola por el resto de tu vida es mucho más barato a la larga que tomar medicamentos todo el tiempo o ir con frecuencia al médico o al hospital por cirugías de corazón o tratamientos contra el cáncer.

El tema evolutivo me viene a la mente. La vida moderna hiperpasiva opaca el hecho de que el concepto de supervivencia del más fuerte sigue estando vigente. La competencia sigue activa en todo el mundo, y la naturaleza humana está programada para *citius, altius, fortius*, lema de los juegos olímpicos que significa "más rápido, más alto, más fuerte". No te confundas: estamos en la competencia por alcanzar la buena salud y la prosperidad, y hay una cantidad masiva de participantes en todo el mundo. En términos económicos, basta con echarle un vistazo al libro *The Post American World*, de Fareed Zakaria, para conocer el lado oscuro de la principal potencia mundial. Estados Unidos va en picada, mientras sociedades más grandes, más ambiciosas y más estratégicas, como China e India, pronto nos alcanzarán y sobrepasarán. La falta de inversión en educación y tecnología para favorecer con miles de millones de dólares al sector militar es una de las razones clave de nuestro declive inminente, según Zakaria. Imagina si todo el dinero que se ha gastado en rescatar a los bancos se hubiera invertido en educación sobre alimentación, salud y acondicionamiento físico.

Durante el último siglo, el cual se caracteriza por un veloz progreso tecnológico, hemos descifrado cómo producir y empacar alimentos y ganado en masa, lo que repercute en ganancias gigantescas sin importar las consecuencias sanitarias, humanas o ambientales. Demos un paso atrás por un instante para mirar el paisaje completo: es evidente que la situación se nos ha salido de las manos. Sin afán de ofender, Estados Unidos se ha convertido en una enorme granja de ganado de engorda listo para el rastro, en el que hay un porcentaje significativo de animales "abatidos" (los cuales están enfermos y no pueden ponerse en pie, así que los arrastran al matadero con ganchos enormes).

En contraste, ser "elitista" no parece tan malo a fin de cuentas. En teoría, si todo mundo quisiera comer salmón salvaje y fresas orgánicas, en poco tiempo agotaríamos esos recursos (sin embargo, la demanda incentivaría que se produjeran en mayor cantidad, y cambiaríamos así el mundo una persona a la vez, con el poder de nuestras carteras). En este instante la carrera ya empezó y estás invitado a unirte a ella. Así que éntrale al reto y opta por los productos de animales alimentados con pasto y por verduras orgánicas de hoja verde, sobre todo si estás embarazada o tienes un hijo de dos años en la etapa más crucial del desarrollo cerebral. Pensándolo bien, no importa si estás embarazada o tienes la edad que sea; hazlo sobre todo si deseas disfrutar una vida larga, saludable y feliz.

La vuelta al mundo (o al menos el viaje de ida y vuelta a Dallas) en 72 horas

Con frecuencia los ávidos lectores de mi blog me piden que revele mis hábitos "secretos". La verdad es que no tengo muchos secretos, pero sí bastantes lineamientos y consejos prácticos que te ayudarán a navegar con éxito las aguas de la vida diaria, incluyendo los innumerables desafíos que enfrentamos al ser cavernícolas en el mundo moderno. Dicho eso, espero que mis experiencias de la vida real te hagan ver que soy un tipo normal que intenta criar a sus hijos, ganarse el pan, tener excelente salud y niveles de condición física óptimos, buscar alimentos primitivos en el mundo moderno y, sobre todo, disfrutar al máximo mi vida.

El ejercicio de llevar un diario preciso durante 72 horas para producir esta sección me ayudó a darme cuenta de que hasta los momentos en los que me desvío del ideal no son el fin del mundo. Cuando "las cosas pasan" y te sales del camino, estás frente a una gran oportunidad para desarrollar las habilidades de "seguir la corriente" y mantener una actitud positiva y relajada, en lugar de estresarte. Toma en cuenta el siguiente ejemplo de mi diario, cuando el martes mi hijo Kyle me llamó y me rogó que lo llevara a Los Ángeles a un evento social cuando iba de camino al gimnasio para hacer mi preciado entrenamiento antes de un viaje de negocios. Esos 30 minutos de público adolescente cautivo en el auto fueron una experiencia mucho más satisfactoria que cualquier mero entrenamiento.

De regreso a casa después de dejar a Kyle, me di cuenta de que el concepto de manipulación hormonal remplaza la necesidad de cubrir a diario todas tus necesidades con elecciones alimenticias y metas de entrenamiento. Si diriges la insulina, el glucagón, el cortisol, la testosterona, la hormona de crecimiento y otros agentes en la dirección correcta, siguiendo los diez mandamientos del cavernícola, podrás manejar con facilidad lo inesperado, porque has sentado bases saludables y eficientes.

En lo personal, mantengo el estilo de vida cavernícola de forma natural, gracias a mi familia, mis amigos, un eterno aprecio por la naturaleza, una carrera estimulante y una actitud positiva, la cual me he esforzado por cultivar durante años. He aquí las entradas de mi diario durante tres días en enero de 2009, los cuales incluyeron un viaje de negocios a Dallas rodeado por días comunes y corrientes en mi casa en Malibú.

Martes: *Día de viaje*
6:30 am: Desperté y bebí una gran taza de café cargado con crema. Leí el periódico (casi termino el crucigrama, como dicta el décimo mandamiento).

Me dirigí al escritorio y contesté correos, publiqué en mi blog y empaqué para el viaje a Dallas en la tarde.

10:15 am: Tomé un licuado proteínico (36 gramos de proteína y 20 gramos de carbohidratos netos). Me dirigí al gimnasio para un entrenamiento breve.

10:30 am: De camino al gimnasio, llamó Kyle al celular y me rogó que lo llevara a Los Ángeles (¡ni modo!). Volví a casa a recoger a Kyle.

11:30 am: Regresé de Los Ángeles y no me quedó tiempo para entrenar o almorzar. A las 3:00 pm sale el vuelo a Dallas. He tomado ese vuelo más de 150 veces en los últimos 10 años. Mi destino: un estudio televisivo suburbano (nunca he visitado el centro de Dallas; dicen que es agradable) en donde grabaré mi participación regular en el programa de mi amigo Doug Kaufmann, *Know the Cause*, un *talk show* sobre salud y nutrición que se transmite en televisión por cable a nivel nacional.

8:00 pm (6:00 pm en Malibú): Me registro en el hotel, disfruto una agradable cena en un restaurante de carnes (arrachera con espárragos y vino tinto; sin papas, por favor). El cambio de horario contribuye a que me vaya a dormir tarde, a las 11:30 pm.

Tiempo gastado en cajas metálicas hoy: como seis horas (contando el tiempo de ida y vuelta a Los Ángeles, el transporte al aeropuerto —que incluyó un embotellamiento en la autopista—, el autobús al hotel y las tres horas de vuelo).

Cálculo de macronutrientes del martes

Café, crema Licuado proteínico (1.5 porciones de polvo de proteína) Manzana Arrachera (170 gramos), espárragos y vino tinto	*Análisis de FitDay.com* Total de calorías: 774 Proteína: 88 gramos, 352 calorías (41%) Carbohidratos: 56 gramos, 224 calorías (21%) Grasa: 22 gramos, 198 calorías (22%)

Miércoles: *Día en Dallas*

7:00 am: Realicé rutina cavernícola intensa y breve (un minuto de descanso entre ejercicios): 3 x 60 lagartijas, 3 x 35 sentadillas, fondos de pecho con ayuda del sillón y la mesa de centro, 3 x 60 segundos de planchas abdominales. Tiempo transcurrido entre el primer ejercicio y que entré a la ducha: 17 minutos.

8:00 am: Desayuné omelet de cuatro huevos con pollo picante. Crema extra ácida y salsa picante. Por mucho que lo intentan (y sí que lo esperan), no logran convencerme de aceptar el pan tostado que viene gratis con la orden. Café con crema y un sobre de azúcar.

9:00 am: Llego al estudio para grabar entre cuatro y cinco horas. Bebo un par de botellas de agua (no había tomado tanta agua en la semana) para mantener lubricadas mis cuerdas vocales.

2:30 pm: Comida tardía con el equipo de producción. Todas las costillas de cerdo que puedas comer (que no son tantas) y té helado en el restaurante local. Preferiría una barra de ensaladas, pero esto es lo que el equipo quiere comer y además estamos en Texas. ¿Cómo puedo decir que no? Evito el puré de papa, la ensalada de papa, el elote, el pan de elote, el puré de manzana y el jugo de dudosa procedencia, ahorrándole a mi sistema al menos 200 gramos de carbohidratos en una sentada.

4:00-5:00 pm: Caminé al centro comercial Irving (ejercicio aeróbico de baja intensidad) mientras hacía llamadas telefónicas en el camino. De camino al aeropuerto.

6:00 pm: Cené en la terminal: ensalada de pollo con costra de nueces pecanas y una copa de cabernet. Una de mis comidas de viaje favoritas. Abordé el avión para ir a casa.

Cálculo de macronutrientes del miércoles	

Café con crema y sobre de azúcar
Omelet de cuatro huevos con
    pollo picante, crema extra ácida
    y salsa picante
Costillas (170 gramos) y té helado
Pollo con costra de nueces pecanas
    y una copa de cabernet
	Análisis de FitDay.com
	Total de calorías: 2 087
	Proteína: 153 gramos, 612 calorías
	    (29%)
	Carbohidratos: 92 gramos,
	    368 calorías (17%)
	Grasa: 123 gramos, 1 107 calorías
	    (50%)

Nota: fue un día de trabajo pesado, pero aun habiendo disfrutado tres comidas, comí menos calorías de lo habitual. Suelo usar los viajes para poner en marcha el ayuno intermitente. Dado que las opciones de comida fuera de casa suelen ser inferiores o difíciles de encontrar, perfecciono mis habilidades de búsqueda y me enfoco sólo en proteínas y verduras.

Jueves: *Día en Malibú*

7:30 am: Desperté y me di un chapuzón en la piscina para quitarme los efectos del *jet lag* (estimo que el agua estaba a unos 18 °C) y tomé café con crema. Luego fui a mi escritorio para ponerme al día.

10:00 am: Desayuné omelet de cuatro huevos con un poco de queso *mozzarela*, champiñones rebanados y pimiento verde, con rebanadas de aguacate encima y una cucharada de salsa recién hecha. De vuelta al escritorio.

11:00 am: Me dirigí al gimnasio para un día de "jalar y hacer *sprint*".

* Cuatro series de remos, comenzando con 20 repeticiones de 45 kilos y agregando 5 kilos por serie.
* 10 x 10-15 repeticiones de dominadas con muy poco descanso (quizá un minuto entre cada serie)
* 4 x 15 flexiones invertidas (como lagartijas invertidas)
* Tres series de curl con poleas en cuclillas

Troté hasta el auto y conduje a la playa para alcanzar la marea baja. Calentamiento pliométrico de tres minutos seguido de 10 series de sprints descalzo (cada serie consiste de 10 zancadas completas, transición a correr 12 zancadas completas, transición a *sprint* de máxima intensidad de 15 zancadas), con un minuto entre cada serie. Trote tranquilo para enfriar, seguido de un breve estiramiento tipo "sentadilla de Grok". Tiempo total en gimnasio y playa: 50 minutos. A casa a ducharse.

1:00 pm: Hice mi famosísima Ensaladota Primitiva (el video lo encontrarás en MarksDailyApple.com) con montones de verduras y una cucharada de salmón enlatado, bañada en aderezo a base de aceite de oliva. Nada de beber. Manzana de postre. De vuelta al trabajo de oficina.

4:00 pm: Gran puñado de almendras y descanso del trabajo para lanzarle una pelota de tenis a Buda, nuestro viejo y cansado labrador dorado. De regreso al escritorio, Kyle me planteó un desafío. Me desvío de la oficina al garaje para el enfrentamiento de campeonato en Rock Band. Obtengo puntuación perfecta de 100 en canto y sigo siendo el rey de la familia Sisson (séptimo mandamiento: Juega, y algo del noveno mandamiento: Evita los errores estúpidos).

7:30 pm: Filete de res alimentada con pasto (300 gramos), tres tazas de brócoli al vapor bañado en mantequilla real, copa de merlot. Bueno, una más. ¡No hay nada mejor que esto!

8:30 pm: Vimos la grabación de nuestra comedia televisiva favorita de media hora, seguido de programa deportivo de una hora. Nos saltamos los comerciales y vimos ambos programas en apenas 52 minutos.

10:00 pm: Caminata de cinco minutos con Buda y a la cama para leer un rato. Fuera luces y me apago a las 10:30 pm.

Cálculo de macronutrientes del jueves

Café con crema	*Análisis de FitDay.com*
Omelet de cuatro huevos	Total de calorías: 2 676
con algo de queso mozzarela,	Proteína: 168 gramos,
champiñones rebanados	672 calorías (25%)

y pimiento verde, con rebanadas de aguacate encima y una cucharada de salsa recién hecha Ensaladota Primitiva Manzana Puñado grande de almendras Filete de res alimentada con pasto (300 gramos), tres tazas de brócoli al vapor bañado en mantequilla real Dos copas de merlot	Carbohidratos: 108 gramos, 432 calorías (15%) Grasa: 170 gramos, 1 530 calorías (57%)

Promedio de los tres días (se debe permitir cierto margen de error)

Calorías: 1 842
Proteína: 136 gramos, 544 proteínas (38%)
Carbohidratos: 86 gramos, 344 calorías (18.5%)
Grasa: 106 gramos, 954 calorías (51%)

Replantear tus metas

Quizá ya te has dado cuenta de que hago énfasis en un enfoque permanente y en el disfrute del proceso de cambio a una vida saludable. Al discutir la pérdida de peso me esmero en mostrarla como *resultado* de la alimentación, el ejercicio y los hábitos de vida saludables. Debemos reflexionar sobre la importancia de esta distinción, pues estamos muy condicionados a pensar nuestras metas de estilo de vida con la vista puesta en los resultados a corto plazo.

Usamos monitores de frecuencia cardiaca y GPS para obtener datos objetivos sobre si estamos alcanzando nuestras metas o no. Llevamos elegantes diarios de entrenamiento para registrar hasta el mínimo de información sobre nuestros entrenamientos: tiempo, distancia, repeticiones de fuerza, calorías quemadas... ¡y hasta el kilometraje de nuestros zapatos (para saber cuándo comprar unos nuevos)! Nos esforzamos, luchamos y sufrimos por obtener tiempos, ritmos y distancias predeterminados para nuestros entrenamientos, creyendo que nuestro cuerpo y espíritu agradecen ese enfoque robótico hacia el ejercicio.

Piensa por un instante que plantearnos metas y perseguirlas nos está arruinando más de lo que nos ayuda. Vivimos en un mundo superficial en donde todo lo que hacemos se mide y se juzga, y el éxito (y por lo regular también la felicidad) está definido por lo que logramos y acumulamos, más que por el tipo de carácter que tengamos. A los atletas, el mundo nos abruma con preguntas como: "¿Qué distancia corriste?", "¿Cuáles fueron tus tiempos?", "¿En qué lugar llegaste a la meta?", "¿Superaste tus tiempos anteriores o a tu oponente?" Todas estas interrogantes suelen surgir antes que preguntas más relevantes que deberíamos hacernos sobre el entrenamiento o la carrera. "¿Te divertiste?", sería una buena pregunta. Cuando el equipo de voleibol de mi hijo pierde una competencia debemos reconocer que no es muy divertido, pero quizá entonces le pregunto: "¿Fue una experiencia positiva? ¿Aprendieron y crecieron como equipo, como atletas y como personas después de una ardua batalla, aunque haya terminado en derrota?"

Mi deseo ferviente de lograr mis metas atléticas —participar en pruebas olímpicas, correr en promedio 160 kilómetros a la semana, vencer a mis compañeros de entrenamiento— arruinó mi salud y terminó por arruinar mi carrera. Cuando regresé a la competencia como triatleta tenía una actitud más relajada y alegre. Disfruté el desafío del nuevo deporte y de probar los límites de la resistencia humana sólo por diversión. Con ciertas reservas, dado mi historial de lesiones, adopté un enfoque mucho más tranquilo. Escuchaba las señales de mi cuerpo y frenaba cuando mis niveles de energía disminuían o empezaba a sentir dolor. Disfrutaba paseos en bicicleta más largos y lentos hacia la montaña, conectarme con la naturaleza y vivir la aventura de explorar nuevas rutas. Fui desarrollando mi condición física de manera cómoda y me sentí revitalizado, lleno de energía e inspirado por mi entrenamiento; nada que ver con el sufrimiento constante de las intensas y arduas sesiones de entrenamiento para maratones en compañía de un grupo de compañeros de entrenamiento y de dolor.

¡Mírenme ahora! Con mi enfoque casual me convertí en el triatleta *ironman* hawaiano más veloz del mundo en un año, evité lesionarme y me divertí como nunca. Después de retirarme de las carreras profesionales y buscar una carrera "real", seguí compitiendo por diversión a nivel amateur hasta casi cumplir 40 años. No tenía metas, ni un programa de entrenamiento estructurado, ni un diario de ejercicio. Sólo me divertía, inspiraba a la gente a la que entrenaba y pasaba el tiempo con los atletas profesionales a los que entrenaba en ese momento, y seguía logrando excelentes resultados según mis propios estándares y con mucho menos esfuerzo. Con frecuencia veía los rostros de concentración de los otros (amateurs, como mi nuevo yo): tensos, ansiosos, reprendiendo a sus seres queridos, sin aparentar estarse divirtiendo mucho ni experimentando algún crecimiento personal.

No es divertido predicar felicidad basada en alcanzar tus metas, pues si no las alcanzas te desilusionarás y tus niveles de motivación caerán. Incluso lograr tus metas puede llevarte a un callejón sin salida y a una mentalidad errada. Muchos "ganadores" —en deportes o en otras áreas competitivas, como los negocios— desarrollan un sentido distorsionado del valor propio, que los deja vulnerables a los potenciales oponentes o les infunde prepotencia frente a la sociedad común, dada nuestra enferma tendencia a considerar héroes a los ganadores y a los millonarios.

Hay un fenómeno en los deportes de resistencia conocido como *depresión posmaratón* (o depresión postironman, en el caso de los triatletas). Es tan común que hasta en las revistas de psicología se habla de él. Parece que después del glorioso día para el cual han estado entrenando con diligencia durante meses o años, muchos atletas se preguntan: "¿Y ahora qué?", sentimiento que deriva en una sensación de desilusión. Idealmente, deberíamos usar nuestros logros físicos como incentivo para seguir creciendo (quizá incluso hasta para plantearnos metas de acondicionamiento menos extremas), explorando y enfrentando desafíos, y no una excusa para deprimirnos y refugiarnos en un bote de helado las semanas posteriores al gran evento.

Debemos mirar de cerca el proceso para establecer metas, de modo que evitemos estos baches comunes y le demos un enfoque relajado y divertido a nuestra alimentación, entrenamiento, composición corporal, carrera y otros objetivos de vida. La razón principal para cambiarte al estilo de alimentación del cavernícola debe ser por diversión: comer alimentos deliciosos que estabilicen tus niveles de energía, optimicen la función de todos los sistemas corporales, te den satisfacción a largo plazo y alivien el estrés psicológico de los regímenes y el sacrificio que van de la mano de muchas dietas. Sí, te verás mejor, serás más fuerte, tendrás más energía, evitarás las enfermedades y la obesidad, y disfrutarás de muchos otros resultados cuantificables, pero estas motivaciones no son nada en comparación con la gratificación instantánea que obtienes en cada comida al disfrutar los alimentos que tu cuerpo siempre debió haber recibido.

Si tienes alguna inquietud psicológica con respecto a tu dieta actual, mándala al diablo y empieza a comer los alimentos y las comidas que te hacen feliz, basándote en la larga lista de alimentos y las mínimas restricciones logísticas del estilo de alimentación del cavernícola. Haz todo lo que sea necesario para disfrutar la vida, incluyendo la ocasional indulgencia con conciencia y una gran sonrisa. Si tu régimen de ejercicios no te entretiene, tíralo por la ventana y descifra qué otros movimientos te entusiasman. En lugar de sufrir y luchar por mantener el ritmo (ya sea el del alegre instructor grupal o el de tus compañeros de entrenamiento), adopta las sugeren-

cias cavernícolas para realizar entrenamientos regulares, cómodos y energizantes que harán que el ejercicio sea divertido
de nuevo. Combínalas con algunos movimientos rápidos que
te motivarán a superar tus propios límites físicos y a disfrutar
avances tangibles, como perder peso, tener más energía y alcanzar el máximo de desempeño. Juega de cuando en cuando. Olvida la noción de constancia en este contexto y coordina tu programa de ejercicio con tu nivel de energía, estado de
ánimo y responsabilidades de vida. Presiónate cuando estés
descansado y motivado, y reposa cuando te sientas cansado.

Cuando descartes las metas innecesarias que te estresan
tanto mental como emocionalmente, podrás enfocar tu atención en metas orientadas al proceso. Objetivos como divertir-
te, coordinar tu entrenamiento con tu nivel de energía y emprender nuevos desafíos deben definir tu mentalidad sobre el
ejercicio. Dicho lo anterior, muchos campeones tienen una
envidiable capacidad para mezclar el enfoque orientado al
proceso con un fuerte impulso competitivo y así lograr resultados tangibles. Sin duda está bien aspirar a lograr ciertos resultados (como perder cinco kilos o completar una carrera de
10 kilómetros, un maratón o un triatlón), pero nunca debes
perder de vista que las recompensas provienen del camino,
no de la meta.

Es posible perder esos cinco kilos muy rápido siguiendo
cualquier cantidad de métodos peligrosos. El auténtico gozo
de cambiar tu figura proviene no del bisturí del cirujano, ni de
una dieta hipocalórica combinada con un entrenamiento
agotador, ni siquiera de los elogios de la gente en las fiestas.
Las recompensas más gratificantes surgen de los cambios positivos y divertidos de estilo de vida que implementas para
lograr esos resultados.

Es hora de que aceptes el gran propósito de salud y bienestar
que ofrecen los mandamientos del cavernícola, y que rechaces
otras motivaciones confusas, mezquinas o contradictorias.
Para conectarte más con el ideal que representa Grok, debemos

aligerar la carga, no acumular más presiones. El poder y la magia radican en la simplicidad, lo cual resulta refrescante ante la complejidad de la vida moderna, la influencia sórdida del ego en nuestras acciones y estado emocional, y los mensajes populares que con facilidad nos hacen sentir perdedores si no tenemos un cuerpo de modelo de revista.

Grok no se preocupaba por ninguna de esas tonterías. Es verdad que sí le preocupaba su supervivencia, y sin duda no es necesario que regresemos en el tiempo para aprender de su experiencia. Lo que sí podemos hacer es aprovechar los diez mandamientos del cavernícola en nuestra vida diaria para ser más sanos, estar más en forma, sentirnos más felices y conectarnos más con nuestra naturaleza humana básica. Que tu meta sea honrar tus genes y tu destino sacar lo mejor de tu tiempo en esta tierra, sin apegarte a preconcepciones sobre el resultado.

¿Qué esperas? ¡Seamos cavernícolas!

UN VISTAZO A LO PERMITIDO POR LOS MANDAMIENTOS DEL CAVERNÍCOLA

Dieta

Bebidas: Agua (con moderación, según la cantidad de sed), té sin endulzar.

Productos de coco: Mantequilla, leche, harina y aceite de coco, así como coco rallado, aportan grasas saludables de cadena media; son un excelente sustituto de los lácteos, la harina de trigo y los ácidos grasos poliinsaturados.

Café: Disfrútalo con moderación (está bien un poco de crema y endulzante), pero no lo uses como muleta energética.

Lácteos: De preferencia productos orgánicos crudos, fermentados y altos en grasa (queso, queso cottage, queso crema, kéfir, leche entera, yogurt); con moderación.

Huevos: De producción local, de aves alimentadas con pasto u orgánicos certificados con alto contenido de omega-3.

Grasas y aceites: De coco; de ajonjolí tostado; de oliva extra virgen, casero y de primera extracción; de girasol o cártamo con alto contenido oleico; marino (suplementos); de palma, y aceites con alto contenido de omega-3 (borraja, hígado de bacalao, krill, salmón, semilla de girasol). Refrigera y consume pronto. Grasas de origen animal (piel de pollo, manteca, sebo), mantequilla y aceite de coco son los mejores para cocinar.

Pescado: Salvaje, pescado en aguas lejanas y no contaminadas. Es mejor el pescado pequeño y grasoso de aguas frías (anchoas, arenque, caballa, salmón, sardinas). Ciertos pescados de granja están aprobados (salmón plateado doméstico, trucha y mariscos).

Fruta: De producción local (o silvestre), orgánica, de temporada. La opción predilecta son todas las moras. Elige estrictamente orgánica, con cáscaras suaves y comestibles. Modera la ingesta de fruta seca con alto índice glucémico y baja en antioxidantes. Lávala muy bien.

Hierbas y especias: Alto contenido de antioxidantes, antiinflamatorias, buenas para el sistema inmune y dan sabor.

Indulgencias: Chocolate oscuro (75% o más de contenido de cacao) y vino tinto son las mejores opciones. ¡Sé sensato y modérate!

Nueces de macadamia: Altas en grasas monoinsaturadas; buena proporción de omega-6 a omega-3.

Res y pollo: De producción local, alimentado con pasto o con certificación orgánica. Si no hay más opción que comer carne convencional, elige los cortes más magros y quítales el exceso de grasa para reducir la exposición a toxinas.

Otras nueces, semillas y mantequillas hechas con ellas: Procesadas en frío y orgánicas, si es posible. Refrigéralas y consúmelas pronto.

Refrigerios: Moras, atún o sardinas enlatadas, apio con queso crema o mantequilla de nuez de macadamia, queso cottage con nueces o frutas, huevos cocidos, carne seca, nueces, aceitunas, semillas, mezcla de nueces, y otros alimentos primitivos altos en grasas o en proteínas y bajos en carbohidratos.

Carbohidratos complementarios: Quienes quemen muchas calorías, no tengan exceso de grasa y busquen restablecer el glucógeno muscular pueden comer camotes o boniatos (en lugar de arroz blanco o papas), quinoa y arroz salvaje (en lugar de arroz blanco o integral).

Suplementos: Fórmula multivitamínica/minerales/antioxidantes, cápsulas de aceite de pescado alto en omega-3, probióticos, polvo proteínico y vitamina D son atajos modernos excelentes.

Verduras: De preferencia de producción local, orgánicas y de temporada. Las de superficies amplias (hojas verdes) deben ser estrictamente orgánicas y tener cáscaras suaves y comestibles. Lávalas muy bien.

Ejercicio

Cardio de baja intensidad: 2-5 horas (o más) a la semana de caminata, senderismo u otros ejercicios de cardio de baja intensidad a 55-75% de frecuencia cardiaca máxima.

Programa de entrenamiento: Varía el tipo de entrenamiento, la frecuencia, la intensidad y la duración en coordinación con tus niveles de energía. Sé espontáneo, intuitivo y juguetón.

Zapatos: Ve introduciendo gradualmente tiempo "descalzo" de actividades de bajo riesgo para fortalecer los pies y estimular el rango natural de movimiento. Elige zapatos deportivos con diseño minimalista para evitar heridas en los pies. ¡Verás que es divertido!

Sprints: Ejercicios de máxima intensidad con duración de entre ocho y 20 segundos, cada siete o 10 días cuando estés lleno de energía. Haz sesiones regulares de trote menos extenuante para ir adquiriendo condición.

Entrenamiento de fuerza: Sesiones breves e intensas de media hora o menos. Ejercicios funcionales de cuerpo entero que promueven la competencia atlética general.

Estiramientos: Mínimos, integrales y funcionales para pasar de la acción a la inacción. Sentadilla de Grok.

Estilo de vida/Cuidado médico

Cuidado médico: Reserva el consumo de medicamentos para trastornos agudos; haz cambios sustanciales a tu estilo de vida antes de medicarte. Hazte análisis de sangre exhaustivos (CRP, Lp2A, A1C, insulina en ayunas, etc.) para valorar el riesgo de desarrollar enfermedades.

Juega: Cambia tu actitud. ¡Jugar no es sólo para niños! Disfruta momentos de diversión física en exteriores. Mejorará tu productividad laboral y disminuirá el estrés.

Duerme: Reduce al mínimo la luz artificial y los estímulos digitales después de que oscurezca. Pon horarios regulares para ir a dormir y despertar. Despierta naturalmente, sin alarmas, para que las transiciones sean apacibles. Toma siestas cuando sea necesario.

Errores estúpidos: Cultiva las habilidades de vigilancia extrema y manejo de riesgos; evita realizar varias tareas al mismo tiempo y realizar prácticas demasiado estresantes o rígidas. Enfócate en alcanzar el máximo desempeño.

Luz del sol: ¡No temas al imponente sol! Expón grandes superficies de piel tanto como sea posible sin quemarte.

Usa el cerebro: Involúcrate en actividades divertidas, creativas y desafiantes para mantener la agudeza mental y el entusiasmo ante los desafíos de la vida.

UN VISTAZO A LO PROHIBIDO POR LOS MANDAMIENTOS DEL CAVERNÍCOLA

Dieta

Ingredientes para hornear: Harina de maíz, almidones y jarabes; otros almidones y jarabes; harinas (gluten, maltodextrina, leche); endulzantes (dextrosa, fructosa, lactosa, malitol, xilitol); levadura.

Bebidas: Jugos refrigerados, recién exprimidos o embotellados; bebidas energéticas; leches de almendra, arroz, soya y saborizadas; bebidas en polvo (té chai, café o chocolate caliente); refrescos normales y de dieta; bebidas para deportistas; cocteles dulces (daiquirí, rompope, margarita), tés endulzados.

Café: Evita su consumo en exceso o usarlo como muleta energética en lugar de buenos hábitos de sueño y de vida saludable.

Condimentos/artículos para cocinar: Mostaza dulce; mermeladas y jaleas; cátsup; mayonesa y similares; aderezos de ensalada bajos en grasa; cualquier cosa que contenga jarabe de maíz alto en fructosa; otros productos hechos con endulzantes o aceites poliinsaturados.

Lácteos: Limita o evita los productos de leche modificada genéticamente porque contienen hormonas, pesticidas, antibióticos, alérgenos y agentes inmunosupresores. Evita el helado, la leche baja en grasa, el queso procesado y los quesos untables, y el yogurt endulzado bajo en grasa.

Huevos: Limita el consumo de huevos producidos en masa (de gallinas alimentadas con cereales, hormonas, pesticidas y antibióticos). Busca huevos de gallina libre, alimentada con pasto.

Comida rápida: Evita los alimentos fritos que estimulan la producción de insulina, tienen aditivos químicos y carecen de valor nutricional: papas fritas, aros de cebolla, hamburguesas, hot dogs, chorizos, chalupas y chimichangas, y cualquier otro tipo de producto industrializado con publicidad llamativa.

Pescado: Evita casi todos los pescados de granja (en particular los importados), los provenientes de aguas contaminadas, los que fueron pescados con métodos objetables o los que estén arriba en la cadena alimenticia (tiburón, pez espada, etc., pues concentran los contaminantes de lo que comen).

Fruta: Limita o evita frutas de cáscara suave y comestible que estén modificadas genéticamente, sean importadas o hayan sido cultivadas con métodos convencionales. Apégate a las frutas de producción local, de temporada y altas en antioxidantes (moras, frutas con hueso), sobre todo si intentas reducir la grasa corporal.

Cereales: Evita los cereales, el maíz, la pasta, el arroz y el trigo; productos de pan y harina (baguettes, galletas, croissants, pan dulce, pizza, tortillas, pan de caja); alimentos para el desayuno (cereal seco, pan francés, granola, avena, waffles); frituras (papas, nachos); cereales para cocinar (amaranto, cuscús, mijo, centeno, cebada, bulgur); pretzels; refrigerios inflados (tortitas de arroz, palomitas), y cualquier otro alimento alto en carbohidratos, procesado u horneado. Evita incluso los cereales integrales por sus altos niveles de fitatos, lecitinas y gluten.

Indulgencias: Evita las golosinas altas en carbohidratos y procesadas (a base de azúcar o harina): galletas, pastel, panqués, dulces, caramelos, helado, pan dulce, paletas heladas y otros postres congelados.

Leguminosas: Alfalfa, frijoles, maní, mantequilla de maní, chícharos, lentejas, soya y tofu. No son tan malas como los cereales, pero también contienen antinutrientes. Considéralas carbohidratos complementarios, innecesarios y quizá contraproducentes para el manejo de la salud y el peso.

Res y pollo: Limita o evita el consumo de animales de engorda alimentados con cereales (con hormonas, pesticidas y antibióticos). Limita o evita los productos prefabricados (salchichas, productos congelados, carnes frías); las carnes ahumadas, curadas o tratadas con nitratos o nitritos (carnes frías).

Aceites: Evita las grasas trans y aceites parcialmente hidrogenados; imitaciones de mantequilla en barra o spray (grasas poliinsaturadas, aceite de canola, etc.); alimentos fritos en manteca vegetal o margarinas.

Alimentos procesados: Barras energéticas; barras o rollos de fruta; barras de granola; barras proteínicas; comidas congeladas; refrigerios empacados y sobresaturados de azúcar. Si viene en caja, empaque o envoltorio, piénsalo dos veces.

Postres: Pan dulce, dulces, pastel, jarabe de chocolate, galletas, donas, helado, leche con chocolate, chocolate con leche, alimentos endulzados con azúcar o endulzantes (agave, endulzantes artificiales, azúcar morena, melaza, azúcar glas, azúcar de caña, azúcar de mesa), nueces cubiertas de azúcar, paletas heladas y otros postres congelados, jarabes y otros refrigerios procesados. Entre menos consumas, menos se te antojarán.

Suplementos: Evita suplementos baratos con aditivos, complementos, lubricantes, aglutinantes y otras sustancias químicas sintéticas.

Verduras: Limita o evita verduras importadas, modificadas genéticamente o cultivadas con métodos convencionales, con superficies extensas y cáscara comestible (hojas verdes, pimientos).

Ejercicio

Cardio crónico: Evita un programa de entrenamiento de cardio regular de intensidad media a alta (por encima de 75% de frecuencia cardiaca máxima).

Programa de entrenamiento: Evita el estrés regular combinado con la falta de descanso (pones en riesgo tu salud y tus niveles de energía y motivación). La constancia *no* es clave cuando se trata de acondicionamiento físico.

Estiramiento: Evita los estiramientos estáticos y para músculos específicos, y dale prioridad a los estiramientos simples, breves y dinámicos.

Cuidado médico/estilo de vida

Cuidado médico: Evita o limita el consumo de medicamentos para problemas de salud relacionados con el estilo de vida. Transforma la mentalidad de "arreglarlo" en la de "prevenirlo".

Sueño: No quemes la vela por ambos extremos. Evita los estímulos digitales excesivos por las noches, las alarmas por las mañanas después de una mala noche de sueño, o tomar demasiado café para evitar la siesta.

Errores estúpidos: Evita realizar múltiples tareas a la vez, distraerte y confiar en que el mundo te mantendrá a salvo. No culpes a los demás de tus errores estúpidos.

MATERIALES ADICIONALES

Obstáculos comunes y consejos fáciles de seguir

Hemos analizado miles de discusiones en el foro de MarksDailyApple.com, y a partir de ahí realizamos esta lista de los desafíos más comunes. Junto a cada concepto hay un consejo fácil de seguir que te ayudará a cambiar tu estilo de vida y te permitirá volver al libro cada vez que necesites apoyo adicional.

Ideas para el desayuno: Omelet u otro platillo con huevo, licuado, y mayor flexibilidad para comer lo que quieras, o sáltate el desayuno cuando tus genes quemagrasa estén bien afinados.

Problemas de presupuesto: Concéntrate en el panorama general y prioriza tus gastos. Es probable que reduzcas gastos al deshacerte de los carbohidratos procesados y de las bebidas endulzadas, y al visitar tu mercado local.

Lidiar con los anticavernícolas (pareja, hijos, etc.): Pon el ejemplo a través de la acción, no de las palabras. Evita discutir los detalles con personas necias y deja que los resultados y tu gran energía hablen por sí solos.

Cenar fuera: Sé asertivo y ve a un lugar con menú flexible para armar comidas apropiadas que se centren en la proteína de origen animal. Es posible mantenerse alineado con la vida cavernícola en casi cualquier restaurante si tomas decisiones bien pensadas y pides lo que necesitas.

Eliminar el cardio crónico: Equilibrar el estrés y el descanso es la clave para progresar en tu acondicionamiento físico. Adopta un enfoque intuitivo al ejercicio en lugar de una acumulación compulsiva de kilómetros o repeticiones en nombre de la regularidad.

Conseguir buenos refrigerios: Revisa mi lista de refrigerios favoritos en el capítulo 4. Descubre cuáles son los tuyos siguiendo la lista de alternativas compatibles con la vida cavernícola.

Obtener suficientes grasas: Una ingesta inadecuada de grasas puede estar influida por décadas de programación cultural para minimizar la ingesta de todo tipo de grasas, a pesar de los beneficios de varias de ellas. Come tantas grasas como desees para disfrutar las comidas y saciarte.

Dormir lo suficiente: Implementa los consejos para dormir mejor que se detallan en el capítulo 7, así como los atajos a los mandamientos del cavernícola que vienen a continuación, poniendo especial atención a que las dos últimas horas antes de ir a dormir sean calmadas, tranquilas y a oscuras.

Renunciar al refresco de dieta: Los endulzantes artificiales confunden al centro del apetito en el cerebro, provocando antojos de azúcar y picos de insulina. Intenta saborizar agua carbonatada con una porción generosa de jugo de limón y un poco de sal para satisfacer tu antojo de refresco.

Renunciar a los cereales: Seamos francos, los cereales son bastante insípidos. Es lo que les ponemos lo que los hace saber tan bien. Replantea tu postura sobre lo que de verdad necesitas y rechaza la rigidez tradicional de la dieta norteamericana estándar. ¿Huevos para cenar? ¿Bistec en el desayuno? ¡Date gusto!

Cómo iniciarte en el ayuno intermitente: Lo mejor para los novatos es cenar, luego retrasar el desayuno la mañana siguiente hasta que la sensación de hambre sea imperiosa. Ve cuánto tiempo puedes aguantar bien sin comida y luego disfruta una deliciosa comida cavernícola. Revisa tu progreso cada mes, pues tu capacidad para regular tu energía sin ingerir calorías será un buen indicador de qué tan bien programados están tus genes para convertirte en una bestia quemagrasa.

Falta de comida rápida/fácil: La planeación por adelantado es importante, pues el mundo moderno no satisfará muy bien tus necesidades cavernícolas sobre la marcha. Crea una reserva de refrigerios cavernícolas fáciles de transportar (carne seca, manzanas, nueces de macadamia) para que siempre tengas opciones listas para llevar.

Aprender a cocinar: Empieza con recetas sencillas, ve agarrando confianza y ejercita tu creatividad con el paso del tiempo. Revisa el libro *The Primal Blueprint Quick and Easy Meals*, en donde encontrarás formas divertidas y agradables de entrarle a la onda cavernícola en la cocina. Mantén tu cocina bien abastecida para facilitarte las cosas.

Escuchar a tu cuerpo: Cultiva un enfoque intuitivo hacia la alimentación, el ejercicio, el sueño y otros comportamientos primitivos. Esto significa que tendrás que rechazar las influencias externas (mensajes culturales superficiales, presión social, familiares y amigos juzgones) y ver por ti antes que por los demás.

Escuchar la señal de hambre: Come cuando tengas hambre y termina de comer cuando estés satisfecho. Date permiso de comer lo que quieras, cuando quieras, en las cantidades que quieras (dentro de los lineamientos cavernícolas) para lograr la satisfacción alimenticia y favorecer tu salud. Y come cada vez más despacio para ir afinando tu ritmo.

Manejar las expectativas: Enfócate en el valor intrínseco de la vida cavernícola y no permitas que tu felicidad o autoestima dependan de los resultados. Toma lo que tu cuerpo te da a diario (energía, motivación, salud, etc.) y no trates de forzar que los resultados aparezcan en momentos inadecuados. Confía en que las sensaciones inmediatas que experimentes al promover la óptima expresión de tus genes (más energía, regulación del apetito y las funciones hormonal e inmune) se traducirán en resultados a largo plazo en términos de composición corporal y otras metas de alto desempeño.

Manejar el estrés: Minimiza la producción de insulina, elimina el ejercicio crónico y coordina los hábitos de sueño con tu ritmo circadiano. Genera la inercia con estos tres aspectos y deja que el resto de los hábitos se vayan refinando a su tiempo.

Pensar demasiado en las cosas: Algunos apasionados seguidores de los diez mandamientos del cavernícola se exceden y se vuelven demasiado inflexibles e intolerantes con quienes no siguen los lineamientos cavernícolas al pie de la letra. Aunque tienen buenas intenciones, su mentalidad puede poner en riesgo su salud mental y física. Acepta que hay un rango de resultados posibles, desde el cuerpo de modelo de revista hasta el cuerpo ordinario pero muy saludable. No te desanimes con los detalles; lo más importante es que honres los principios fundamentales de la vida cavernícola.

Empacar la comida/preparar comidas: Cocina porciones grandes con tiempo, luego refrigéralas o congélalas para tener acceso fácil a comidas deliciosas. Corta y almacena las verduras para facilitar la preparación de ensaladas. Divide las porciones de los platillos para recalentarlos con facilidad.

Jugar más: Programa una gran salida e involucra a otros. Relaciónate con los niños, quienes son los expertos mundiales en jugar. Si de verdad estás fuera de forma, empieza con un descanso breve durante el trabajo o haz una parada breve en el parque de camino a casa.

Leer las etiquetas de los alimentos: ¿En serio deberíamos estar leyendo etiquetas? Enfócate en consumir productos de origen animal y vegetal, y disminuye el consumo de alimentos congelados, enlatados, empacados o envueltos. Dicho eso, tu prioridad al leer etiquetas debe ser evitar los carbohidratos refinados y las grasas alteradas químicamente.

Resistir las tentaciones: ¿Por qué habría que resistirse? Rechaza la mentalidad de que en la vida hay que sufrir y disfruta. Una golosina ocasional bien elegida está aprobada por los mandamientos del cavernícola. Sigue la regla de 80% y no te estreses por hacerlo todo perfecto ni te obsesiones con resistir las tentaciones. Sigue la corriente y con toda calma regresa a tu centro si por alguna razón te desviaste del camino.

Programar horarios de comida: ¿Para qué? Disfrutarás de una mayor flexibilidad de horarios, de compras y de planeación conforme te adaptes más al consumo de grasas. La necesidad de recargar pilas con opciones favorables sólo porque tu cuerpo necesita calorías inmediatas irá disminuyendo conforme te hagas experto en quemar la grasa almacenada.

Encontrar fuentes de ingredientes primitivos: Haz tu propio huerto, busca huertos locales, mercados artesanales y orgánicos, cooperativas, o busca en internet si vives en una zona poco compatible con la vida cavernícola.

Suplementos: Los mejores suplementos para complementar una dieta saludable en estos tiempos modernos son: multivitamínicos/antioxidantes, aceite de hígado de pescado (omega-3), probióticos, remplazo alimenticio alto en proteínas y vitamina D para quienes no resisten tomar el sol.

Antojos dulces: El chocolate amargo con alto contenido de cacao (75% o más) es una golosina aprobada por los mandamientos del cavernícola que satisfará tu antojo dulce y te aportará antioxidantes.

Variar la dieta: Los lineamientos primitivos permiten una gran variedad de opciones alimenticias. Sin embargo, no hay ninguna regla que diga que debes comer una amplia variedad de alimentos. Personalmente, soy una criatura de hábitos y disfruto comer mis alimentos cavernícolas favoritos con frecuencia. Si te inclinas por experimentar y agitar un poco las cosas, adelante y ¡disfrútalo!

Ejercitarse regularmente: ¡La regularidad está sobrevaluada! Concéntrate en equilibrar el estrés y descansa intuitivamente. Toma lo que tu cuerpo te dé día con día, en lugar de seguir un régimen de entrenamiento establecido. No te sientas culpable por saltarte un día en el gimnasio.

Motivación para entrenar: La gente que no puede motivarse o mantenerse motivada para hacer ejercicio suele consi-

derarlo algo doloroso y sumamente estresante. Haz entrenamientos que sean divertidos y te hagan feliz. Sal por la puerta
a dar una caminata, haz unos cuantos ejercicios de tai chi por
capricho, o duérmete hasta la hora de la comida si así lo desea tu cuerpo. No te preocupes por quemar cierta cantidad de
calorías o por llevar cierto ritmo; genera la inercia de forma
natural con entrenamientos que son divertidos y disfrutables.

Atajos cavernícolas

Primer mandamiento: Come plantas y animales

- Haz que la comida cavernícola sea algo sencillo y conveniente estableciendo comidas fáciles para el desayuno,
la comida y la cena, así como refrigerios favoritos. Ve
rotando tus cinco comidas favoritas para ir generando
la inercia que te guíe hacia la vida cavernícola. Siempre
ten a la mano refrigerios cavernícolas.

Segundo mandamiento: Evita cosas venenosas

- No tengas en casa alimentos prohibidos y aléjate de los
restaurantes de comida rápida.
- Si de verdad debes darte el gusto, hazlo con la conciencia
clara del placer y la satisfacción que éste te dará. Una vez
eliminados los tabúes, es posible que te des cuenta de que
en realidad no vale la pena y de que los sustitutos cavernícolas pueden darte una satisfacción similar.

Tercer mandamiento: Muévete con frecuencia, pero despacio

- Bájale el ritmo a los entrenamientos de cardio para evitar caer en un patrón crónico.

- Toma pasos que vayan en aumento para incrementar los movimientos diarios: recesos en el trabajo, encargos ajenos, caminatas vespertinas, etc. Hasta una caminata de cinco minutos o subir unas cuantas escaleras desarrolla hábitos que favorecen un estilo de vida más activo.
- Haz salidas más largas de cuando en cuando y disfruta la naturaleza o una ventura urbana.

Cuarto mandamiento: Levanta cosas pesadas

- Simplifica el ejercicio con los MEC (movimientos esenciales del cavernícola): lagartijas, dominadas, sentadillas y planchas. Usa los ejercicios progresivos específicos para tu nivel de acondicionamiento físico y alcanza tu propio número adecuado de repeticiones.
- Ponte el objetivo de realizar una sesión completa (2-3 series de repeticiones máximas de cada MEC) y una sesión abreviada (una serie de repeticiones máximas de cada MEC) a la semana.

Quinto mandamiento: Haz sprints de cuando en cuando

- Haz *sprints* una vez cada siete a 10 días cuando estés del todo descansado y motivado.
- A modo de preparación para la naturaleza extenuante de los *sprints*, realiza "carreras de velocidad" de baja intensidad y elige alternativas de bajo impacto.
- Revisa las sugerencias de entrenamientos de velocidad para más detalles.

Sexto mandamiento: Duerme lo suficiente

- Reduce la luz: Mantén un mínimo de iluminación interior y usa bulbos amarillos o lentes de sol amarillos una vez que anochezca.

- Instala en tu computadora algún software gratuito (como f.lux) que ajuste el brillo de la pantalla de acuerdo con la luz ambiental, lo cual será benéfico para tus ojos después de que anochezca.
- Reduce al mínimo los estímulos digitales, sobre todo en las dos últimas horas antes de dormir. Elige mejor leer, conversar, jugar juegos de mesa o dar caminatas por el vecindario en lugar de pasarte de la computadora a la cama.
- Habitación: Elimina todo el desorden y mantén un ambiente sencillo, libre de estrés. Instala cortinas que impidan la entrada de la luz y mantén una temperatura promedio de 18°C.
- Antifaz: Es un recurso útil para tomar siestas y elimina las potenciales distracciones de luz durante el periodo de descanso vespertino.
- Siestas: Siempre que te haya faltado algo de sueño, una siesta de entre 20 y 30 minutos puede ayudarte a recobrar la energía y restablecer muy bien la función cerebral.
- En la mañana: Despierta naturalmente, cerca del amanecer, y exponte directamente a la luz del sol tan pronto como puedas.

Séptimo mandamiento: Juega

- Date descansos breves de entre cinco y 15 minutos para jugar varias veces al día.
- Planea salidas divertidas de cuando en cuando que impliquen aventuras emocionantes con la familia y los amigos.
- Anota la lista ideal de aventuras que quisieras vivir con tus seres queridos. Acomódalas según tus prioridades, siendo realista con respecto al presupuesto y al tiempo. Luego, haz un par de acciones el día de hoy para conseguir ese objetivo: pide fecha para las lecciones de escalada, descarga un mapa del sitio web de algún par-

que nacional y establece una ruta, o renta o compra el equipo necesario.

Octavo mandamiento: Toma suficiente sol

- Expón grandes superficies de piel al sol directo en los meses más soleados durante la mitad del tiempo que toma broncearse.
- Cúbrete el rostro, el cuello y las manos para evitar la sobreexposición a largo plazo.
- De ser necesario, toma suplementos de vitamina D en invierno.

Noveno mandamiento: Evita los errores estúpidos

- La realización simultánea de varias tareas es literalmente imposible para el cerebro humano. Concéntrate en una sola actividad a la vez para aumentar la productividad y disminuir el estrés.
- No des nada por sentado y cultiva la vigilancia extrema y las habilidades de manejo de riesgos. Respetar la importancia incluso de las actividades más mundanas perfeccionará tu capacidad de concentración y reducirá al mínimo el estrés mental derivado de los intentos de hacer mil cosas a la vez.

Décimo mandamiento: Usa el cerebro

- Encuentra tareas creativas a nivel intelectual para equilibrar la molienda diaria: música, idiomas, crucigramas, sodoku, aviones a escala, ligas deportivas de fantasía o cualquier cosa que te interese.
- Encuentra formas de estimular y desafiar a tu cerebro durante el día, sumando cifras o recordando los nombres de gente conocida.

- Trata a tu cerebro con cariño: toma descansos frecuentes para restablecer la concentración y evitar el agotamiento.

Movimientos esenciales del cavernícola

Para los entusiastas del gimnasio, esta rutina de movimientos básicos puede resultar bastante aburrida. No obstante, si lo único que haces son lagartijas, dominadas, sentadillas y planchas puedes volverte tan fortachón como los hombres y mujeres que aparecen en los infomerciales. Dicen que Herschel Walker —medallista olímpico de *bobsleigh*, leyenda del futbol americano y ganador del trofeo Heisman (que alguna vez fuera intercambiado por los Vaqueros de Dallas a los Vikingos de Minnesota por un total de ¡19 jugadores!, incluyendo jugadores seleccionados después en el *draft*)— nunca levantó una pesa, sino que siempre entrenó con lagartijas (con su esposa sentada en su espalda, como lo demuestra una memorable fotografía de *Sports Illustrated*) y 2 000 sentadillas al día para desarrollar su musculatura masiva (y muy funcional).

Comienza tus sesiones de entrenamiento de fuerza con un calentamiento de entre dos y cinco minutos de ejercicio cardiovascular de baja intensidad (caminar, trotar, hacer bicicleta fija u otra máquina de cardio a 55-75% frecuencia cardiaca máxima). Debes sudar un poco, lo que indica que se ha elevado la temperatura corporal y la velocidad de la respiración. Concluye el entrenamiento con un enfriamiento de entre dos y cinco minutos que dure lo suficiente para recuperar el aliento. Asegúrate de consultar a tu médico antes de realizar cualquier entrenamiento extenuante, incluyendo aquellos contenidos en *Los diez mandamientos del cavernícola*. Si no tienes una barra fija decente para hacer las dominadas, improvisa usando barandales, escaleras, marcos de puertas, zonas de juegos en los parques, ramas de árboles... cualquier cosa que aguante tu peso.

Junto con cada ejercicio incluyo niveles de "maestría" para hombres y mujeres. Los niveles de maestría se alcanzan al hacer una serie al máximo de esfuerzo. Tu primer entrenamiento de MEC debe ser una sesión de valoración para determinar, por medio de prueba y error, tu máximo nivel de esfuerzo para cada movimiento esencial. Si no puedes completar el número maestro de repeticiones de alguno de los MEC, empieza por el ejercicio de progresión apropiado que te permita hacer un número suficiente de repeticiones durante tu entrenamiento. Conforme vayas alcanzando el nivel de maestría en los ejercicios de progresión, pasa al siguiente ejercicio de progresión o movimiento de base hasta alcanzar la maestría en él, y así sucesivamente. Los entrenadores de fuerza avanzados pueden integrar numerosas adaptaciones para mejorar el grado de dificultad más allá de los movimientos esenciales básicos, como usar un chaleco con pesas durante toda la sesión de MEC.

Hombres: Maestría en los MEC

- 50 lagartijas
- 12 dominadas (con barra fija)
- 50 sentadillas (con los muslos paralelos al suelo)
- Plancha: 2 minutos en posición de plancha antebrazo/pies

Mujeres: Maestría en los movimientos esenciales

- 20 lagartijas
- 5 dominadas (con barra fija)
- 50 sentadillas (con los muslos paralelos al suelo)
- Plancha: 2 minutos en posición de plancha antebrazo/pies

Lagartijas (dorsales, pectorales, tríceps). Maestría = Hombres 50, Mujeres 20: Asume posición de plancha para lagartijas (con los brazos extendidos, las manos en el suelo, el cuerpo derecho). Dobla los brazos para bajar al suelo, con el pecho por delante. Mantén el cuerpo derecho, el torso y los glúteos apretados, la cabeza y el cuello alineados con el torso. Los codos se doblan a 45° conforme bajas.

Progresión sencilla: Lagartijas de rodillas (H50, M30): Haz lagartijas partiendo de una posición de plancha, pero apoyado en las rodillas, no en los pies.

Siguiente nivel de progresión: Lagartijas en banca (H50, M25): Haz lagartijas con las manos apoyadas sobre una banca o algún otro objeto elevado del nivel del suelo.

Dominadas (espalda, dorsales, pectorales, bíceps). Maestría = Hombres 15, Mujeres 5: Agarra la barra fija (o la rama de un árbol) con los brazos abiertos a la altura de los hombros. Codos apretados, barbilla al pecho, omóplatos retraídos para proteger la columna. Empieza con el pecho hacia arriba, manteniendo la parte inferior del cuerpo fija. Eleva la barbilla por encima de la barra y gradualmente baja hasta que te queden los brazos estirados (o no del todo estirados si tienes problemas articulares).

Progresión sencilla: Dominadas asistidas con silla (H20, M15): Empieza con la pierna posicionada ligeramente sobre una silla de apoyo debajo de la barra. Usa suficiente fuerza de la pierna para ayudarte a subir la barbilla por encima de la barra. Lo más probable es que sólo ocupes la ayuda de una pierna, pero si es necesario, usa las dos. Sí, ¡todos somos capaces de hacer dominadas!

Siguiente nivel de progresión: Barbilla arriba (H7, M4): A muchos les parece que la barbilla arriba es la forma más sencilla de hacer dominadas, sobre todo si tienes problemas en la muñeca, el codo o el hombro. Basta con invertir la forma en que agarras la barra, con las palmas hacia ti, y levantarte hasta que la barbilla sobrepase la barra.

Sentadillas (parte inferior del cuerpo). Maestría = Hombres 50, Mujeres 50. Los pies abiertos a la altura de los hombros o un poco más. Los dedos de los pies hacia el frente o un poco más abiertos en posición natural. Baja flexionando las rodillas y sacando los glúteos, de modo que los muslos queden paralelos al suelo. Intenta que tu columna se mantenga derecha (pasará de hacer ángulo de 90 a 45°), y evita la tentación de inclinarte hacia delante. Usa los cuádriceps para absorber la carga, tanto de pie como flexionado. Baja con un movimiento suave y firme hasta que los muslos queden paralelos al suelo. Regresa a la posición de pie original sin abrir las rodillas; recuerda que las rodillas deben ir alineadas con los pies.

Progresión sencilla: Sentadillas asistidas (H50, M50): Sostén una barra u otro objeto que te sirva de apoyo mientras bajas y subes. Usa el objeto de apoyo lo menos posible.

Planchas (torso y espalda baja, así como hombros, tríceps, flexores de la cadera). Maestría = Hombres 2 minutos, Mujeres 2 minutos: Mantén posición de plancha con los antebrazos apoyados en el suelo. Sostén esa posición hasta que ya no puedas más. Un movimiento opcional para estimular los abdominales oblicuos es apoyarse en un brazo extendido y rotar el cuerpo hacia posición de plancha de costado, haciendo una línea recta de la cabeza a los pies. Mantén hasta que ya no puedas más, y luego repite del otro lado.

Progresión sencilla: Plancha antebrazo/rodilla (H 2 minutos, M 2 minutos): Asume posición de plancha apoyado en los antebrazos y con las rodillas apoyadas en el suelo. Tensa el torso y los glúteos durante el ejercicio.

Siguiente nivel de progresión: Plancha manos/pies (H 2 min, M 2 min): Asume posición de plancha en la misma posición en la que harías lagartijas, con los brazos extendidos y apoyado en pies y manos.

MEC **aislado:** Si quieres un desafío único, establece una meta numérica ambiciosa de un solo MEC y que ése sea tu único entrenamiento durante el día. Haz repeticiones hasta que ya no puedas más, luego descansa y haz repeticiones adicionales, sumándolas hasta alcanzar el total de la meta. Por ejemplo, habrá días en los que aspires a hacer 200 lagartijas inclinadas. Éstas pueden sumarse en series desiguales de 60, 30, 50, 25, 25 y 15. Puedes hacer la mitad de las series en 10 minutos y luego distraerte 20 minutos antes de terminar con las últimas series.

MEC **y *sprint:*** Consiste en una sesión divertida que dura poco tiempo e integra el entrenamiento de fuerza y de velocidad. Es un gran desafío para todos los grupos de músculos y para el sistema cardiovascular.

- Una serie de lagartijas al máximo esfuerzo e inmediatamente después un *sprint* de 80 metros. Descansa entre 30 y 60 segundos hasta que la respiración vuelva a la normalidad.
- Una serie de planchas al máximo esfuerzo, luego saltos de conejo 40 metros. Descansa 30 a 60 segundos.
- Una serie de dominadas al máximo esfuerzo, luego *sprint* de 80 metros. Descansa 30 a 60 segundos.
- Una serie de sentadillas al máximo esfuerzo, luego saltos de conejo 40 metros. Genial, ¿no?

Sugerencias de entrenamiento de *sprint*

Comienza cada entrenamiento con cinco minutos de calentamiento de baja intensidad, como caminar o trotar (55-75% de frecuencia cardiaca máxima), seguido de un ligero estiramiento. Concluye cada entrenamiento con un enfriamiento de cinco minutos idéntico al calentamiento. Asegúrate de consultar a tu médico antes de intentar cualquier entrenamiento extenuante, incluyendo los contenidos en *Los diez mandamientos del cavernícola.*

Entrenamiento de *sprint* para novatos: Trotes y *sprints* a 75% de capacidad. Haz seis trotes de zancada larga para calentar que duren entre ocho y 15 segundos cada uno (necesitarás entre 50 y 100 metros de espacio), con un periodo de descanso de 20 segundos entre trote. Enfócate en correr adecuadamente, sin importar la velocidad. Esto es mero calentamiento para los verdaderos *sprints*. Después de los trotes de calentamiento, haz seis *sprints* con duración de entre ocho y 15 segundos a 75% de tu capacidad. Descansa durante un minuto entre *sprints* o lo suficiente para recuperarte bien y que tu respiración vuelva a la normalidad antes de hacer el siguiente *sprint*.

Después de dos o tres sesiones a lo largo de unas cuantas semanas, empieza a hacer *sprints* al máximo de velocidad. Empieza trotando hasta la línea de salida y de ahí arráncate a correr, en lugar de empezar de cero, pues eso disminuye el riesgo de lesiones. El rango de ocho a 15 segundos dependerá de tus preferencias. Por lo regular los *sprints* más cortos se harán a mayor velocidad. En lo personal, prefiero combinar sesiones de *sprint* de corta y larga duración. Aprende a distinguir entre la fatiga de las extremidades y el dolor. Si experimentas un dolor agudo o tensión muscular, sobre todo en las corvas, detén el entrenamiento de inmediato con un enfriamiento ligero y luego aplica hielo al área lastimada.

Entrenamiento de *sprint* #1: Trotes y *sprints* a 100% de capacidad. Sigue la rutina descrita en el entrenamiento para novatos, pero los *sprints* hazlos a 100% de tu capacidad.

Entrenamiento de *sprint* #2: Repeticiones cuesta arriba. Haz seis a ocho *sprints* cuesta arriba con duración de entre ocho y 20 segundos a 75-100% de tu capacidad. Recupérate caminando o trotando de regreso. Antes de repetir, recupera el aliento por completo.

Entrenamiento de *sprint* #3: Aceleraciones. Haz entre seis y ocho *sprints* de 30 segundos, a mediana capacidad durante los primeros 10 segundos, a 75% de capacidad durante los siguientes 10 segundos y al máximo de capacidad los últimos 10 segundos. Descansa uno o dos minutos entre cada *sprint*. Puedes hacerlos en una pista de carreras y hacer repeticiones de 150 metros, acelerando más cada 50 metros (empieza en la curva, acelera en la recta, acelera de nuevo a la mitad y termina en la meta habitual) o en cualquier otro camino que puedas dividir en tres partes.

Entrenamiento de *sprint* #4: Técnicas básicas:

- Trotes: Cuatro trotes de ocho segundos a 75% de capacidad. Descanso de 10 segundos entre repeticiones. Un minuto de descanso antes del siguiente ejercicio.
- Brincos: Dos a cuatro repeticiones de 50 metros. Levanta la rodilla tanto como puedas (intentando alcanzar el pecho), salta y aterriza sobre la pierna contraria. Al aterrizar, con la pierna opuesta, levanta la otra rodilla hacia el pecho, como un brinco exagerado. Busca el máximo de altura, no de longitud. Descansa 15 segundos entre repetición. Descansa un minuto antes del siguiente ejercicio.
- Saltos: Dos a cuatro repeticiones de 50 metros. Corre a zancadas lo más grandes posibles, concentrándote en

mantener en equilibrio, más que en la velocidad. Descansa 30 segundos entre repetición. Descansa un minuto antes del siguiente ejercicio.

- Saltos de conejo: Dos a cuatro repeticiones de 50 metros. Brinca sobre ambas piernas hacia arriba y hacia delante. Concéntrate en mantener el equilibrio entre altitud y longitud. Balancea los brazos para ayudarte y garantizar que aterrices a salvo. Descansa un minuto entre repetición (lo necesitarás, te lo aseguro). Descansa dos minutos antes del siguiente ejercicio.
- *Sprint* completo: Dos a cuatro repeticiones de 50 metros a toda tu capacidad. Descansa un minuto entre repeticiones.

Entrenamiento de *sprint* #5: Escaleras. Realiza este entrenamiento en un estadio o en las escaleras de un edificio. Subir un tanto de escaleras debe llevarte entre ocho y 20 segundos. Descansa 30 segundos entre ejercicio, o tanto tiempo como necesites para sentirte renovado y recuperar el aliento.

- Cuatro ascensos de calentamiento a 75% de tu capacidad. Cuando llegues a la cima, baja de inmediato a ritmo cómodo, y luego asciende de nuevo.
- Dos repeticiones de un escalón a la vez. Sube un escalón a la vez lo más rápido que puedas. Desciende a paso cómodo y repite.
- Dos repeticiones saltándote escalones. Asciende saltándote cuantos escalones puedas. Concéntrate en mantener el equilibrio, más que en ir rápido. Usa los brazos para equilibrarte. Desciende a paso cómodo y repite.
- Dos repeticiones a brincos. Salta y aterriza en ambas piernas, ya sea uno o dos escalones a la vez. Usa el barandal si te preocupa resbalarte y sigue con cuidado. Desciende a paso cómodo y repite de inmediato.

- Dos repeticiones de brincos con un pie (precaución: ejercicio muy avanzado). Sube las escaleras saltando en un pie, un escalón a la vez. Apoyarse en el barandal es muy recomendable.
- Cuatro repeticiones a toda velocidad saltándose escalones. Sáltate el número de escalones con cada zancada para llegar arriba lo más rápido posible. Desciende a paso cómodo y recupérate por completo entre repeticiones.

Entrenamiento de _sprint_ #6: "Grokball". Este entrenamiento, inspirado en las aportaciones habituales de Grant Peterson en MarksDailyApple.com, es un ejemplo refrescante de la simplicidad del ejercicio en una cultura en la que solemos complicar las cosas más de lo necesario. En la misma cantidad de tiempo que tardas en entender las instrucciones del manual de usuario de tu medidor de frecuencia cardiaca, puedes capturar la esencia de Grok y su entrenamiento primitivo.

Lleva un balón medicinal (para entrenamiento o rehabilitación) de entre dos a cinco kilos (dependiendo de tu peso y nivel de fuerza) a un campo de atletismo amplio. Después de trotar ligeramente unos cinco minutos, toma el balón y lánzalo por el campo. Corre a toda velocidad tras él, levántalo y lánzalo de nuevo, hasta recorrer de ida y vuelta todo el campo. Descubre distintas variaciones del lanzamiento, por encima de la cabeza, con un solo brazo, como lanzamiento de martillo, como bola de boliche (con una o dos manos) o hacia atrás y por encima de la cabeza con ambas manos (sólo ten cuidado de que no haya nadie atrás de ti).

Fíjate bien que mantengas la columna y el cuello en posición neutral cada vez que lances. Las piernas y el torso deben ejercer la mayor fuerza y recibir los beneficios de los lanzamientos. La columna y el cuello deben estar en línea recta (el ángulo con respecto al suelo puede variar entre perpendicular y 45°, dependiendo de tu estilo de lanzamiento), y no encorves la espalda o el cuello hacia delante ni hacia los lados.

Ejercicios para distintos climas

Aunque sé que muchos de los entusiastas de los mandamientos del caver- nícola viven en climas diversos con distintas opciones de lugares para ejer- citarse, me cuesta trabajo contener el entusiasmo por uno de mis ejercicios favoritos: *sprints* de playa (mira una sesión en video en MarksDailyApple. com). Uno de los lectores de mi blog comentó: "No todos vivimos en la playa. ¿Por qué no nos sugieres ejercicios para el invierno?" Una caminado- ra fija con niveles de inclinación y velocidad bastará, al igual que cualquier escalera de edificio para el entrenamiento de "estadio".

Si no hay algún lugar cerrado que sea adecuado y te sientes intrépido, intenta hacer *sprints* sobre esquíes, con zapatos para nieve o en patines de hielo. Cuando voy de visita a las montañas disfruto hacer *sprints* con zapatos para nieve por una colina muy pronunciada y nevada. Es una yuxtaposición atlética fascinante para comparar las sensaciones del movimiento rápido en arena con el movimiento lento cuesta arriba a gran altitud, usando los mis- mos movimientos y el mismo nivel de esfuerzo.

Asegúrate de que la fuerza del ejercicio sea absorbida por las piernas y los músculos del torso.

Comienza con lanzamientos tranquilos que te darán una idea de la fuerza que tienes. Cuando te canses después de va- rios avances, tendrás que prestar más atención a mantener una posición corporal adecuada al volver a lanzar. Si te das cuenta de que tu capacidad de mantener la posición adecua- da está siendo afectada por la fatiga, es momento de dete- nerte; también detente si sientes dolor agudo en los músculos o las articulaciones. Termina la sesión trotando ligeramente durante cinco minutos.

Entrenamiento de *sprint* en bici #1: Escalera de intervalos. Haz un calentamiento en la bicicleta fija durante cinco mi- nutos a 55-75% de frecuencia cardiaca máxima. Luego pe- dalea a toda velocidad durante 15 segundos y descansa 15 segundos. Luego repite a toda velocidad durante 30 segun- dos y descansa 30 segundos. Luego *sprint* de 45 segundos y descansa 45 más. Después del último *sprint*, que será de 60 segundos, descansa 60 segundos y continúa con la escalera pero ahora de regreso: 45 segundos de *sprint* y 45 de descanso, y así sucesivamente. Después enfría con un ligero pedaleo durante cinco minutos.

Entrenamiento de *sprint* en bici #2: "Uno por dos". 6-8 repeticiones de un minuto a máxima capacidad con dos minutos de recuperación entre repeticiones. El tiempo de recuperación extenso de este entrenamiento ayuda a mejorar la potencia; es decir, el número de watts que puedes producir a intensidad máxima. Los entrenamientos de intervalos (1 y 3) se enfocan más en desarrollar la capacidad de transporte de oxígeno, pues los tiempos de recuperación son más breves en relación con los ejercicios.

Entrenamiento de *sprint* en bici #3: Intervalos Tabata de alta intensidad. Tabata es un sistema de entrenamiento en donde pasas cuatro minutos de *sprint*, levantamiento de pesas u otro ejercicio al máximo de esfuerzo, usando la proporción regular de 20 segundos de *sprint*, 10 segundos de descanso, 20 segundos de *sprint*, 10 segundos de descanso, durante cuatro minutos. Ese entrenamiento es más que suficiente, aunque algunas personas optan por pedalear ligeramente unos cuantos minutos y luego repetir la sesión Tabata pero durante seis minutos.

Los mayores perdedores

"¿Quién será el mayor perdedor esta semana?", dice la popular frase de cierto programa televisivo en donde compiten personas para ver quién pierde más peso. La respuesta, sin duda, es "el público". Es imposible perder cinco o 10 kilos de grasa corporal en apenas 10 o 20 días. Es un truco publicitario. La mayor parte del peso es líquido retenido (cada gramo de glucógeno en el cuerpo puede contener cuatro gramos de agua). Parte del peso es músculo preciado, por lo que apenas una pequeña fracción del sorprendente total es en realidad grasa corporal. Lo peor de todo es que al llegar a la "meta" de sus entrenamientos y dietas insostenibles, los mayores perdedores quedan exhaustos, aniquilados y vulnerables a volver a comer en exceso y a no ejercitarse (conocido como el efecto rebote). No es más que el instinto de supervivencia del organismo humano que intenta tomar las riendas para restablecerse y recuperarse del estrés causado por experiencias terribles como la de una dieta extrema.

Quizá has oído hablar de una cifra tomada de una encuesta gubernamental citada con frecuencia que afirma que 97% de las personas que hacen dieta recuperan el peso perdido en un periodo de cinco años. Más sorprendente es un estudio reciente de la doctora Traci Mann, profesora de psicología de la UCLA, quien dio seguimiento a las tasas de éxito a largo plazo de participantes de 31 dietas populares. El estudio concluye que 41% de los participantes ganaron más peso del que habían perdido en cuestión de un año. Aunque Mann admite que las cifras son "deprimentes", también reveló que "tenemos razones de peso para creer que esta cifra se queda corta ante el número real de participantes que ganaron más peso del que perdieron". Entre ellos están las personas que se desentendieron del estudio por vergüenza o quienes hicieron dietas rápidas justo antes de que terminara el estudio para no quedar mal.

Estamos en un gran embrollo. Necesitamos dar un paso atrás y ajustar nuestra mentalidad colectiva para enfrentar el tema de la alimentación saludable con nuevos ojos. No hay razones para que cualquiera de nosotros padezca el exceso de grasa corporal, el estrés emocional o la desilusión de no poder comer. Yo defiendo un estilo alimenticio variado e intuitivo que incluye una tremenda variedad de alimentos deliciosos y restricciones mínimas (al menos desde cierto punto de vista). Asimismo, no soy irresponsable ni presento la alimentación del cavernícola como el secreto definitivo para la buena salud y la longevidad. Los otros mandamientos del cavernícola van de la mano con el tipo de alimentación para producir mejores resultados. Pasarlos por alto implica un fracaso seguro. Por ejemplo, un atleta de alto rendimiento que está inmerso en un estresante programa de entrenamiento (quemar carbohidratos por horas sin parar todos los días) probablemente se descompensará si de pronto cambia al estilo de alimentación del cavernícola. Para una persona así, primero se debe enfrentar el problema de los métodos de entrenamiento antes de prestarle atención a los hábitos alimenticios.

MOVIMIENTOS ESENCIALES DEL CAVERNÍCOLA
Registro de entrenamiento de MEC

Fecha de entrenamiento: Calificación (1-10):

Lugar: Duración:

Repeticiones completadas

Lagartijas	1ª serie:	2ª serie:
Sentadillas	1ª serie:	2ª serie:
Dominadas	1ª serie:	2ª serie:
Plancha (tiempo)	1ª serie:	2ª serie:

Ejercicios de progresión usados (descripción)

Lagartijas: Dominadas:

Sentadillas: Plancha:

Comentarios adicionales:

MOVIMIENTOS ESENCIALES DEL CAVERNÍCOLA
Registro de entrenamiento de *sprint*

Fecha de entrenamiento: Calificación (1-10):

Lugar: Duración:

Actividad:

Duración total: Repeticiones:

Duración o distancia: Intervalo de descanso:

NOTAS

Introducción

[1] *Physiology of Sport and Exercise*, del doctor David Costill y Jack Wilmore.

[2] El libro de datos mundiales de la CIA reporta en 2008 que la esperanza de vida promedio en Estados Unidos al nacer es de 78 años (75 para hombres y 81 para mujeres).

[3] El documento "Heart Disease and Stroke Statistics" (2008) de la Asociación Estadounidense de Cardiología (disponible en americanheart.org) reporta que, en 2004, 869 000 de las muertes se atribuían a cardiopatías, mientras que 550 000 eran atribuibles al cáncer. Las estadísticas de los CDC en 2005 sugieren porcentajes de referencia similares, pero resultados más recientes sugieren que el cáncer ha rebasado a las cardiopatías como responsable número uno de las muertes en el país (cdc.gov/nchs/data/nvsr/nvsr56/nvsr56_10.pdf).

Capítulo 1

[1] Origen del hombre. La teoría de la "salida de África" también se conoce como la hipótesis del origen único, hipótesis del remplazo o modelo del origen africano. La teoría, planteada ori-

ginalmente por Charles Darwin en su obra *El origen del hombre*, modernizada por Christopher Stringer y Peter Andrews, y apoyada por estudios recientes sobre ADN mitocondrial, afirma que los humanos modernos evolucionaron anatómicamente en África entre 100 000 y 200 000 años atrás (cuando aparecieron los primeros humanos anatómicamente modernos), y que algunos de sus miembros salieron de África hace 60 000 años y remplazaron a todas las poblaciones humanas previas, incluyendo al *Homo neanderthalensis* y al *Homo erectus*.

[2] Origen de la agricultura. El doctor Jared Diamond, biólogo evolucionista, fisiólogo, ganador del premio Pulitzer y profesor de geografía en la UCLA, es autor de *Armas, gérmenes y acero. Breve historia de la humanidad en los últimos 13 000 años*, en donde discute el advenimiento de la agricultura y su efecto en la civilización y la salud humanas. El capítulo 5 de este libro detalla el origen de la agricultura (incluyendo lo que se cultivaba) en varios lugares alrededor del mundo.

El libro *Emergence of Agriculture* de Bruce Smith detalla la gran transición humana de la vida del cazador-recolector a la agricultura y la civilización. El libro de Diamond y el de Richard Manning, *Against the Grain*, detallan los aspectos negativos del cambio humano hacia la agricultura, y la culpan de enfermedades a gran escala, del imperialismo, el colonialismo, la esclavitud y una progresión inexorable hacia la guerra en todo el mundo. Todo esto es consecuencia del "tiempo libre" que surgió después de la especialización del trabajo y la búsqueda del poder sobre los recursos, los humanos y la geografía, metas que antes eran irrelevantes en las sociedades cazadoras-recolectoras, las cuales eran bastante equitativas.

[3] Esperanza de vida del humano primitivo. El "potencial de vida máximo" del *Homo sapiens* hace 15 000 años estimado en 94 años es más alto que la cifra correspondiente que se adjudica a los humanos modernos, ¡la cual es de 91 años! Estas cifras están tomadas de la obra del doctor Richard G. Cutler, gerontólogo molecular y experto en longevidad, quien publicó más de 100

artículos a! respecto. El doctor Cutler fue laboratorista investigador del Centro de Investigación Gerontológica del Instituto Nacional del Envejecimiento, parte de los Institutos Nacionales de Salud, durante 19 años. Su estimado se deriva de análisis de laboratorio de materiales esqueléticos, con un énfasis particular en la proporción entre peso corporal y tamaño del cerebro. Otros factores implicados en la precisión de los cálculos de esperanza de vida son la proporción de edad de maduración sexual frente a esperanza de vida (una proporción de 5 a 1 es común entre humanos) y las tasas de ingesta y gasto calóricos.

[4] Grok. En el capítulo 2 hablaremos de Grok como el patriarca de una familia primitiva. Sin embargo, podemos considerar a Grok un eufemismo de cavernícola sin género específico cuyos comportamientos aspiramos a emular. Por ejemplo, "Grok no comía azúcar, y tú tampoco debes hacerlo".

Capítulo 2

Referencias sobre la familia de Grok

[1] Esperanza de vida: Según Wikipedia, la esperanza de vida durante el Paleolítico (hace 2.5 millones de años hasta el año 10 000 a.C.) era de alrededor de 33 años, tomando en cuenta las altas tasas de mortalidad infantil. Si Grok llegaba a la pubertad, su esperanza de vida incrementaba hasta 39, y si llegaba a los 39, podía esperar vivir hasta los 54. Si lo lograba, era un tipo enérgico de 54, no uno que lucha por seguir adelante. Las amenazas fatales que enfrentaba Grok durante su vida eran todas primitivas: infecciones, accidentes y depredadores; no cardiopatías, diabetes ni obesidad.

El surgimiento de la agricultura y la civilización causó que la esperanza de vida disminuyera significativamente, alcanzando un mínimo de 18 durante la Edad de Bronce (3300 a.C. a 1200 a.C.). Esta cifra siguió siendo baja (entre 20 y 30) hasta el año 1500 d.C. y luego fue aumentando poco a poco, hasta llegar a

~30 en el siglo xix y ~40-50 a principios del siglo xx en Europa y Estados Unidos. El último siglo ha sido testigo de un aumento brutal de la esperanza de vida en los países civilizados, gracias a los avances médicos que han limitado la mortalidad infantil y nos han protegido de enfermedades epidémicas.

Un estudio realizado en 2004 por Rachel Caspari, de la Universidad de Michigan, y Sang-Hee Lee, de la Universidad de California, en Riverside, reveló que hubo un aumento importante de la longevidad humana a principios del Paleolítico Superior, hace unos 30 000 años. Las científicas investigaron información dental derivada de patrones de desgaste molar del *Australopithecine*, *Homo erectus* y *Neanderthal*, y descubrieron que en esa era se quintuplicó el número de individuos que sobrevivían hasta la vejez (definida como el doble de la edad reproductiva, pues es la edad a la que podían convertirse en abuelos).

Las autoras especularon que "esta tendencia contribuyó en gran medida a los aumentos poblacionales y las innovaciones culturales que se asocian con la modernidad". Los ancianos podían heredarles a las generaciones más jóvenes sus conocimientos de vida, las redes sociales y los vínculos familiares se fortalecían, y Grok podía irse convirtiendo en mejor padre al vivir más. "Ha habido mucha especulación con respecto a qué les dio a los humanos modernos la ventaja evolutiva", afirma Caspari. "Esta investigación ofrece una explicación simple sustentada con evidencia concreta: los humanos modernos eran más viejos y más sabios."

2 Beneficios del agua fría: Las propiedades curativas del agua han sido reconocidas durante miles de años. De hecho, los baños públicos eran comunes en las civilizaciones antiguas. Los romanos, los griegos, los egipcios, los turcos, los japoneses y los chinos creían que el agua era útil para la recuperación muscular, el sueño y la protección inmunológica. A principios del siglo xix, Vincent Priessnitz, granjero austriaco, fue de los primeros en utilizar la hidroterapia como herramienta médica. De mediados a finales de ese mismo siglo, un monje bávaro de

nombre Sebastian Kneipp ganó fama por su trabajo con terapia a base de agua. Se curó a sí mismo de tuberculosis pulmonar (enfermedad común y por lo regular letal que entonces se conocía como "consumo") dándose duchazos regulares en el helado río Danubio para estimular su sistema inmune. Kneipp escribió mucho sobre la hidroterapia y otros temas de sanación natural, lo que le hizo ganar reconocimiento y atrajo a gente de todo el mundo a su clínica.

Diversos estudios sustentan las anécdotas históricas de los beneficios del agua helada. Un estudio realizado por el Instituto de Investigación sobre Trombosis del Hospital Brompton, en Londres, encontró que la exposición a baños helados impulsaba la producción de hormonas sexuales y mejoraba la fertilidad, la fatiga, la función inmune y la circulación sanguínea, con lo que disminuía el riesgo de enfermedades cardiovasculares. Numerosos estudios indican que el efecto vigorizante del agua helada estimula la liberación de endorfinas. Quien se haya dado un chapuzón y haya salido energizado puede dar fe de los poderosos efectos del agua fría en el cuerpo.

3   Siestas: Los datos de la Fundación Nacional del Sueño sugieren que "una siesta vespertina cronometrada puede ser la mejor forma de combatir el cansancio durante el día". El doctor Gregory Belenky, profesor y director del Centro de Investigación del Sueño y el Desempeño de la Universidad Estatal de Washington, afirma que las siestas pueden compensar la falta de sueño, y que "incluso es posible que el sueño dividido sea más reparador que dormir en un solo bloque", y señala lo populares que son las siestas en varios países del mundo. Los estudios del Doctor Mark Rosekind con pilotos de la NASA indican que los pilotos que toman siestas mejoraban su desempeño en 34%, y su capacidad de alerta mejoraba 54% durante dos a tres horas. Los estudios de la Universidad de Harvard muestran que siestas de entre 60 y 90 minutos ayudan al cerebro a integrar el conocimiento nuevo de forma similar al sueño nocturno. Un estudio publicado en la revista especializada *Sleep* sugiere que siestas de entre 10 y 30

minutos son óptimas para mejorar el desempeño cognitivo y la capacidad de alerta.

El centro de Estudios Cognitivos Aplicados afirma que "la duración del sueño no es lo que nos hace sentirnos descansados al despertar. El factor clave es el número de ciclos de sueño completos. Cada ciclo de sueño tiene cinco fases diferentes, las cuales muestran distintos patrones de ondas cerebrales". El doctor Claudio Stampi, famoso investigador del sueño, descubrió que las siestas vespertinas (periodo en el cual el nivel de energía es bajo, según el ritmo circadiano) eran comparativamente mejores en cuanto a la capacidad reparadora del sueño. Durante una siesta vespertina de 10 a 20 minutos, las neuronas restablecen sus proporciones de sodio y potasio, las cuales se desequilibran después de periodos intensos de actividad cerebral, como ocurre en un típico día ajetreado. "Ésta es la principal causa de la 'fatiga mental' ", afirma el Centro sobre el desbalance de los nutrientes. "Un periodo breve en fase theta (de ondas lentas) puede restablecer las cantidades normales, lo que provoca que nos sintamos mentalmente revitalizados."

[4] Tiempo de calidad: La encuesta sobre uso del tiempo de la Oficina de Estadísticas Nacionales indica que a la semana, el padre trabajador promedio pasa con su familia 19 minutos de tiempo de calidad libre de distracciones digitales.

Referencias sobre la familia Korg

[5] Traslados: El Instituto de Políticas Públicas de California reporta que 18% de los californianos pasa 45 minutos de ida y lo mismo de vuelta trasladándose al trabajo. 3.4 millones de estadounidenses pasan 90 minutos o más en el traslado hacia y del trabajo. El censo estadounidense reporta que el tiempo promedio de traslado a nivel nacional es de 25.5 minutos por tramo, lo que significa que los californianos pasan 10% más de tiempo que el promedio nacional. La comunidad de Tracy, en California, cerca de Stockton, tenía uno de los tiempos de traslado promedio más largos en todo el estado en el año 2000: 42 minutos por tramo.

En una encuesta realizada por la Asociación Internacional de Manejo del Estrés a 400 personas en el Reino Unido, 44% dijo que el tráfico de hora pico era la parte más estresante de su vida. Un estudio de la empresa Hewlett Packard en el Reino Unido descubrió que la tensión arterial y la frecuencia cardiaca de los empleados que debían trasladarse largas distancias al trabajo "eran mayores que los de pilotos aéreos en pleno combate o los de policías en medio de un disturbio".

Un estudio realizado por investigadores del Centro de Trastornos del Sueño de la Universidad de Nueva York descubrió que los "empleados que se trasladan largas distancias al trabajo" (quienes tardaban una hora 15 minutos o más) tienen más trastornos de sueño y otros problemas de salud que la población general. También hay más peligros durante estos traslados por la realización de múltiples tareas. El Centro de Análisis de Riesgos de Harvard descubrió que cada año los conductores que utilizan celulares son responsables de 2 600 muertes y de 330 000 lesiones por accidentes automovilísticos (los conductores hacen 40% de todas las llamadas por celular).

6 Perturbación del sueño por medios digitales: El libro *The Tao of Health, Sex and Longevity*, de Daniel Reid, describe cómo la televisión altera el sistema endócrino ocular. Un estudio realizado en Estados Unidos muestra que las ratas expuestas durante seis horas diarias a rayos televisivos invisibles (con la pantalla en negro), se volvían mucho más agresivas e hiperactivas durante una semana, y luego de pronto se tornaban totalmente letárgicas y dejaban de reproducirse por completo. Un estudio de la Universidad de Columbia realizado en Nueva York sugiere que "ver televisión hasta altas horas de la noche puede poner a las personas en estado de mayor alerta y excitación fisiológica, lo que les impide dormirse con facilidad. Asimismo, exponerse durante muchas horas a la brillante luz del televisor altera el ciclo natural de sueño, mientras que las personas que realizan muy poca actividad física se vuelven intranquilas y tienen problemas para conciliar el sueño".

Un estudio realizado en Rhode Island y publicado en la revista de la Academia Estadounidense de Pediatría sugiere que el ciclo de sueño de los niños se ve alterado si ven televisión antes de dormir, pues "el contenido de los programas los sobreestimula, altera o asusta, sobre todo si tienen escenas violentas".

7 Medicamentos para dormir: 30 millones de personas en Estados Unidos toman medicamentos para dormir, según la Academia Estadounidense de Medicina del Sueño, lo cual representa un incremento de 50% desde el año 2000. Como haciendo eco de los anuncios de cadenas de comida rápida que presumen haber "servido a equis millones" de clientes, las farmacéuticas que producen zolpidem ostentan que 12 mil millones de personas lo consumen a diario en todo el mundo. En 2004 se gastaron dos mil millones de dólares en medicamentos en el mundo. Según LiveScience, las ventas de píldoras para dormir en todo el mundo ascienden a un estimado de cinco mil millones de dólares al año. Daniel Kripke, profesor de psiquiatría de la Universidad de California en San Diego y autor de *The Dark Side of Sleeping Pills*, realizó un revelador estudio de seis años de duración en más de un millón de adultos. Kripke reporta que el riesgo de tomar pastillas para dormir a diario no era muy distinto del de fumar una cajetilla de cigarros al día. Un estudio realizado por investigadores del centro médico Beth Israel Deaconess y de la facultad de medicina de Harvard descubrió que tratar el insomnio con cambios de hábitos y de actitudes fue más efectivo (tanto en el corto como en el largo plazo) que el uso de zolpidem. Las técnicas de sueño recomendadas por Kripke incluyen: no irse a la cama hasta sentir sueño, levantarse a la misma hora todos los días, evitar el exceso de estímulos o preocupaciones antes de dormir, evitar la cafeína seis horas antes de dormir, evitar consumir alcohol antes de dormir y pasar suficiente tiempo en exteriores.

8 Hábitos de sueño de los adolescentes: Un artículo de 2007 de la Clínica Mayo sugiere que los adolescentes requieren cerca de nueve horas de sueño para mantenerse bien despiertos durante

el día, pero en realidad pocos de ellos duermen esa cantidad de tiempo por trabajo, escuela, amigos, recursos digitales y otras distracciones (la Fundación Nacional del Sueño reporta que 25% de los adolescentes dicen dormir 6.5 horas o menos al día). La pubertad cambia el reloj interno del adolescente, retrasando la hora en la que éste empieza a sentir sueño hasta las 11:00 pm o después (antes de la adolescencia, los ritmos circadianos hacen que casi todos los niños se vayan a dormir de forma natural entre las 8:00 y las 9:00 pm). Desvelarse para estudiar o socializar puede alterar aún más el reloj biológico del adolescente.

Este artículo también señala que dormirse temprano o forzar un horario de sueño no son soluciones adecuadas, pues no son compatibles con el ritmo circadiano único del adolescente. Los especialistas de la Clínica Mayo sugieren oscurecer las habitaciones a la hora en que se desea que duerma el adolescente y exponerlo la brillante luz del sol en las mañanas, no fomentar siestas de más de media hora, no fomentar el consumo de cafeína y establecer una rutina constante, tranquila y relajante antes de ir a dormir, libre de medios digitales.

⁹ Endulzantes artificiales: Una reseña en línea mencionada por el doctor John Briffa indica que "100% de los estudios financiados por las empresas proclaman que el aspartame es benigno; más de 90% de los estudios independientes y reportes científicos afirman lo contrario". Numerosos estudios sugieren que el uso constante de endulzantes artificiales incrementa el gusto por los alimentos dulces, promueve comer en exceso e incluso puede derivar en aumento de peso. Un estudio de la Universidad Purdue realizado en ratas concluye que "consumir alimentos endulzados con sacarina sin calorías puede derivar en mayor aumento de peso y adiposidad que si se consume el mismo alimento endulzado con azúcar con mayor cantidad de calorías". No obstante, hay otros estudios que refutan esto por completo. Quizá la evidencia más relevante es cómo siguen aumentando las tasas de obesidad con el surgimiento y el mayor uso de endulzantes artificiales en la dieta moderna.

[10] Frecuencia cardiaca y ejercicio cardiovascular: Mi postura de que el cardio crónico es dañino y que el ejercicio aeróbico de baja intensidad es benéfico se basa en mis tres décadas de experiencia personal como atleta de alto rendimiento, entrenador personal de clientes con cualquier tipo de condición física y entrenador de triatletas profesionales de alto rendimiento. El extenso trabajo del legendario entrenador Arthur Lydiard ha sido también una gran influencia para mí. Lydiard, quien fue pionero en el concepto de entrenamiento de resistencia en largas distancias para atletas de pista y campo, entrenó a múltiples medallistas de oro y atletas con récords mundiales de su natal Nueva Zelanda y otros equipos nacionales. Autores que fueron atletas de alto rendimiento o triatletas profesionales, como Mark Allen (*Total Triathlete*) y Brad Kearns (*Breakthrough Triathlon Training*), el ex maratonista y conferencista Jeff Galloway y la popular serie "Training Bibles" para distintos deportes de rendimiento del autor Joe Friel reflejan estos principios fundamentales del entrenamiento de resistencia:

- Crear una base de actividad aeróbica cómoda es básico para el éxito.
- El ejercicio de alta intensidad debe limitarse estrictamente a un porcentaje pequeño del total de ejercicio y realizarse sólo cuando existe una base aeróbica pertinente.

Por el contrario, el Colegio Estadounidense de Medicina del Deporte recomienda entrenamientos con frecuencias cardiacas de entre 55 y 90% del máximo, rango absurdo que estimula muy distintas respuestas metabólicas en el cuerpo. Desafortunadamente ésta es la información que más circula entre los gimnasios, los entrenadores personales, los programas de ejercicio grupal, los libros y las revistas, en detrimento de los entusiastas del ejercicio. Sobrepasar 75% de la frecuencia cardiaca máxima con regularidad (sobre todo si no se trata de atletas de alto rendimiento) inhibirá en gran medida el desarrollo de una base aeróbica sólida e incrementará el riesgo de lesiones y agotamiento. El rango de ejercicio cardiovascular debe ser de entre 55 y 75% del máximo, con sesiones ocasionales de alta intensidad en donde la frecuencia cardiaca se aproxime al máximo durante carreras breves (*sprints*).

[11] Efectos secundarios de las estatinas: Un estudio de la Universidad de Columbia publicado en *The Archives of Neurology* sugiere que incluso el uso de estatinas a corto plazo reduce los niveles de coenzima Q10, una posible explicación de los efectos secundarios comunes de las estatinas como intolerancia al ejercicio, dolor muscular y otros indicadores de disfunción muscular.

La conexión de la Sabiduría Convencional entre niveles de colesterol y riesgo de enfermedades (y, por tanto, la popularidad de las estatinas para reducir el colesterol) está siendo cuestionada cada vez más. En un artículo de 2005 de *Annals of Internal Medicine* se analizaron 17 estudios sobre disminuir el colesterol alimenticio. En términos generales, los estudios encontraron una disminución promedio de 10% de los niveles de colesterol, pero no había disminución en el riesgo general de muerte.

Un estudio de larga duración publicado en el *New England Journal of Medicine* (en 1986, 1987 y 1991) mostró que gente que toma múltiples medicamentos para el corazón tiene un riesgo 40% mayor de morir después de cuatro años de consumo que quienes no toman nada. Varios otros estudios grandes (en 10 000 hombres en Europa, publicado en el *European Heart Journal*, 1986; en 61 000 hombres en Europa, realizado por la Organización Mundial de la Salud y publicado en *Lancet*; 12 000 hombres en Estados Unidos, publicado por el *Journal of the American Medical Association*, y un estudio finlandés publicado en el *Journal of the American Medical Association*, 1991) llegan a la misma conclusión: los medicamentos aumentan la tasa de mortalidad o no incrementan el tiempo de supervivencia.

[12] Caminar a la escuela: Los CDC indican que el porcentaje de niños que viven a 1.5 km de la escuela y que van en bicicleta o a pie como medio principal de transporte ha disminuido casi 25% en

los últimos 30 años (de 87 a 63%), y que el porcentaje de niños que recorren cualquier distancia a pie o en bicicleta ha disminuido 26% (de 42 a 16 por ciento).

[13] No cumplir con los programas de fisioterapia recetada por los médicos es una de las razones principales para la incidencia de dolor lumbar, mala recuperación después de una cirugía y mayores factores de riesgo de cardiopatía y cáncer.

Un artículo de 1998 del *Journal of the American Medical Association* señala que, aun cuando se trata de tomar medicamentos, el promedio de gente que cumple con los tratamientos es sólo de 50%. Un artículo de *AlignMap – Beyond Patient Compliance* sugiere además que "el incumplimiento de los tratamientos no suele ser reportado, se oculta o pasa desapercibido para los médicos", y "estudios de investigación revelan constantemente altos niveles de cumplimiento inadecuado de las recomendaciones médicas en todo el espectro clínico, incluyendo casos de enfermedades que amenazan la vida. Las conclusiones indiscutibles son que el incumplimiento médico es, desde cualquier perspectiva, ubicuo, y que la incapacidad del sistema de salud para enfrentar este problema deriva en empobrecimiento de resultados, gastos innecesarios y mortandad prevenible".

Un estudio canadiense realizado en víctimas de infartos y publicado en el *Canadian Medical Association Journal* reporta una tasa de incumplimiento con tratamientos médicos y rehabilitación de 43%. Un estudio realizado en Texas con pacientes con cirugía bariátrica reveló una tasa de incumplimiento de 41% (en mujeres) y 37% (en hombres).

[14] Cafeína: El estadounidense promedio consume cerca de 230 mg de cafeína al día, según la Clínica Mayo. Los efectos secundarios de consumir demasiada cafeína varían según el individuo (dependiendo del peso corporal, los niveles de estrés físico y psicológico, y consumo de otros medicamentos), pero pueden incluir "aumento de la frecuencia cardiaca y de la necesidad de orinar, ansiedad, dolores de cabeza, náuseas e insomnio", según la enciclopedia médica en línea de la Biblioteca Nacional

de Medicina de Estados Unidos y de los Institutos Nacionales de Salud. La Clínica Mayo considera que la cafeína es "la droga que altera la conducta más popular de todas", pues nueve de cada diez estadounidenses consumen alguna fuente de cafeína con regularidad.

15 Finanzas familiares: El libro de 2003 *The Two Income Trap: Why Middle Class Mothers and Fathers are Going Broke*, de Elizabeth Warren y Amelia Warren Tyagi, detalla los desafíos financieros que enfrentan las familias trabajadoras que perciben ingresos superiores que generaciones anteriores. Aunque muchos culpan a la mentalidad de la *Affluenza* (el trastorno cultural generalizado de hábitos de consumo excesivo que detalla John De Graaf en el libro del mismo nombre) por los desafíos financieros de la clase media, las autoras argumentan que el aumento de gastos más elevados y menos opcionales es el verdadero culpable. Los gastos de cuidado infantil, los plazos del auto, la colegiatura de la universidad y los hogares suburbanos hacen que millones de estadounidenses vivan con problemas financieros. La cifra de familias con hijos que compraron casas se disparó 79% en dólares ajustados a la inflación de 1983 a 1998. Las parejas con doble ingreso (que comprenden tres cuartas partes de todas las parejas casadas) son el componente clave de la inflación imparable de los precios de los hogares suburbanos durante los últimos 25 años. De ahí surge el círculo vicioso: el precio de las propiedades aumenta porque hay demasiadas parejas con dos ingresos que pueden pagarlas... porque tienen dos ingresos. ¡Es el cuento de nunca acabar!

En 2003 *The New York Times* dio a conocer que un "hogar típico" (con dos ingresos y uno o dos hijos; cifra demográfica responsable de la mitad de los gastos de consumo personal en el país) que gana 60 000-80 000 dólares al año gasta entre 70 y 75% en costos del hogar, comestibles, vehículos y transporte, educación y cuidado de la salud. Las autoras de *The Two Income Trap* señalan que en los años setenta esos gastos representaban sólo 54% del ingreso. Además, el restante 25% de ingreso, que suele clasificarse como "discrecional", es absorbido por gastos que podrían definirse como "esenciales" debido a las presiones y normas sociales: celulares, televisión por cable o satelital, internet, televisiones de alta definición, entretenimiento digital como tabletas, etc. Posiblemente en esta categoría entraría también la moda, los cosméticos y las diversiones populares, como ir al cine o vacacionar.

[16] Obesidad infantil: Los CDC reportan que nueve millones de chicos de entre seis y 19 años tienen sobrepeso u obesidad, y que 33% come comida rápida a diario (Academia Estadounidense de Pediatría). La prevalencia de niños (de entre seis y 11 años) que tienen sobrepeso aumentó de alrededor de 4% en los años sesenta a casi 19% en 2004 (doctor Richard Troiano y doctora Cynthia Ogden).

[17] Entretenimiento infantil: La doctora Sandra Hofferth y sus colaboradores reportan que la forma en la que los niños pasan su tiempo discrecional ha cambiado; dedican menos tiempo a actividades no estructuradas (como juego libre) y pasan más tiempo realizando actividades estructuradas (como deportes y programas juveniles). Otros cambios interesantes incluyen la duplicación del tiempo que se dedica a la computadora.

[18] Juegos de rol multijugadores en línea: Su popularidad se disparó desde cero en 1998 (por la mala calidad de los gráficos, la lentitud de las conexiones a internet y la consecuente falta de interés) a un estimado de entre 30 y 60 millones de usuarios activos en 2007, según un artículo de *Giga Omni Media*. Algunos consideran que la cifra es baja en comparación con la realidad, debido a que millones de chinos juegan en cafés internet por cuatro centavos la hora, pero no están registrados como suscriptores mensuales. World of Warcraft (8.5 millones de usuarios), Hobbo Hotel (7.5 millones) y Runescape (5 millones) lideran la carrera. Juegos para niños como Club Penguin (4 millones) y Webkinz (3.8 millones) también son muy populares. Una encuesta publicada en Adpoll.com indica que 45% de los niños juega durante 10 o más horas a la semana.

[19] Medicamentos para TDAH: Las tasas de diagnóstico de trastorno por déficit de atención e hiperactividad (TDAH) se han disparado 500% desde 1991, según la DEA. Un estimado de siete millones de niños en edad escolar reciben tratamiento con estimulantes, incluyendo 10% de todos los niños de 10 años, según un artículo publicado en el *Journal of the American Medical Association*.

Un estudio de 1998 realizado por los investigadores Adrian Angold y E. Jane Costello descubrió que la mayoría de los niños y adolescentes que recibe estimulantes para tratar el TDAH no cumplen con los criterios diagnósticos para la enfermedad. Los esfuerzos del doctor Fred Baughman, crítico de los diagnósticos de TDAH, lograron que la FDA, la DEA, Novartis (productores de uno de los principales medicamentos para TDAH) y varios de los principales investigadores sobre TDAH en Estados Unidis reconocieran que "no existe validación objetiva para el diagnóstico de TDAH". Un estudio del Departamento de Educación de Maryland descubrió que son más del doble los niños blancos de comunidades suburbanas que toman medicamentos para TDAH que los estudiantes afroamericanos que los consumen.

[20] Esperanza de vida de los niños hoy en día: Un informe de 2005 publicado en el *New England Journal of Medicine* sugiere que la prevalencia de obesidad infantil reduce el rango de vida promedio en mucho mayor medida que los accidentes, los homicidios y los suicidios en conjunto. La esperanza de vida de los niños de hoy en día disminuirá entre dos y cinco años debido a la prevalencia y aparición temprana de enfermedades relacionadas con la obesidad, como diabetes tipo 2, cardiopatías, fallo renal y cáncer. El doctor David S. Ludwig, director del programa de obesidad del Hospital Infantil de Boston, afirma en un reporte: "La obesidad ha llegado a tal grado que esta generación de niños podría ser básicamente la primera en la historia de Estados Unidos que lleve vida menos saludable y más corta que la de sus padres. Hay un aumento sin precedentes de la prevalencia de la obesidad a una edad más temprana, sin que esto tenga todavía un impacto demasiado evidente en la salud pública. Sin

embargo, cuando empiecen a presentar cardiopatías, derrames cerebrales, fallo renal, amputaciones, ceguera y muerte a menor edad, entonces sí se verá el efecto en la esperanza de vida".

[21] Televisión estadounidense: A. C. Nielsen reporta que el estadounidense promedio ve 28 horas de televisión a la semana, y que 66% de los hogares tiene tres o más televisores en casa. El doctor Donald Roberts y sus colegas, así como Victoria Rideout y sus colegas, en colaboración con la Kaiser Family Foundation, reportan que los niños de entre ocho y 18 años dedican un promedio de casi 6.5 horas al día a medios electrónicos.

Los diez mandamientos del cavernícola de Mark Sisson
se terminó de imprimir en marzo de 2016
en los talleres de
Litográfica Ingramex, S.A. de C.V.
Centeno 162-1, Col. Granjas Esmeralda, C.P. 09810 México, D.F.